Mosaik bei
GOLDMANN

Buch

Es fällt Ihnen schwer, Nein zu sagen, wenn jemand Sie um etwas bittet? Und es fällt Ihnen schwer, Nein zu sagen, wenn Sie ein Verlangen nach Sahnetorte, Chips oder Schokolade überkommt? Da könnte ein Zusammenhang bestehen! Denn viele Frauen laden sich – in vielerlei Hinsicht – zu viel auf. Die Psychotherapeutin Karen R. Koenig erklärt den Zusammenhang zwischen zu viel Nettigkeit und zu viel Essen. Sie gibt detaillierte Empfehlungen dazu, wie man diesen – emotionalen und physischen – Ballast loswerden kann, indem man in allen Lebenslagen mehr auf sich selbst achtet und selbstbewusster auftritt. Ihre Psychotherapie in Buchform hilft Ihnen, freundlich zu bleiben, aber dennoch bestimmt für sich selbst einzutreten. Sie zeigt einen Weg zu mehr Zufriedenheit, der nicht über die Küche führt und Ihnen lebenslang ein gutes (Ess-) Verhalten beschert.

Autorin

Karen R. Koenig, M. Ed., ist Psychologin mit Schwerpunkt Kognitive Verhaltenstherapie sowie Autorin mehrerer Bücher zum Thema Ernährung und Übergewicht. In den USA ist sie eine gefragte Referentin sowie Kursleiterin und steht mit ihren Lesern durch diverse Blogs und Websites in engem Kontakt. Sie lebt und arbeitet in Sarasota, Florida.

Karen R. Koenig

Warum die nettesten Frauen am schnellsten dick werden

Gewicht verlieren und freundlich bleiben

Aus dem Amerikanischen von Karin Wirth

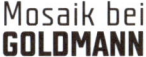

Alle Ratschläge in diesem Buch wurden von der Autorin und vom Verlag sorgfältig erwogen und geprüft. Eine Garantie kann dennoch nicht übernommen werden. Eine Haftung der Autorin beziehungsweise des Verlags und seiner Beauftragten für Personen-, Sach- und Vermögensschäden ist daher ausgeschlossen.

Dieses Buch ist Lynda Pasqua gewidmet, zweifellos eine der nettesten Frauen, die man sich vorstellen kann.

Mix
Produktgruppe aus vorbildlich
bewirtschafteten Wäldern und
anderen kontrollierten Herkünften

Zert.-Nr. SGS-COC-001940
www.fsc.org
© 1996 Forest Stewardship Council

Verlagsgruppe Random House FSC-DEU-0100
Das für dieses Buch verwendete FSC-zertifizierte Papier
Classic 95 liefert Stora Enso, Finnland.

1. Auflage
Deutsche Erstausgabe August 2010
Wilhelm Goldmann Verlag, München,
in der Verlagsgruppe Random House GmbH
© 2010 der deutschsprachigen Ausgabe
Wilhelm Goldmann Verlag, München,
in der Verlagsgruppe Random House GmbH
© 2009 der englischsprachigen Originalausgabe Karen R. Koenig
Originaltitel: Nice Girls Finish Fat
Originalverlag: Fireside, a division of Simon & Schuster, Inc.
All rights reserved.
Published by arrangement with the original publisher, Fireside,
a division of Simon & Schuster, Inc.
Umschlaggestaltung: Uno Werbeagentur, München
Umschlagillustration: Mauritius/die Kleinert
Redaktion: Manuela Knetsch
Satz: Buch-Werkstatt GmbH, Bad Aibling
Druck und Bindung: GGP Media GmbH, Pößneck
FK · Herstellung: IH
Printed in Germany
ISBN 978-3-442-17173-6

www.mosaik-goldmann.de

Inhalt

Einleitung – Nette Frauen, aufgepasst!	9
Was ist eine »nette« Frau?	16
Wie viel Nettigkeit ist zu viel des Guten?	17
Was genau stimmt nicht mit mir?	21
Wurde ich mit zu vielen Nettigkeits-Genen geboren?	27
Ist der Lauf der Welt schuld an meiner Nettigkeit?	30
Kann ich dem »netten Mädchen« in mir überhaupt den Laufpass geben?	33
Wohnt die beste Freundin nicht immer im Kühlschrank?	42
Werde ich ohne Fernseher und Partys aufhören, den Verlockungen des Essens zu erliegen?	46
Wie kommt es, dass ich immer Tiramisu statt Tofu wählen würde?	49
Wenn ich programmiert bin, mithilfe von Essen Stress abzubauen, ist Übergewicht dann mein Schicksal?	53
Kann ich mich selbst von der Nettigkeit befreien?	65
Was nutzen Dinge, die keinen Zuckerguss haben?	73
Zu erwerbende Lebenskompetenzen	76
Zu erlernende Selbstfürsorgestrategien	92

Inhalt

Jetzt ist Mama dran! 110
Wer will schon unfreundlich zu seiner Familie sein? 112
Sind in meinem Kopf zu viele Schalter auf »nett«
   gestellt? 114
Wo besteht der Zusammenhang zwischen dieser
   Gehirngeschichte und meiner Familie? 119
Wenn ich die Fürsorglichkeit nicht ablegen kann,
   weshalb nicht Trost bei einem Stück Kuchen suchen? . 128
Weshalb macht mich meine Familie verrückt ...
   und hungrig? 132

Heult euch woanders aus! 144
Stolpert man nicht einfach in Freundschaften hinein? . 146
Soll ich Freunde, die nicht das Gelbe vom Ei sind, in die
   Wüste schicken? 149
Warum beginnen manche Freundschaften fulminant,
   versanden dann aber schnell wieder? 154
Was macht eine gesunde Freundschaft aus? 157
Weshalb treibt mich meine Nettigkeit gegenüber
   Freunden zum Essen? 162

Sehe ich aus wie Mutter Teresa? 173
Werden Sie mich finanziell unterstützen,
   wenn ich wegen Aufbegehrens gefeuert werde? 176
Auf welche Weise übertreibe ich das Nettsein
   bei der Arbeit? 178
Durch welche Verhaltensweisen bringe ich mich
   bei der Arbeit in Schwierigkeiten? 190
Weshalb nehme ich durch übertriebenes Nettsein
   bei der Arbeit zu? 191

Inhalt

Ist »Nein« nicht deutlich genug? 203
Schweigen scheint nicht immer Gold zu sein 205
Auf welche Weise verkümmert unsere Fähigkeit,
   die eigene Meinung zu äußern, in unserer
   Ursprungsfamilie? 208
Was macht mich so sprachlos? 214
Was passiert, wenn jemand mich nicht mag,
   weil ich meine Meinung sage? 219
Besteht zwischen der Unterdrückung meiner Gefühle
   und unkontrolliertem Essen ein Zusammenhang? ... 220

Darf ich vollkommen unvollkommen sein? 231
Hängt mein Perfektionismus mit meiner Erziehung
   zusammen? 236
Warum quälen mich schmerzliche Gefühle, wenn ich
   meinen Erwartungen nicht gerecht werde? 241
All das ist sehr deprimierend – gibt es einen Ausweg? ... 244
Macht der Perfektionismus eine unvollkommene
   Esserin aus mir? 249

Ich hab dich lieb – wenn du tust, was ich will ... 261
Was ist falsch daran, Menschen zufriedenzustellen? ... 263
Welches Verhalten meiner Eltern hat dazu geführt,
   dass ich es allen recht machen will? 265
Wie äußert sich mein Bemühen, es allen recht zu
   machen? 268
Macht mich mein Streben nach Anerkennung zur
   Königin der Kohlenhydrate? 279

Ich, ich, ich ... – einfach immer weiterüben! 291
Ist es in Ordnung, egoistisch zu sein? 312

Inhalt

Schaut her! ICH stehe an erster Stelle! 325
Kann ich nicht einfach den Anonymen Nettholikern
   beitreten? 326
Wenn ich weniger nett bin, ist dann auch insgesamt
   weniger von mir da? 345
Werde ich noch gemocht, wenn ich mich selbst an
   die erste Stelle setze? 349
Gibt es kein »Manifest für Frauen, die sich selbst an
   die erste Stelle setzen wollen«? 352

Quellennachweise 359

Danksagungen 360

Über die Autorin 361

Register 363

Einleitung – Nette Frauen, aufgepasst! – Was ist schlecht daran, nett zu sein?

Abnehmen ist ein Marathonlauf, kein Sprint – und es kommt selten vor, dass eine stark übergewichtige Frau eine Diät macht, 10 oder gar 25 Kilo abnimmt und den Rest ihres Lebens schlank bleibt. Wenn es so einfach wäre, seine Essgewohnheiten zu ändern, wäre ich als Therapeutin schneller arbeitslos, als Sie »Kalorien« sagen können. Statt über Nacht wundersame, dauerhafte Verwandlungen zu erleben, müssen sich die meisten Frauen, die ich in den letzten drei Jahrzehnten wegen Essstörungen und Gewichtsproblemen behandelt habe, im Kampf um eine bessere Beziehung zum Essen und zu dem Körper, den ihr ambitionierter Geist bewohnt, mit bescheidenen Erfolgen zufriedengeben.

Es liegt nicht daran, dass sie nicht motiviert genug sind oder dass sie in der Therapie nicht hart genug arbeiten. Ihr Wunsch, normal zu essen und abzunehmen, ist konzentriert wie ein Laserstrahl. Mit ihren Diäterfahrungen könnten sie ganze Bibliotheken füllen.

Sie haben alle einschlägigen Ratgeber gelesen, die zwölf Stufen der Selbsthilfegruppen durchlaufen, Zauberpillen geschluckt und sich den Magen operativ verkleinern und zuklammern lassen. Ihre Geschichten sind einzigartig und doch auf merkwürdige Weise universell. Diese Frauen

Einleitung

haben alles ausprobiert und suchen immer noch nach dem Heiligen Gral, der ihnen helfen soll, Frieden mit der Waage zu schließen.

Während ich dasitze und mir ihre Lebensgeschichten erzählen lasse, wird eines deutlich: Es sind nicht nur ihre Kindheitstraumata, ihr schlechtes Erbgut, Depressionen oder Ängste, die sie daran hindern, ihr Ernährungs- und Gewichtsziel zu erreichen. Ebenso wenig sind es ihre stressigen Jobs, ihre verrückten Familien, ihr eintöniges Leben oder ihre unbefriedigenden Beziehungen. Was dafür sorgt, dass sie dick bleiben und an der Keksdose kleben, ist die Tatsache, dass sie *viel zu nett sind!*

Sie sind *gern* nett. In der ersten Sitzung meines Workshops »Quit Fighting with Food« (z. Dt. »Hör auf, mit dem Essen zu kämpfen«) mache ich eine Übung, bei der ich die Teilnehmer (bei denen es sich – Überraschung! – hauptsächlich um Frauen handelt) bitte, etwas zu nennen, das sie an sich mögen. Und was sagen die meisten? Sie erklären mir strahlend, dass sie *nett* sind. Obwohl viele von ihnen gebildet, hoch qualifiziert und weit gereist sind, auf dem Höhepunkt einer eindrucksvollen beruflichen Karriere stehen oder alleine – ohne andere Ressourcen als die ihrer eigenen breiten Schultern – Kinder aufgezogen haben, sind sie immer noch davon überzeugt, dass ihre herausragendste Qualität darin besteht, nett zu sein. Wenn ich so etwas höre, möchte ich gleichzeitig losheulen und die Damen schütteln, bis sie zur Vernunft kommen.

Die Frauen, die ich behandle, sind nicht nur so unglaublich nett, dass sie einem ihr letztes Hemd geben würden, nein, sie würden es vorher auch noch waschen und bügeln, warten, bis man es angezogen hat, und es einem dann noch zuknöpfen! Diese Art von Frauen findet sich häufig in helfenden Berufen (sie werden Lehrerinnen, Krankenschwestern, Sekretärinnen und Bibliothekarinnen und, ja, Therapeutinnen), unter anderem, weil sie extrem fürsorglich, uneigennützig und großzügig sind. Das Problem ist, dass ihre Leibesfülle oft der Größe ihres Herzens entspricht.

Bevor nun Leserinnen, die den Eindruck gewonnen haben, dass ich »Nettsein« oder »Dicksein« verteufle, damit beginnen, Hassbriefe an mich zu schreiben, möchte ich ein paar Dinge klarstellen. Es ist nichts falsch daran, nett oder dick zu sein. Ich habe nicht die Absicht, Persönlichkeitstypen zu bewerten oder gar zu verurteilen. Im Gegenteil: Ich habe während der letzten 30 Jahre versucht, netten, übergewichtigen Frauen zu helfen, ihre zwanghafte Beschäftigung mit dem Essen aufzugeben, gesund zu werden, ihren Körper – unabhängig von ihrem Gewicht – zu mögen und sich anderen Dingen im Leben zuzuwenden. Es geht mir lediglich darum, dass ein Zusammenhang zwischen Nettsein und Dickwerden (und -bleiben) bestehen könnte. Die Möglichkeit und das Wesen dieses Zusammenhangs sind Thema dieses Buchs.

Natürlich hat nicht jede nette Frau Ernährungs- oder Gewichtsprobleme. Und nicht jede dicke Frau fließt über vor Nächstenliebe. Und, ja, es gibt nette Männer, die dick, dünn oder irgendwo dazwischen sind, und beleibte Herren, die nette Kuschelbären oder primitive Rüpel sind. Im Hinblick auf die wenigen übergewichtigen Männer, die ich beraten habe (sie kommen nicht gerade haufenweise zur Therapie), würde ich sagen, dass das Etikett »zu nett« durchaus zu ihnen passt. Genau genommen sind sie genauso freundlich und auf andere bezogen wie die Frauen, die ich behandle. Das heißt, der Zusammenhang zwischen mollig und fürsorglich ist möglicherweise geschlechtsunabhängig.

Im vorliegenden Buch soll jedoch von geschlechtsspezifischen Verhaltensweisen die Rede sein – davon, wie Frauen erzogen werden, dass von ihnen erwartet wird, nett zu sein, und wie diese Art der Sozialisierung ihre Möglichkeiten begrenzt, ihre Persönlichkeit prägt und sie kopfüber in den Eisbecher mit Sahne katapultiert. In unserer Kultur werden Männer und Frauen auch heute noch sehr unterschiedlich erzogen und behandelt (die genetischen Unterschiede einmal außer Acht gelassen), was dazu führt, dass Frauen den Nettigkeitswettbewerb mühelos gewinnen.

Ich weiß, wovon ich rede. Ich war selbst einmal eine viel zu nette Frau – und eine übergewichtige dazu. Nicht, dass ich inzwischen aufgehört hätte, freundlich oder fürsorglich zu sein. Ganz bestimmt nicht. Aber ich bemühe mich sehr, nicht um des Nettseins willen nett sein zu wollen – nicht so zu tun, als sei es der Silberpokal oder die olympische Medaille, das Leitmotiv meiner gesamten Existenz. Ich habe eine Prise »nicht nett« in meine Persönlichkeit integriert und habe es – oh, Wunder! – überlebt. Im Lauf der Jahre habe ich diese verrückte Idee entwickelt, dass ich sein kann, was ich will – sowohl die Gebende als auch die Nehmende. Ich kann mich ganz nach vorne durchkämpfen, wenn es sein muss, aber auch anderen die Möglichkeit geben, mich zu überholen, wenn mir danach ist (ich glaube, dass es eine der unterschätzten Freuden des Lebens ist, gut zu sich selbst zu sein), und werde doch von den meisten Leuten für fürsorglich, unterstützend, großzügig und, ja, ausgesprochen nett gehalten.

Dieses Buch richtet sich an alle Frauen, die wissen, dass sie zu nett sind, die irgendwo tief drinnen erkennen, dass für sie selbst nichts übrigbleibt, wenn sie anderen zu viel geben, die nicht verstehen, warum sie nicht aufhören können zu essen, obwohl sie nicht hungrig sind, die meinen, sich für jede Facette ihres Wesens, die nicht stark oder engelsgleich ist, entschuldigen zu müssen, die für andere mit Liebe und für sich selbst mit Nahrung sorgen, die sich zu sehr bemühen, perfekt zu sein, die dafür leben, andere zufriedenzustellen, die Nein denken und Ja sagen und es allen recht machen wollen.

In jedem Kapitel dieses Buches geht es um die ungesunde, übertriebene Nettigkeit, die bewirkt, dass Sie eine enge Verbindung zum Essen aufrechterhalten. Stellen Sie sich vor, dass Sie auf diesen Seiten eine Führung durch »Nettstadt« erhalten und dabei auch die Schattenseiten kennenlernen: die Fallstricke des Perfektionismus, die Gefahren der Selbstfürsorge durch Essen, die Nachteile des Alles-selbst-machen-Wollens, die Risiken einer in der »Ja«-Rille festhängenden Nadel, den Masochismus, der darin liegt, ständig allen alles sein zu wollen, und die Gefahr, sich so zu verausgaben, dass man sich selbst zugrunde richtet, weil man nicht aufhören kann, am Altar des »Nettseins« zu op-

Einleitung

fern. Wenn Sie dieses Buch gelesen haben, werden Sie verstehen, weshalb Sie vor dem Kühlschrank zelten und Ihr Risiko, übergewichtig, krank und unglücklich zu werden (oder zu bleiben), in die Höhe schnellen lassen, wenn Sie zu nett sind und ständig auf Ihre Kosten geben.

Im Lauf der Lektüre erfahren Sie etwas über die Lebenskompetenzen und Selbstfürsorgestrategien, die Sie brauchen, um ein glückliches, erfülltes, erfolgreiches Leben zu führen und mit dem Essensmissbrauch aufzuhören. *Lebenskompetenzen* sind Fähigkeiten zur erfolgreichen Bewältigung der Anforderungen, die das Leben stellt, Ihr Rüstzeug zur optimalen Nutzung Ihres Potenzials. *Selbstfürsorgestrategien* sind genau das, worauf das Wort schließen lässt – Verhaltensweisen und Aktivitäten, die erforderlich sind, um körperlich, geistig und emotional in Form zu bleiben. Kompetenzen und Strategien können mit Energie, Übung und Geduld erworben werden. Ganz gleich, wie alt Sie sind – Sie können lernen, Entscheidungen zu treffen, die *immer* in Ihrem Interesse sind.

Die einzelnen Kapitel enthalten zahlreiche Anregungen und Empfehlungen, die Ihnen helfen sollen, die Koffer zu packen und »Nettstadt« hinter sich zu lassen:

- Die *Denkanstöße* lenken Ihre Aufmerksamkeit auf die psychologischen, zwischenmenschlichen und sozialen Aspekte Ihres Lebens, die Sie verstehen müssen, um sinnvolle Veränderungen vornehmen zu können.
- Durch die *Tipps zur Überwindung des Nettseins* erfahren Sie, was Sie tun können, um jahrelanges übertriebenes

Nettsein hinter sich zu lassen und ungesunde Überzeugungen und Verhaltensweisen abzulegen.
- Die *Manifeste wider das Nettsein* beinhalten praktische Regeln für alle Frauen, die nicht mehr nett sein wollen.
- Zahlreiche *Porträts* erzählen die Geschichten von Möchtegern-Heiligen, wie Sie selbst eine sind, die lernten, ihre Heiligenscheine abzulegen und damit aufzuhören, das Essen und ihren Körper zu missbrauchen.

Werfen Sie einen Blick in die Zukunft: Bald werden Sie von Ihren Gutmensch-Freunden beneidet – Sie werden sich in der Fürsorge all der Menschen sonnen, die nicht genug für *Sie* tun können; Sie werden pünktlich um fünf Feierabend machen und zum wohlverdienten Sport gehen; und Sie werden die Nacht durchtanzen, statt auf die Kinder Ihrer Schwester aufzupassen, während die sich einen schönen Abend macht. Am Ende dieses Buches werden Sie das Wissen und die Fähigkeiten besitzen, um Ihre übergroße Nettigkeit mit chirurgischer Präzision zu entfernen, der Nahrungsaufnahme den richtigen Stellenwert zuzuordnen und endlich das Leben zu führen, das Sie sich immer gewünscht haben – und das Sie auch verdienen.

Was ist eine »nette« Frau? – Es ist so schön, für Menschen zu sorgen, die ... uns ausnutzen?

Da Sie dieses Buch in die Hand genommen (und die Einleitung gelesen) haben, besitzen Sie wahrscheinlich schon eine Vorstellung davon, was mit »Nettsein« gemeint ist und wie es uns schaden kann. In den meisten Fällen ist es das, was uns unsere wohlmeinenden Eltern beigebracht haben, unsere fehlgeleiteten Mütter und sonstigen weiblichen Verwandten vorgelebt haben und Männer angeblich von uns erwarten – sofern wir vorhaben, mit ihnen auszugehen und sie zu heiraten. Nur zur Erinnerung: *Nett* bedeutet ›gut, brav, angenehm, liebenswürdig, umgänglich, fürsorglich, freundlich und rücksichtsvoll‹.

Diese Eigenschaften sind weder einzeln noch zusammengenommen grundsätzlich schlecht. Eigentlich handelt es sich um eine Gruppe durchaus erstrebenswerter Attribute – mehr aber auch nicht. Und da liegt das Problem. Wenn bei Ihrer Erziehung Wert auf Intelligenz, Selbstsicherheit, Selbstständigkeit, Kreativität, Offenheit, Ehrlichkeit, Erfolg *und* Nettsein gelegt wurde, dann können Sie dieses Buch getrost an jemanden weitergeben, der es dringender braucht als Sie. Aber viele von uns wurden dazu angeregt, bei der farblichen Gestaltung ihrer Persönlichkeit ausschließlich den Stift mit der Aufschrift »Nett« zu verwenden. Wir hatten nicht allzu viel Gelegenheit, die anderen, wunderbar ausdrucksstarken Farben im Kasten auszuprobieren, und wurden deshalb auf eine langweilige und ungesunde Weise »einfarbig nett«.

Wie viel Nettigkeit ist zu viel des Guten?

Im Rahmen dieses Buches gehen wir davon aus, dass es einen Unterschied zwischen »Nettsein« und »übertriebenem Nettsein« gibt. Letzteres ist eine Variante, die so aus dem Ruder läuft, dass sie dem Nettsein einen schlechten Beigeschmack gibt.

Damit wir alle wissen, wovon wir reden: Es ist okay, ein nettes Mädchen oder eine nette Frau zu sein, solange wir die Fähigkeit besitzen, diese Eigenschaft in den Hintergrund treten zu lassen, um bei Bedarf auch mal schwerere Geschütze aufzufahren – also egoistisch, selbstbewusst, mutig, dickköpfig, leidenschaftlich und forsch zu sein. Es ist eine alte Weisheit, dass wir im Gleichgewicht sein müssen.

Woran erkennen wir, dass wir es mit der Liebenswürdigkeit übertreiben und unser körperliches und emotionales Wohlbefinden gefährden? Wie stellen wir sicher, uns nicht so sehr daran zu gewöhnen, ein Goldschatz zu sein, dass wir gar nicht mehr bemerken, wie beklagenswert eindimensional wir geworden sind? Wie schieben wir die Angst, uns so zu sehen, wie wir wirklich sind, lange genug beiseite, damit wir erkennen können, ob ein Heiligenschein an unserem Kopf angeschweißt ist?

Das geht so: Holen Sie tief Atem, nehmen Sie sich vor, ehrlich zu sein, und machen Sie den folgenden kleinen Test. Er wird Ihnen mehr über das Ausmaß Ihres Nettseins verraten. Und bitte quälen Sie sich mit den Antworten nicht zu sehr. Es sind nur 20 Fragen, und es handelt sich durchweg um einfache, klare Aussagen. Achtung: Der Wunsch, nicht durchzufallen oder keine Fehler zu machen, könnte bereits ein großer Teil Ihres Problems sein.

Wie nett sind Sie?

Tragen Sie die Zahl ein, die am besten wiedergibt, wie Sie im Allgemeinen denken, fühlen oder handeln:

1 = selten/nie   2 = manchmal   3 = oft   4 = immer

__1. Ich springe ein und kümmere mich um Familienmitglieder, wenn andere es zwar auch könnten, aber nicht tun.

__2. Ich fühle mich schuldig, wenn ich zu Familienmitgliedern Nein sage oder sie enttäusche.

__3. Ich vermeide es, Familienmitgliedern meine Sorgen aufzubürden.

__4. Ich gebe den Bedürfnissen von Familienmitgliedern Vorrang vor meinen eigenen.

__5. Ich kümmere mich mehr um Freunde, als sie sich um mich kümmern.

__6. Ich fühle mich schuldig und schlecht, wenn ich zu Freunden Nein sage oder sie enttäusche.

__7. Ich bin für meine Freunde da, auch wenn sie nicht für mich da sind.

__8. Ich gebe den Bedürfnissen meiner Freunde Vorrang vor meinen eigenen.

__9. Obwohl es mich viel Kraft kostet, strenge ich mich sehr an, um bei der Arbeit mein Bestes zu geben.

__10. Ich nehme Kollegen/Vorgesetzten Arbeit ab und erhalte selten Anerkennung dafür.

__11. Bei der Arbeit wird meine gutmütige, fürsorgliche Art ausgenutzt.

__12. Ich überfordere mich, indem ich Ja sage, obwohl ich weiß, dass ich eigentlich Nein sagen sollte.

__13. Ich fühle mich auch dann im Unrecht und entschuldige mich, wenn ich nichts falsch gemacht habe.

__14. Ich behalte meine Gedanken für mich, anstatt sie auszusprechen.

__15. Ich habe das Gefühl, dass das, was ich für Freunde, für meine Familie, bei der Arbeit oder in meiner Freizeit tue, nicht ausreicht.

__16. Wenn mir etwas nicht perfekt gelingt, fühle ich mich wie ein Versager.

__17. Fehler zu machen ist schrecklich für mich, weil es mich belastet, was andere Leute von mir denken könnten.

__18. Ich habe ein großes Bedürfnis, von anderen Menschen gemocht/geliebt/akzeptiert/gut gefunden zu werden.

__19. Ich vermeide es, viel Aufhebens um meine eigenen Anliegen zu machen.

__20. Ich bemühe mich sehr, niemanden zu verletzen, auch wenn ich dazu unehrlich sein muss.

Was ist eine »nette« Frau?

Das war doch gar nicht so schwer, oder? Falls doch – keine Sorge: Sie haben ja gerade erst mit der Lektüre dieses Buches begonnen. Am Ende werden Sie sich selbst viel positiver sehen. Und so werten Sie diesen kleinen Test aus: Geben Sie sich vier Punkte für jedes »immer«, drei für jedes »oft«, zwei für »manchmal« und einen für »selten/nie«. Dann addieren Sie die Punkte und werfen anschließend einen Blick auf die folgende Auswertung, um zu erfahren, zu welcher Kategorie Sie gehören:

60–80
Flechten Sie sich eine Dornenkrone. Ihre Freundlichkeit wird Sie noch umbringen!

45–59
Sammeln Sie einige Dornen und lassen Sie sich auf die Warteliste für einen Kronenflechtkurs setzen.

25–44
Kaufen Sie sich ein Nettometer und überwachen Sie sich sehr sorgfältig!

20–24
Übertriebenes Nettsein ist nicht Ihr Problem.

Ohne zu sehr wie eine Therapeutin klingen zu wollen – wie fühlen Sie sich bei der Testauswertung? Sind Sie schockiert? Haben Ihre Antworten das bestätigt, was Sie bereits geahnt haben? Sind Sie so deprimiert, dass Sie Ihre Traurigkeit am liebsten in einem Eisbecher ertränken würden? Spaß beiseite – es ist *äußerst* harte Arbeit, sich selbst ehrlich zu betrachten und zu akzeptieren, wer wir sind mit allem Drum und Dran. Und mal ehrlich: Zu nett zu sein ist nicht das Schlimmste auf der Welt. Axtmörderin oder Söldnerin zu sein ist eindeutig schlimmer. Holen Sie tief Luft, kommen Sie aus dem Selbstgeißelungsmodus heraus und werden Sie neugierig. Hm, Sie sind also zu nett und haben vielleicht deswegen ein Ess- oder Gewichtsproblem? Das macht nichts: Sie sind klug, begabt, eine hervorragende Problemlöserin (jedenfalls für andere Leute), und Sie werden sich ändern und weiterentwickeln – und gerade deswegen eine noch tollere Frau sein.

> **Denkanstoß**
>
> Betrachten Sie objektiv, wie Sie sich selbst schaden, indem Sie einseitig nett sind. Können Sie nachvollziehen, dass Sie deswegen nicht schlecht sind, sondern mit einer prinzipiell guten Sache einfach über das Ziel hinausschießen?

Was genau stimmt nicht mit mir?

Bevor Sie das Problem lösen können, müssen Sie erkennen, worin es besteht und wie es dazu kommen konnte. Übertriebenes Nettsein kann viele Formen annehmen. Vielleicht besitzen Sie nur einige Züge davon, vielleicht aber auch den ganzen Kramladen. Da ich Kognitive Verhaltenstherapie praktiziere (die auf der Annahme basiert, dass Überzeugungen Gefühle und Verhaltensweisen bestimmen und dass sich durch die Veränderung von Überzeugungen entsprechend auch das Fühlen und Handeln verändert), habe ich die Merkmale des übertriebenen Nettseins den drei Aspekten des Selbst zugeordnet: unseren Überzeugungen, unseren Gefühlen und unserem Verhalten. Die folgenden Beispiele geben Ihnen eine Vorstellung davon, wie sich übertriebenes Nettsein äußert. Ich hätte problemlos noch einige Dutzend mehr finden können.

Ihre Überzeugungen

- Ich bin dafür verantwortlich, dass es anderen Menschen gutgeht.
- Ich muss immer fröhlich und zufrieden sein und dafür sorgen, dass andere sich gut fühlen.
- Ohne meine Hilfe kommen die anderen nicht zurecht.
- Wenn ich meine Gefühle zum Ausdruck bringen würde, wären die anderen gekränkt und würden mich nicht mehr mögen.
- Wenn ich aufhöre, übertrieben nett zu sein, werde ich nicht mehr akzeptiert.
- Ich muss perfekt sein. Das betrifft sowohl mein Aussehen als auch mein Verhalten und das, was ich sage.
- Ich brauche Lob von anderen, um mich selbst gut zu finden.
- Ich bin egoistisch, wenn ich die Anliegen anderer zurückweise.

- Ich bin egoistisch und gleichgültig gegenüber anderen Menschen, wenn ich mich selbst an die erste Stelle setze.
- Ich bin nur dann ein guter Mensch, wenn ich anderen helfe oder produktiv bin.

Ihre Gefühle

- Ich kann es nicht ertragen, wenn es anderen schlecht geht.
- Ich fühle mich schuldig, wenn ich Menschen enttäusche oder ihre Bedürfnisse nicht erfülle.
- Ich spüre den Drang, andere Menschen bei guter Laune zu halten und zu verhindern, dass sie leiden.
- Ich kann es nicht ertragen, die Gefühle anderer Menschen zu verletzen.
- Ich habe Angst davor, dass andere mich nicht mehr mögen, wenn ich nicht mehr übertrieben nett bin.
- Ich bin entschlossen, perfekt zu sein/auszusehen/zu handeln, weil ich Misserfolge oder Fehler hasse.
- Ich fühle mich unsicher und unzulänglich, wenn ich nicht ständig von anderen Menschen Lob und Komplimente erhalte (auch wenn ich ihnen meist gar nicht glaube).
- Ich hasse die Vorstellung, dass ich egoistisch sein könnte, und fühle mich schrecklich, wenn ich das Gefühl habe, es zu sein.
- Ich fühle mich schuldig, wenn ich für mich selbst anstatt für andere sorge.
- Ich fühle mich verloren und nutzlos, wenn ich nicht etwas für andere tue oder mich nützlich mache.

Ihr Verhalten

- Ich höre mir endlos die Sorgen anderer Leute an, biete Lösungen und gebe Ratschläge.
- Ich erweise anderen Gefälligkeiten, auch wenn ich eigentlich keine Zeit oder Energie dafür habe und die anderen die Gefälligkeiten nicht erwidern.
- Ich zeige immer ein lächelndes Gesicht und unterdrücke negative Gefühle, um optimistisch zu erscheinen.
- Ich sage Dinge, die ich nicht meine, und tue Dinge, die ich nicht tun will – einfach nur, um niemanden zu verletzen.
- Ich vermeide Konfrontationen und Konflikte und bin eine Jasagerin.
- Ich verwende sehr viel Mühe darauf, perfekt auszusehen sowie das Richtige zu sagen und zu tun, und ich würde lieber sterben, als einen Fehler zu machen.
- Es passiert selten, dass ich für mich selbst eintrete, klare Grenzen setze und einhalte oder mich an die erste Stelle setze.
- Da ich nicht weiß, wann es genug ist, übertreibe ich es, auch wenn ich mich dadurch extrem verausgabe.
- Mein Verhalten ist oft durch Schuldgefühle motiviert, und das läuft so automatisch ab, dass ich mir dessen nicht einmal bewusst bin.
- Ich weiß nicht, wie ich aufhören kann, ständig so nett zu anderen zu sein.

Was genau stimmt nicht mit mir?

Bekommen Sie allmählich eine Vorstellung davon, wie Ihre Überzeugungen und Gefühle dazu führen, dass Ihr »Nett-Schalter« dauerhaft auf »Maximum« steht? Und dass Ihre derzeitigen Denkweisen nicht vorteilhaft für Sie sind? Sehen Sie den Tatsachen ins Auge: Sie brauchen ein geistiges und emotionales Tuning (vielleicht sogar einen kompletten Umbau, wer weiß?), um Ihren Nettigkeitsfaktor auf ein gesundes Niveau zu senken. Immer noch nicht überzeugt? Hier einige Beispiele, die Ihnen vielleicht die Augen öffnen. Klingt irgendetwas davon vertraut?

- Sie verbringen abends so viele Stunden am Telefon, um Ihren Freundinnen beim Lösen ihrer Probleme zu helfen, dass Sie zu müde sind, sich um Ihre Wäsche zu kümmern. Am nächsten Tag müssen Sie in schmutziger Kleidung zur Arbeit gehen.
- Sie sind überzeugt davon, nicht ins Fitnessstudio gehen zu können, weil Sie die Einzige sind, die dieses spezielle Projekt fertigstellen kann – das Projekt, das von Ihren Kollegen begonnen wurde, die mittlerweile in ihrer Lieblingsbar gemeinsam eine feuchtfröhliche »Happy Hour« feiern.
- Nachdem Sie sich die Woche über verausgabt haben, stopfen Sie sich am Wochenende mit Ihren Lieblingsspeisen voll, statt eine Freundin anzurufen und darauf zu bestehen, eine Weile drauflosjammern zu können – während Ihre Freundin ausnahmsweise den Mund hält.
- Zu den Übernachtungsgästen, die unangemeldet vor Ihrer Tür stehen, als Sie die Grippe haben, sagen Sie: »Na

klar, bleibt, so lange ihr wollt!« Sie bieten ihnen Ihr nagelneues Wasserbett an und schlafen selbst auf der unbequemen Luftmatratze.
- Sie pflegen ständig das dünnhäutige Ego Ihres (Ehe-)Partners, damit er nicht in Selbstmitleid zerfließt. Stattdessen sind *Sie* deprimiert.
- Sie suchen stundenlang nach dem perfekten Geschenk für Ihre schwer zufriedenzustellende Mutter/Schwester, schicken es ihr per Express, bekommen nicht einmal ein Dankeschön dafür und wiederholen das Ganze im nächsten Jahr (und im Jahr darauf).
- Um die Mittagszeit haben Sie bereits 17 Mal »tut mir leid« gesagt, obwohl Sie für keines der Dinge, für die Sie sich entschuldigt haben, auch nur im Entferntesten verantwortlich waren.

Jetzt ist der Groschen wahrscheinlich gefallen, und das Bild eines übertrieben netten Menschen nimmt allmählich Konturen an. Was für eine Überraschung – das sind ja Sie! Wenn Sie diese Entdeckung beunruhigt, ist das nur natürlich. Ihre Gedanken überschlagen sich wahrscheinlich bereits und beschäftigen sich mit der Frage, wie Sie sich von der Nettigkeit befreien können, ohne allzu viele Freunde – oder Ihren Job – zu verlieren. Hören Sie sofort auf damit! Sie werden sich nicht über Nacht in eine runderneuerte Amazone verwandeln. Hier geht es nicht um eine Blitzdiät – dass solche Methoden nicht funktionieren, wissen Sie ja schon.

Bevor Sie sich Gedanken darüber machen, was Sie dagegen *tun* können, dass Sie zu nett sind, müssen Sie verstehen, *wie* und *weshalb* es dazu kommen konnte, dass Sie zu einer Nettigkeits-Ikone wurden. Außerdem dürfen Sie nicht vergessen, dass Sie Ihre Nettigkeit nicht komplett ablegen möchten. Sie wollen dieses Gutmenschentum nur ein wenig eindämmen und andere Eigenschaften (zum Beispiel Egoismus, Selbstvertrauen, die Fähigkeit, Grenzen zu setzen, Offenheit und Selbstbehauptung) vielleicht etwas mehr zur Geltung bringen, um Ihre Persönlichkeit abzurunden.

> **Denkanstoß**
>
> Wie fühlt es sich an, über diese für übertriebenes Nettsein typischen Überzeugungen, Gefühle und Verhaltensweisen nachzudenken? Sehen Sie sich dabei eher positiv oder eher negativ? Oder haben Sie gemischte Gefühle?

Wurde ich mit zu vielen Nettigkeits-Genen geboren?

Es dürfte kaum überraschen, dass Eltern auf eines der Geschlechter einen starken Einfluss in Richtung »Nettsein« ausüben, während das andere ermutigt wird, alles andere zu sein. Von Frauen wird erwartet, dass sie umgänglich, angenehm, freundlich, tröstend, unterstützend, opferbereit, abhängig, großzügig, gut, höflich, auf andere bezogen, hilfsbereit, wohlerzogen, sanft, mitfühlend, anmutig und natürlich respektvoll sind – und entsprechend werden sie sozialisiert. An diesen Dingen ist nichts falsch, und es spricht vieles dafür, diese positiven Eigenschaften zu fördern. Doch wer sie rund um die Uhr zur Schau stellt, ist nur ein halber Mensch. Wenn Sie darauf bedacht sind, diese Charakterzüge *ausschließlich* oder *immer* zu zeigen, werfen Sie andere wichtige Eigenschaften über Bord, die Ihnen helfen können, die schönen Dinge des Lebens zu entdecken.

Ich werde Ihnen keinen langwierigen historischen Überblick darüber liefern, wie und weshalb Frauen in die Rolle der Gutmenschen gedrängt wurden, während Männer immer schon verschiedene Möglichkeiten ausprobieren und herausfinden konnten, was zu ihnen passt. Wir Frauen haben enorme Fortschritte gemacht, wenn es darum geht, die Schale des Nettseins aufzubrechen und selbstsicherer in die Welt hinauszutreten, aber es ist schwer, ein Etikett loszuwerden, das uns seit den Anfängen der Menschheit anhaftet. Es mag zu spät sein, die Geschichte zu ändern, aber es ist niemals zu spät, sich selbst zu ändern.

Dennoch ist es nicht nur die Geschichte, sondern auch die heutige Kultur (überall auf der Welt), in der uns das Nettsein als Ideal vor die Nase gehalten und drohend der Finger gehoben wird, wenn wir nicht lieb und brav sind. Wir leben zwar nicht mehr in den 1950er Jahren (der Ära, in der ich aufwuchs), als Frauen die Schürze nur ablegen durften, um in ihr Negligé zu schlüpfen, aber es wird noch eine Weile dauern, bis wir selbstbewusst auftreten und offen unsere Meinung sagen können, ohne als »schreckliche Weiber« zu gelten. Auch heute noch gibt es Männer (und traurigerweise auch Frauen), die uns sagen, wie wir uns verhalten sollen und welche Entscheidungen zur ewigen Verdammnis führen, und die versuchen, unser menschliches Potenzial einzuschränken.

Da unsere Kultur nun einmal so ist, wie sie ist, haben wir zwei Möglichkeiten zur Auswahl: Wir können auf den fahrenden Zug aufspringen oder ihn für unsere eigenen Zwecke entführen. Ich will hier keine Revolution anzetteln. Möglicherweise ist Ihnen die Gleichberechtigung von Mann und Frau im Allgemeinen ziemlich gleichgültig, und man könnte Sie eher mit einem Vogel Strauß als mit einer Feministin verwechseln. Aber wenn Sie die Vorgabe für Frauen, um jeden Preis nett zu sein, blind akzeptieren, werden Sie es vielleicht nie schaffen, Ihr Essproblem in den Griff zu bekommen und dauerhaft ein akzeptables Körpergewicht zu erreichen. Zur Erinnerung: In diesem Buch geht es darum, wie Sie zum Essen getrieben werden, indem Sie Ihre eigenen Bedürfnisse hintenan stellen. Oder anders ausgedrückt: Übertriebenes Nettsein kann dazu führen, dass Sie mit dem Kopf in der Keksdose stecken bleiben.

Unabhängig vom Geschlecht wird Nettsein und Fürsorglichkeit in der Schule, auf dem Spielplatz, durch die Religion und durch fast alles Übrige gefördert. Nettigkeit ist eine gute und notwendige Eigenschaft, solange sie nicht nur eine Hälfte der Menschheit besitzt und solange sie nicht alle anderen Persönlichkeitskarten aus dem Spiel verdrängt. Gegen die goldene Regel, dass man andere so behandeln sollte, wie man selbst gern behandelt werden möchte, ist nichts einzuwenden. Aber der Anspruch, anderen unablässig Gutes zu tun, auch wenn es niemals erwidert wird, ist mehr als fragwürdig.

Ist der Lauf der Welt schuld an meiner Nettigkeit?

Nicht ganz. Die Geschichte stellt den Hintergrund dieser Entwicklung dar, und unsere heutige Kultur ist die Bühne, aber das ist noch lange nicht alles. Die wahrscheinlichste Erklärung für Ihr übertriebenes Nettsein liefert Ihre Erziehung, insbesondere die Vorbildfunktion Ihrer Eltern und – in geringerem Maß – anderer Verwandter.

In einer Idealfamilie wäre Ihnen beigebracht worden, dass Sie nicht nur nett, sondern manchmal auch »böse« sein müssen, um das zu bekommen, was Sie wollen und verdienen – und dass Sie manchmal nicht darum bitten, sondern einfach nach dem greifen sollten, was Ihnen rechtmäßig zusteht. In nicht ganz idealen Familien (und wessen Familie gehört nicht in diese Kategorie?) erhalten Sie in Bezug auf das Nettsein und die Fürsorge für andere falsche, unvollständige oder widersprüchliche Botschaften. Diese Botschaften sind meist in die eine oder andere Richtung verzerrt: In dysfunktionalen Familien sind Eltern oft extrem fürsorglich oder extrem egoistisch – und beide Extreme können dazu führen, dass Kinder zu nett werden.

Vielleicht hat jeder, der Ihre Mutter kennt, gesagt: »Sie ist die netteste Frau, die man sich vorstellen kann. Eine richtige Heilige!« Vielleicht war sie aber auch selten zu Hause, weil sie zwei Jobs hatte, und Sie wurden von Oma Berta oder Tante Frieda aufgezogen, die leuchtende Beispiele für Frömmigkeit und Höflichkeit waren. Wenn Ihre wichtigste weibliche Identifikationsfigur Streit aus dem Weg gegangen ist, es vermieden hat, Risiken einzugehen, vom Lob anderer gelebt und dem Frieden zuliebe alles getan hat, es nicht ertragen konnte, wenn andere wütend auf sie waren, lieber den Mund gehalten hat, als ihre Meinung zu sagen, für alle außer für sich selbst gesorgt und sich vollkommen verausgabt hat, um übermenschliche Leistungen zu vollbringen – nun ja, dann ist es kein Wunder, wenn Sie in ihre heiligen Fußstapfen getreten sind.

Das andere Extrem wäre eine bösartige, verletzende, egozentrische Mutter, eine Frau, die nur genommen hat, oder ein nicht sehr warmherziger Mensch, sodass Sie sich früh geschworen haben, sich ins Gegenteil zu entwickeln. Jetzt haben Sie das Gefühl, schrecklich aufpassen zu müssen, um nicht vom Podest der Netten herunterzufallen und wie Sie-wissen-schon-Wer zu enden. Wenn Sie einen sehr netten Elternteil und einen gar nicht netten Elternteil hatten, nehmen Sie sich möglicherweise vor beiden Möglichkeiten in Acht und wissen nicht recht, wie Sie sein wollen. Vielleicht sind Ihre Eltern aber auch von einem Extrem ins andere gefallen (konnten in einem Augenblick nett und im nächsten boshaft sein), sodass Sie nie die Erfahrung machen konnten, dass es auch etwas dazwischen gibt. Vielleicht sind Sie von keinem Elternteil gut behandelt worden, worauf Sie mit einem möglichst unauffälligen Verhalten oder ständigem Jasagen reagiert haben. Was ist Ihnen auch anderes übriggeblieben? Durch Widerstand hätten Sie bloß weitere Verletzungen riskiert, also haben Sie all Ihre Energie darauf verwendet, verzweifelt zu hoffen, dass extremes Nettsein die Bösartigkeit Ihrer Eltern verschwinden lassen würde.

Nur noch eine Bemerkung dazu, weshalb Sie den größten Teil Ihres Lebens damit zugebracht haben, Mutter Teresa nachzueifern. Wenn wir jung sind, sehen wir die Dinge noch sehr einfach. Wenn wir nur zwei Haltungen (übertrieben nett und gar nicht nett) – ohne Übergänge oder Abstufungen – erleben, gehen wir davon aus, dass es nur zwei Wahlmöglichkeiten gibt. Wir befürchten, dass wir niedergetrampelt werden könnten, wenn wir uns für übertriebenes Nettsein entscheiden, also wollen wir lieber ganz oben als ganz unten sein. Oder wir entscheiden uns für übertriebenes Nettsein, weil uns die Vorstellung, nicht nett zu sein und andere zu verletzen, unerträglich ist. Vor diese Wahl gestellt zu sein heißt wirklich, zwischen Baum und Borke zu stecken. Wer hat damals schon andere Möglichkeiten gekannt? Sie bestimmt nicht.

Denkanstoß

Auf welche Weise wurden Sie durch Ihre Erziehung programmiert, ständig nett zu sein? Versuchen Sie, wie eine bestimmte andere Person oder völlig anders als eine bestimmte Person zu sein, oder können Sie sich nicht entscheiden, wie Sie sein wollen?

Kann ich dem »netten Mädchen« in mir überhaupt den Laufpass geben?

Keine Angst – es gibt Hoffnung! Dieses Buch wird Ihnen helfen, zu verstehen, dass Sie sich betrogen fühlen und zu viel essen, weil Sie sich selbst an die letzte Stelle gesetzt und immer nur die Wünsche anderer erfüllt haben. Natürlich werden Sie sich auch durch alle Einsicht der Welt nicht spontan ändern, aber Einsichten führen zu klarerem, gesünderem Denken und bilden die Grundlage besserer Entscheidungen.

Was Sie brauchen, ist ein Gleichgewicht in Ihrem Leben: Sie müssen wissen, wann Sie Nein und wann Sie Ja sagen sollen, wie Sie ebenso leicht um Hilfe bitten können, wie Sie Hilfe leisten, wann Sie andere Menschen mit den Konsequenzen ihrer Entscheidungen leben lassen sollten, wie Sie (immer) ehrlich zu sich selbst und (meist) offen und ehrlich gegenüber anderen sein können und weshalb es wichtig ist, das Streben nach Perfektion aufzugeben und Ihr vollkommen unvollkommenes Selbst zu akzeptieren. Vielleicht schreien gerade jetzt kleine Stimmen in Ihrem Kopf, dass das, was ich vorschlage, viel zu schwierig ist, dass es Ihnen niemals gelingen wird, all die schneeweiße Reinheit loszuwerden und sich ein bisschen zu »besudeln«. Oder Sie haben große Angst davor, unter all dem süßen Zuckerguss etwas Bitterkeit und Enttäuschung zu entdecken.

All das sind ganz natürliche Reaktionen. Keine Sorge. Ich bin davon überzeugt, dass Sie nach der Lektüre dieses Buches in der Lage sein werden, Ihre Prioritäten noch einmal zu ordnen und sich neue Ziele zu setzen, Ihr Verhältnis zum Essen zu verbessern und sich in Ihrem Körper wohler zu fühlen – und sich letztlich freier und authentischer als je zuvor zu fühlen.

Tipps zur Überwindung des Nettseins

- Fügen Sie neue, starke Persönlichkeitsmerkmale hinzu, aber legen Sie nicht Ihre Nettigkeit ab. Freundlichkeit, Fürsorge, Rücksichtnahme und Großzügigkeit sind sehr positive Eigenschaften – solange Sie nicht über das Ziel hinausschießen und sich durch Ihr Verhalten selbst schaden.
- Machen Sie sich klar, dass Frauen eine Geschichte der Unterwerfung hinter sich haben und sich das Recht, nicht nett zu sein und in der Gesellschaft trotzdem akzeptiert zu werden, hart erkämpfen mussten und müssen. Männer müssen diese Hürden nicht überwinden. Wenn Sie den Eindruck haben, dass die Karten zu Ihren Ungunsten gemischt sind, liegt das daran, dass es tatsächlich so ist!
- Beschäftigen Sie sich mit Frauen aus der Vergangenheit und aus der Gegenwart, die mutig, offen und stark waren beziehungsweise sind. Finden Sie heraus, wie es ihnen gelang und gelingt, trotz ihrer »nicht netten« Persönlichkeit Erfolg zu haben. Sehen Sie sie als Vorbilder. Solche Vorbilder brauchen alle Frauen.
- Sprechen Sie mit anderen Frauen über den Druck, ständig nett sein zu müssen. Überlegen Sie sich, ob Sie mit Freundinnen, Nachbarinnen oder Kolleginnen eine Selbsthilfegruppe zur Überwindung des Nettseins gründen wollen.

> **Hausaufgabe**
> Halten Sie sich zurück, wenn Sie im Begriff sind, sich für etwas zu entschuldigen, und sagen Sie stattdessen einfach nichts.

Porträt einer netten Frau

Mary heute
Mary ist Krankenschwester in einem großen Lehrkrankenhaus in Boston. Die Patienten mögen sie, die Kollegen singen ein Loblied auf sie, und ihre Vorgesetzte sagt, sie könne sich gar nicht vorstellen, welches Chaos ohne Mary auf der Station ausbrechen würde. Mary kam in meine Praxis, weil sie von einer Kollegin erfahren hatte, dass ich mit Frauen arbeite, die es übertreiben, und weil diese Kollegin sie so lange gedrängt hatte, bis sie schließlich einen Termin vereinbarte.

Mit 41 setzt Mary immer noch ihre ganze Kompetenz und Energie dafür ein, in ihrem Beruf das Bestmögliche zu geben. Wenn jemand sehr kurzfristig die Schicht tauschen will, steht Mary bereit. Wenn es auf einer anderen Station einen Notfall gibt, eilt sie zu Hilfe. Wenn ein Patient oder Angehöriger besonders schwierig ist, steht sie ihm bei. (Ich hoffe, dass ich bei meinem nächsten Krankenhausaufenthalt eine solche Krankenschwester habe.)

Ihr Ehemann, der Eigentümer einer Dachdeckerfirma, ist ein ruhiger Mensch. Er ist fürsorglich und unterstützend, besonders seit die beiden vor drei Jahren ein Baby bei der Geburt verloren haben. Mary und ihr Mann stehen sich sehr nahe und verbringen den größten Teil ihrer freien Zeit zusammen. Sie gehen nicht viel aus. Keiner von beiden macht viel Aufheben um sich, und beide bekennen sich dazu, gerne andere zufriedenzustellen. Einer der Gründe für Marys Beliebtheit liegt darin, dass es ihr fast unmöglich ist, Nein zu sagen. Sie weiß, warum – »Sonst mögen sie mich nicht mehr« –, hat aber gerade erst begonnen, die Wurzeln ihrer Ängste zu untersuchen. Im Lauf der Therapie konnte sie gelegentlich Nein zu mir sagen oder mir widersprechen, aber zu Beginn unserer gemeinsamen Arbeit stimmte sie – unabhängig davon, was sie selbst dachte oder fühlte – allem zu, was ich aussprach oder vorschlug.

Mary wiegt fast 124 Kilo und ist sich darüber im Klaren, dass ihre Essprobleme in direktem Zusammenhang mit ihrer Unfähigkeit stehen, besser für sich selbst zu sorgen. Sie macht sich Gedanken darüber, dass sie ihren Job verlieren könnte, dass Patienten Schmerzen haben und nicht ordentlich versorgt werden könnten, dass ihre Kolleginnen (»besonders diejenigen mit kleinen Kindern«) ihretwegen länger arbeiten müssen. Ihre Kinderlosigkeit ist ihre Erklärung dafür, dass sie bereit ist, anderen Arbeit abzunehmen, aber sie gibt zu, dass die Übernahme zusätzlicher Schichten auch eine Möglichkeit ist, ihren Geist zu beschäftigen. Und sie räumt ein, dass es ihr einfach nicht in den Sinn kommt, Nein zu sagen, wenn sie um etwas gebeten wird – selbst wenn sie der Meinung ist, dass es nicht in ihrem eigenen Interesse ist.

Sie gibt zu, dass sie »schreckliche Essgewohnheiten« hat. Sie stopft sich auf dem Weg zur Tür etwas in den Mund, verschwendet keine Gedanken an Nährstoffe, wartet, bis der Heißhunger sie überfällt, oder sucht nach einem Snack, wenn sie eine Minute für sich selbst hat. Mahlzeiten planen? Nie. Sie gibt zu, dass sie den Geschmack des Essens nicht wirklich wahrnimmt, dass es ihr egal ist, was sie isst, solange es einfach zu bekommen ist, nicht viel kostet und »das Verfallsdatum nicht allzu weit überschritten hat«. Sie hat einen ausgeprägten Hang zu Süßigkeiten und stärkehaltigen Snacks, weil sie – wie sie behauptet – Energie braucht, um weiterzumachen. Sie hat es mit Diäten versucht, aber nie länger als einige Wochen durchgehalten, weil es »zu schwierig« war. Sie macht Witze über ihre schlechten Essgewohnheiten und scheint sich wegen ihres Gewichts keine Gedanken zu machen. Da auch ihr Mann übergewichtig ist und sie so mag, wie sie ist, ist Mary nicht motiviert, ihr Essverhalten zu ändern.

Mary als Kind
Sie ist das älteste von neun Kindern, von denen zwei starben, bevor sie das Teenageralter erreicht hatten. Ihre Mutter war Krankenschwester, ihr Vater verwendete den größten Teil seiner Zeit und seines Geldes darauf, zu trinken und sich über seine Arbeitslosigkeit zu beklagen. Mary beschreibt ihre Mutter als »eine Heilige, die tat, was sie tun musste, und nie klagte«, und ihren Vater mit Worten, die ich hier nicht wiedergeben möchte. Er war in betrunkenem Zustand verbal und physisch gewalttätig, und sie und alle anderen Familienmitglieder hielten sich von ihm fern. Während ihre Mutter als Krankenschwester arbeitete, war es Marys Aufgabe, sich um den Haushalt und »die Brut« zu kümmern. Sie musste nicht mehrmals aufgefordert werden, Dinge zu tun, und versuchte, die Bedürfnisse und Wünsche der anderen vorherzusehen. Als ich sie fragte, was sie in ihrer Freizeit getan habe, sah sie mich an, als ob ich verrückt sei.

Sie beklagte sich selten bei ihrer Mutter, weil sie sie nicht belasten wollte. Sie tat einfach, was von ihr erwartet wurde, bis sie nach Abschluss ihrer Ausbildung das Haus verließ und heiratete. Sie vermied es, ihren Vater in irgendeiner Weise herauszufordern, weil sie fürchtete, dass er auf sie losgehen könnte, denn sie beobachtete mit Schrecken, wie er ihre rebellischeren Geschwister malträtierte. Wenn sie nicht ihr Bestes in

Bezug auf »die Brut« tat, fürchtete sie, ihre Mutter zu enttäuschen und ihren Vater wütend zu machen. Interessanterweise war sie schlank, bis sie heiratete. »All dieses Herumrennen«, erklärt sie, »wer hätte da Zeit zum Essen gehabt?«

Mary lernt, nicht mehr nett zu sein
Mary stellt eine gewisse Herausforderung dar, zum einen, weil sie nicht besonders motiviert ist, die harte therapeutische Arbeit anzugehen, und zum anderen, weil sie nicht bewusst mit ihrem Leben unzufrieden ist. Ich nannte ihr sofort einige Themen, die sie bearbeiten konnte: ihr Essverhalten, die Unfähigkeit, Nein zu sagen, die Notwendigkeit, um ihr verstorbenes Kind zu trauern. Zu behaupten, dass Mary nicht allzu willig war, diese Themen anzupacken, wäre noch untertrieben, aber es gelingt ihr, genug in die Therapie zu investieren, um Fortschritte zu erzielen – ohne je zuzugeben, dass sie die Hilfe braucht und schätzt.

Bezüglich des Essens habe ich sie aufgefordert, ein Ernährungstagebuch zu führen, was ich sonst selten tue, weil die meisten meiner Klienten schon zu sehr auf das Essen konzentriert sind. Aber Mary muss innehalten und über ihre Ernährung nachdenken, und wenn sie ihr Tagebuch liest, ist sie entsetzt darüber, was sie sich alles in den Mund steckt. Statt sie aufzufordern, ihr Essen einzuschränken, empfehle ich ihr, nahrhaften Ersatz zu wählen, wenn sie – sei es aus Hunger oder Stress – etwas essen will. Das ist nicht so schwierig, wie Mary befürchtet hat, und sie stellt überrascht fest, dass sie mehr Energie hat, wenn sie sich gesünder ernährt.

Die Therapie konzentriert sich größtenteils auf ihre Kindheit: die Last, als Kind Elternpflichten übernehmen zu müssen, zu jung eine überwältigende Verantwortung tragen zu müssen und mit ihrer passiven Mutter und einem gewalttätigen, alkoholabhängigen Vater umzugehen. Diese Arbeit erfordert viel Zeit, aber Mary erkennt allmählich, dass das Krankenhaus nicht schließen muss, wenn sie eine Doppelschicht ablehnt, und dass sie sich nicht schämen muss, sondern stolz sein kann, wenn sie pünktlich von der Arbeit nach Hause geht. Ihr erster großer Schritt in Richtung Selbstfürsorge ist ein wöchentlicher Yoga-Kurs. Wir sprechen auch viel über den Verlust ihres Kindes – ein Schlüsselthema in der Therapie. Manchmal bringt sie sogar ihren Mann mit, sodass sie gemeinsam trauern können, und Mary beginnt sich – fast ohne es zu wollen – zu verändern.

So geht es weiter

Im nächsten Kapitel geht es um folgende Themen:
- Die Biologie des Essens und des Gewichts
- Wie Stress Essgelüste weckt
- Wie Charakterzüge uns zum Essen treiben und von anderen Menschen entfernen

Wohnt die beste Freundin nicht immer im Kühlschrank? – Essen als Selbstfürsorge

»Weshalb Essen?«, fragen Sie sich vielleicht. Weshalb von allen möglichen besten Freunden der Welt ausgerechnet etwas aussuchen, das herangeschafft werden muss, eine Stange Geld kostet und möglicherweise auch noch vor Erreichen des Mindesthaltbarkeitsdatums schlecht wird? So gesehen – weshalb etwas aussuchen, das überhaupt ein Mindesthaltbarkeitsdatum *hat*? Warum nicht Diamanten zur besten Freundin erklären wie Marilyn Monroe? Oder Haustiere? So merkwürdig es klingen mag: Es gibt ein paar verrückte Hühner da draußen, die der Meinung sind, dass sich Freundschaft besser zur Selbstfürsorge eignet als Essen. Wenn dem wirklich so ist, weshalb sich dann auf Snacks stürzen, statt sich mit den Mädels auszuquatschen?

Ein Grund dafür, das Essen den Freundinnen vorzuziehen, ist, dass unsere Freundinnen uns nicht so nahe wie der Kühlschrank sind – es sei denn, wir leben in einer Wohngemeinschaft. Wir ziehen das Essen fast allem anderen vor, das uns theoretisch glücklich machen könnte, weil Essen immer verfügbar ist. Statt die Hand auszustrecken und jemanden zu berühren, gehen wir lieber ein paar Schritte und verschlingen etwas Tröstliches oder wir fahren ein Stück und gönnen uns eine kleine kulinarische Ablenkung.

Ein anderer Grund dafür, dass wir auf den Kühlschrank zusteuern, obwohl das Telefon näher wäre (wenn wir von physischen Distanzen reden), ist, dass Lebensmittel nie zu beschäftigt sind, um gegessen zu werden. Sie reisen nicht zum Skifahren in die Schweiz oder verbringen den Nachmittag im Einkaufszentrum, um den Kindern neue Turnschuhe zu kaufen. Bei ihnen gibt es keine Notfälle, und sie nehmen es uns nicht übel, wenn wir sie bitten, still zu sein und zuzuhören. Sie haben keinen eigenen Terminplan und keine Bedürfnisse, außer zu verschwinden, während sie uns ein tiefes Glücksgefühl verschaffen.

Ach, wie können wir durch das Essen in Verzückung geraten! Eine Freundin kann uns tröstend den Rücken tätscheln oder uns in den Arm nehmen. Sie kann uns durch eine witzige Erkenntnis, die uns Dinge in einem anderen Licht sehen lässt, zum Lachen bringen oder uns durch eine sarkastische Bemerkung wieder auf den Boden der Tatsachen zurückholen. Vielleicht kann sie sogar das Gift aus einem emotionalen Schlangenbiss heraussaugen. Aber all das bringt uns nur wieder in unseren Normalzustand zurück. Essen dagegen katapultiert uns mit diesem wunderbaren Gefühl im Mund, auf der Zunge und beim Runterschlucken in den siebten Himmel. Es funktioniert wie ein fliegender Teppich, der uns in das Land unserer Träume bringt, wo alles richtig und nichts falsch ist. Menschen sind einfache Sterbliche, Essen aber ist göttlich.

Das Essen ist uns so vertraut wie dieses Stofftier, von dem wir uns nicht trennen können und das wir für die Augenblicke aufbewahren, in denen nichts anderes hilft. Unsere

Gedanken sind ausgeschaltet, während wir danach greifen, und es gibt keine Überraschungen. Schon allein das Wissen, dass Lebensmittel da sind, macht alles leichter und heitert uns auf. Es ist eine Zufriedenheitsgarantie, weil es so schon immer gewesen ist ... jedenfalls schon so lange, dass wir uns nicht mehr erinnern können, wann Lebensmittel einfach etwas waren, was wir gegen den Hunger aßen. Wir sind Gewohnheitstiere, die Sicherheit und Gewissheit suchen, besonders wenn es uns schlecht geht. Wenn diese Sicherheit auch noch eine knusprige Kruste hat oder mit Zucker bestreut ist, der in unserem Mund schmilzt – umso besser.

Noch wichtiger als all das ist die Tatsache, dass die meisten von uns Essen mit Liebe gleichsetzen. Oft sehnen wir uns nach Liebe, wenn Hunger das Letzte ist, woran wir denken, und Essen das Erste, was wir uns in den Mund stecken. Woher wissen wir, dass Essen Liebe bedeutet? Na, wurde uns diese Botschaft nicht schon übermittelt, als wir kaum über die Tischkante sehen konnten? »Hier, nimm den Lutscher.« »Probier ein Stück Kuchen.« »Ich habe es nur für dich gekocht.« »Das ist doch dein Lieblingsnachtisch.« »Ich weiß, dass du nichts Süßes willst, aber ich konnte es mir nicht verkneifen, für diesen besonderen Anlass etwas zu backen.« »Nimm doch was, dann geht's dir gleich besser.« Wie oft wurde Ihnen eine Hand mit etwas Essbarem entgegengestreckt, wenn Sie sich einen Arm um Ihre Schulter gewünscht haben? Für viele von uns war Essen ein schlechter Ersatz, aber es war immerhin besser als nichts.

Von dem Augenblick an, in dem wir unsere erste Lebensmittelwerbung sehen oder hören, werden wir einer Gehirnwäsche unterzogen, die uns dazu bewegen soll, Essen mit Liebe gleichzusetzen: »Mit Liebe gebacken ...« Werbemenschen wollen uns suggerieren, dass die Lebensmittel mit Liebe hergestellt werden und dass wir noch viel mehr davon spüren, wenn wir ihre Leckerbissen verzehren. Natürlich ist diese Botschaft lächerlich. Backwaren werden beispielsweise in sterilen Bottichen hergestellt, in riesigen Öfen gebacken, in Lkws transportiert und von Leuten, die weder für ihre Arbeit noch für die Produkte (oder für uns, die Käufer) liebevolle Gefühle aufbringen, in die Supermarktregale eingeräumt. Aber liebevolle Gefühle müssen sie auch nicht hegen – die Botschaft trifft uns auch so direkt ins Herz.

Welche Rolle spielt das Essen bei Festen? Von jeher war Essen eine Möglichkeit, Zusammengehörigkeit zum Ausdruck zu bringen und gute Laune zu verbreiten. Durch das Brechen von Brot wurde der Frieden gefestigt, indem einander bekriegende Stämme nach blutigen Kämpfen zusammengeführt wurden. In früheren Zeiten boten Menschen einander Essen an, um zu zeigen, dass sie nichts Böses im Schilde führten, um sich das Wohlwollen des anderen zu erschleichen oder besondere Anlässe zu feiern (schließlich gab es damals noch keine Grußkarten). Frauen sammelten gemeinsam Nahrung, Männer jagten in Gruppen, und abends saßen sie um das Feuer herum und füllten ihre leeren Mägen, waren stolz auf ihre gemeinsamen Erfolge und genossen das Gefühl der Zusammengehörigkeit.

Werde ich ohne Fernseher und Partys aufhören, den Verlockungen des Essens zu erliegen?

Leider nicht. Einer der Hauptgründe dafür, dass wir uns mit Essen trösten, wenn wir uns schlecht oder nicht mehr im Gleichgewicht fühlen, besteht darin, dass der Trieb zu essen biologisch vorgegeben ist und durch unsere frühesten Erfahrungen verstärkt wird. Man denke nur daran, wie unsere erste Begegnung mit Nahrung aussieht: Innerhalb des eingeschränkten gesellschaftlichen Lebens eines Säuglings nimmt die Nahrungsaufnahme den größten Raum ein. Aber es ist nicht nur die Nahrungsaufnahme an sich, die uns glücklich macht. Natürlich müssen wir ernährt werden, sonst sterben wir. Viel wichtiger aber ist das, was passiert, während wir gefüttert werden. Die Glücklichen unter uns wurden im Arm gehalten, während wir unsere Laktose-Dosis bekamen – ob beim Stillen oder in Form von Babynahrung. Während wir uns in liebevolle Arme schmiegten, wurden wir gestreichelt und mit zärtlichen Lauten eingelullt, während wir ganz im genüsslichen Saugen versanken. Das in der Milch enthaltene Tryptophan stellt einen chemischen Cocktail dar, der bewirkt, dass wir uns entspannten und schläfrig fühlten. Deshalb begannen wir, das Gefüttertwerden mit Ruhe, Zufriedenheit und Wohlbefinden zu assoziieren. Stellen wir es uns doch einmal vor: Wir wachen auf und fühlen uns schlecht, wir brüllen uns die Seele aus dem Leib, werden dann im Arm gehalten und gefüttert und sinken anschließend wieder in den Schlaf. Wenn das kein himmlisches Vergnügen ist!

Wenn sich diese Art der Interaktion im Säuglingsalter Hunderte Male wiederholt, lernen wir durch einen Prozess, der als Konditionierung bezeichnet wird, die Nahrungsaufnahme mit der Linderung von innerem Stress gleichzusetzen. Der gute Geschmack des Essens bewirkt, dass wir es essen wollen, weil das Lustzentrum in unserem Gehirn darauf reagiert. Für den Laien lässt sich das folgendermaßen ausdrücken: Leckerbissen (Nahrungsmittel, die viel Zucker und Fett enthalten) lassen unsere grauen Zellen aufleuchten wie ein Silvesterfeuerwerk. Wir reagieren positiv auf Leckerbissen (einen Stimulus) und erinnern uns an unsere Reaktion (eine Antwort), sodass wir versuchen, die Bedingungen herzustellen, unter denen wir diese Erfahrung immer wieder machen können. Nach einer Weile wird die Reaktion zu einem gelernten Reflex, der wiederum den Wunsch nach dem Stimulus weckt.

Leckerbissen → Lustgefühl im Gehirn → Suche nach dem Leckerbissen → Lustgefühl im Gehirn

Wenn aber unsere alles beherrschende Bezugsperson eine Rabenmutter war, fühlten sich die Mahlzeiten vielleicht eher wie ein SM-Trip und weniger wie beglückende Nähe an. Vielleicht ging Mama grob mit uns um und nahm keine Rücksicht auf unsere Bedürfnisse. Vielleicht drückte sie den Flaschensauger zwischen unsere zusammengepressten Lippen oder riss ihn weg, bevor wir satt waren. Vielleicht war sie krank, zu deprimiert, beschäftigt, müde oder desinteressiert, um allzu viel Zeit darauf zu verwenden, unser Baby-Ich mit Streicheleinheiten zu versorgen. Vielleicht hatte sie zu viele hungrige Mäuler zu stopfen, und das Versorgen des Babys war nur eine Zwischenstation auf dem Weg zur nächsten Pflicht. Wenn es keinen Papa gab oder nur einen Rabenvater, hat sie vielleicht ihr Bestes getan, und es hat dennoch bei Weitem nicht ausgereicht.

Wenn unser früher Schmerz intensiv genug war, wurde daraus schließlich Verzweiflung, die zu der unbewussten Überzeugung führte, dass es *nichts* gab, was uns gute Gefühle verschaffen konnte. Wenn unser Hunger (nach Nahrung, Berührung oder Beruhigung) nicht schnell genug oder nicht liebevoll gestillt wurde, wuchs unser emotionaler und körperlicher Schmerz so an, dass das Ausbleiben einer Linderung sich in unserem Gedächtnis als eine unter allen Umständen zu vermeidende Erfahrung einprägte. Verstehen Sie, was hier passiert ist? Wir haben gelernt, dass unsere Gefühle nicht tolerierbar sind, dass wir untröstlich sind, und deshalb haben wir eine große Leuchttafel mit der Aufschrift »Halt, nicht weiter!« in unserem Gehirn aufgehängt, die beim ersten Anzeichen von Unbehagen aufleuchtet.

Während einige von uns am Anfang ihres Lebens lernten, Essen mit Wohlbehagen zu assoziieren, entdeckten andere erst im Lauf der Kindheit oder Jugend, dass Nahrung das perfekte Heilmittel für emotionalen Schmerz ist. Vielleicht haben sich die Eltern gegenseitig am Abendbrottisch attackiert, sodass es angenehmer war, sich noch mehr Kartoffelpüree auf den Teller zu schaufeln und einzuverleiben, als ihren Streitereien zuzuhören. Vielleicht haben sie offen eines unserer Geschwister bevorzugt oder uns ständig beschimpft, sodass wir mit einer Schachtel Kekse unter dem T-Shirt in unser Zimmer gerannt sind, um unsere Verletztheit etwas abzumildern. Der unbewusst ablaufende Prozess sah ungefähr so aus: Essen oder Schmerz? Schmerz oder Essen? Dumme Frage!

> **Denkanstoß**
>
> Beschreiben Sie, welches Verhältnis Sie während Ihrer Kindheit und Jugend zum Essen hatten. Ist Ihnen irgendetwas über Ihre Ernährung im Säuglingsalter bekannt, das Ihre heutige Verbundenheit mit dem Essen erklären könnte?

Wie kommt es, dass ich immer Tiramisu statt Tofu wählen würde?

Sie sind nicht dumm. Sie haben bereits festgestellt, dass nicht alle Lebensmittel gleich sind, wenn es darum geht, Wohlbehagen zu erzeugen. Und das ist der Grund dafür, dass wir süße Leckerbissen wählen, um eine düstere Stimmung aufzuhellen oder die unangenehmen Seiten des Lebens abzumildern: Die chemischen Eigenschaften bestimmter Nahrungsmittel verändern tatsächlich unsere Körperchemie. (Erinnern Sie sich? Milch hat uns als Säuglinge schläfrig gemacht.) Gedämpfter Brokkoli und gebratener Kabeljau stehen nicht auf der Liste der Speisen, die unser Wohlbefinden fördern. Sie sind nicht das, wonach wir gieren, wenn wir eine seelische Talsohle durchlaufen, so aufgedreht sind, dass wir nicht stillsitzen können, oder das Gefühl haben, den Verstand zu verlieren. Aber in dieser Verfassung wären wir bereit, für einen Schokoladenkeks, eine klebrige Süßspeise, Sahnetorte, Pizza, Lasagne oder irgendetwas anderes, das viel Zucker oder Fett enthält, zu töten.

Diese Begierden geben uns das Gefühl, ein bisschen (na ja, eigentlich mehr als ein bisschen) verrückt zu sein, weil wir ja eigentlich wissen, dass wir mithilfe von Essen versuchen, Dinge wieder ins Lot zu bringen. Aber wir können einfach nicht anders. Es fühlt sich an wie die Invasion der Körperfresser. Aus dem Spiegel starren uns Dr. Jekyll *und* Mrs. Hyde an. Das Problem ist körperlicher, nicht geistiger Natur. Folgendes spielt sich dabei ab: Es gibt Substanzen im Gehirn und Hormone, die unseren Wunsch nach Nahrung beeinflussen und unsere Gier nach Kohlenhydraten steuern. Eines davon ist Cortisol, ein Hormon, das eine schmerzstillende Wirkung hat. Als Reaktion auf Anspannung und Stress produziert unsere Nebennierenrinde automatisch einen Überschuss an Cortisol, das wiederum die Ausschüttung einer Substanz namens Neuropeptid Y im Gehirn anregt. Stellen Sie sich dieses Zeug als kleines Männchen vor, das den Hebel zum Ein- und Ausschalten der Kohlenhydrat-Gier betätigt.

Habe ich mich verständlich ausgedrückt? So sieht der Pfad aus, dem Sie folgen, ohne es zu wissen:

Anspannung → überschüssiges Cortisol →
Neuropeptid Y → Gier nach Kohlenhydraten

All diese Interaktionen laufen automatisch auf zellulärer Ebene ab. Wir bitten das Neuropeptid Y nicht um Unterstützung. Es gibt sie uns einfach, weil es denkt, es sei seine Aufgabe, uns vor emotionalem Schmerz zu schützen. Das Problem dabei ist: Wenn wir mehr Kohlenhydrate (insbesondere mit Fett) zu uns nehmen, als unser Körper braucht, werden sie in Körperfett umgesetzt. Und zu allem Überfluss sorgen diese Anspannung erzeugenden Chemikalien auch noch dafür, dass der Körper das neu gewonnene Körperfett festhält. Doppeltes Pech, sozusagen.

Und als ob das nicht schon schlimm genug wäre, lösen Kohlenhydrate auch noch eine chemische Reaktion aus, die zu einer vermehrten Ausschüttung von Serotonin führt, einem Neurotransmitter (einem chemischen Botenstoff, der die Übertragung von Signalen aus einem Gehirnbereich in den anderen unterstützt), von dem allgemein angenommen wird, dass er emotionales Wohlbefinden fördert. Anspannung und Stress senken den Serotoninspiegel, sodass wir nach Kohlenhydraten verlangen, mit deren Hilfe wir ihn anheben können, um uns wieder besser zu fühlen. Und so sieht der Pfad aus, dem dieser Prozess folgt:

Anspannung → Absinken des Serotoninspiegels → Kohlenhydrate → Ansteigen des Serotoninspiegels

Verstehen Sie jetzt, weshalb wir bestimmte Leckerbissen als »Nahrung für die Seele« bezeichnen? Auf physiologischer

Ebene lindern sie tatsächlich Stress und tragen somit dazu bei, dass es uns besser geht. Es ist durchaus nicht verrückt, wenn Sie freitagabends – nach einer anstrengenden Woche – die gesunde, ausgewogene Mahlzeit (mit gedämpftem Biogemüse, für das Sie ein Vermögen bezahlt haben) verschmähen und sich stattdessen auf die Reste eines Nudelgerichts stürzen, das wahrscheinlich Ihren Tagesbedarf an Kalorien deckt (oder überschreitet). Sie wollen Stress abbauen, und hier bietet sich eine ganz einfache Möglichkeit, dies zu erreichen.

Ich wollte Sie nicht zum zukünftigen Nobelpreisträger im Fach Biochemie machen, aber ich muss die Frage beantworten, mit der ich dieses Kapitel eingeleitet habe: Weshalb wird das Essen so leicht zur besten Freundin einer Frau, besonders, wenn es sich um eine nette Frau handelt? Die Antwort lautet: Indem Sie so nett (so fürsorglich, großzügig, selbstlos, verantwortungsvoll und auf andere bezogen) sind, setzen Sie sich selbst unter enormen Druck, der Stress verursacht – ob es Ihnen bewusst ist oder nicht. Wenn Sie nicht auf gesunde, wirkungsvolle Weise für sich selbst sorgen, nutzen Sie das Essen schließlich als Haupttröster. Und dieses Verhalten wird jedes Mal verstärkt, wenn Sie nach etwas Essbarem greifen, obwohl Sie nicht hungrig sind.

Denkanstoß

Sind Sie erleichtert zu erfahren, dass es aus biologischer Sicht absolut sinnvoll ist, Nahrung zur Erhöhung des seelischen Wohlbefindens einzusetzen?

Wenn ich programmiert bin, mithilfe von Essen Stress abzubauen, ist Übergewicht dann mein Schicksal?

Aus wissenschaftlichen Untersuchungen geht zwar hervor, dass unser Körpergewicht zu 50 bis 70 Prozent genetisch bestimmt ist[1], denken Sie aber bitte dennoch nicht, dass Sie im Fettgefängnis sitzen und keine Möglichkeit zur Flucht besteht. Die Statistik besagt schließlich auch, dass Sie Ihr Körpergewicht zu 30 bis 50 Prozent selbst steuern können – vorausgesetzt, Sie sind bereit, die Zügel in die Hand zu nehmen und vernünftige, gesunde Entscheidungen bezüglich Ihrer Lebensweise zu treffen, die es Ihnen einfacher machen, »normal« zu essen. Übrigens basiert »normales Essen« auf vier einfachen Regeln:
1. Essen Sie, wenn Sie hungrig sind.
2. Wählen Sie Nahrungsmittel, die Ihnen schmecken.
3. Essen Sie bewusst und genussvoll.
4. Hören Sie auf zu essen, sobald Sie satt sind.

Bisher haben wir von den allgemeinen Gründen gesprochen, die dazu führen, dass Sie zu viel essen oder essen, obwohl Sie nicht hungrig sind – Biochemie, gesellschaftliche Normen und Sozialisation in der Familie. Jetzt ist es an der Zeit, uns auf die Frage zu konzentrieren, auf welche Weise Ihr Nettsein zu Ihrem Essproblem beiträgt. Wenn Sie sich bewusst machen, dass das, was Sie seit Jahrzehnten für eine Tugend halten, im Extremfall geradezu ein Laster ist, das Ihre Gesundheit sabotiert, werden Sie erkennen, welche Verhaltensweisen Sie ändern müssen, um die Gewohnheit abzulegen. Dabei sollten Sie bedenken, dass die meisten dieser Verhaltensmuster automatisch ablaufen: Sie müssen also nicht einmal merken, dass Sie sich den Zauberstab, mit dem Sie anderen Gutes tun wollen, jedes Mal in den eigenen Rücken stoßen.

Sie wollen andere nicht »belasten«

Sie hören sich stundenlang das Gejammer von Angehörigen und Freunden an, zermartern sich das Gehirn, um Lösungen für ihre Probleme zu finden, und versorgen ihre emotionalen Wunden mit dem Balsam Ihrer Zuwendung. Sie sind immer für andere da und bitten nur ganz selten selbst um Hilfe – und dennoch fühlen sie sich bei der Vorstellung schuldig, dass Sie sich einmal fünf Minuten Zeit nehmen könnten, um selbst zu klagen. Dass Ihr Ehemann gerade mit Ihrer besten Freundin nach Acapulco durchgebrannt ist, Ihr Chef Ihnen Ihre Papiere ausgehändigt hat oder Ihr Kind wegen Drogenhandels an der Schule verhaftet wurde, tut dabei nichts zur Sache. Wenn Ihre Schwester anruft und fragt, wie es Ihnen geht, flöten Sie: »Danke gut, und wie geht es dir?«

»Gut« ist Ihr Lieblingswort, und Sie verwenden es ständig. Ich weiß nicht, wie oft Frauen (gelegentlich auch Männer), die aussehen, als seien sie gerade von einem Bus überfahren worden, meine Praxis betreten und auf die Frage, wie es ihnen gehe, »gut« antworten. Wie bitte? Gut? *Ich* weiß, dass es ihnen nicht gutgeht, und *sie* wissen es auch, aber ihren Mund dazu zu bewegen, ein anderes Wort als

»gut« zu formen, ist so schwierig wie Zähneziehen. Sie sind wie Aufziehpuppen, die nur eine Antwort haben: gut.

> ### Denkanstoß
> Haben Sie heute schon jemandem gesagt, dass es Ihnen gutgeht, obwohl das keineswegs der Wahrheit entspricht?

Wenden wir uns nun der Frage zu, weshalb Sie süchtig danach sind, zu sagen, dass es Ihnen gutgeht, auch wenn dies offenkundig nicht der Fall ist. Vielleicht denken Sie, dass es niemanden interessiert, wenn Ihr Leben ein Trümmerhaufen ist. Wahrscheinlich haben Sie früh in Ihrem Leben die Erfahrung gemacht, dass Ihre Gefühle ignoriert oder heruntergespielt wurden. Wenn am Abendbrottisch jeder lang und breit erzählen durfte, wie sein Tag war, aber die Teller abgeräumt wurden, bevor Sie an die Reihe kamen, sind Sie vielleicht zu der Überzeugung gelangt, dass Ihre Gefühle nicht zählen. Wenn Sie eine Schwester hatten, die mit Aufmerksamkeit überhäuft wurde (weil sie eine Krankheit hatte oder einfach alles tat, um ständig im Mittelpunkt zu stehen), haben Sie wahrscheinlich die Botschaft erhalten, dass andere Menschen es verdienen, im Rampenlicht zu stehen, während Sie still hinter der Bühne warten. Ich hatte eine Klientin, deren Vater sie (schon als ganz kleines Kind) vom Tisch wegschickte, sobald sie anfing zu weinen, und sie spöttisch »Sarah Bernhardt« nannte. (Für die Jüngeren unter Ihnen: Sarah Bernhardt war eine berühmte französische Schauspielerin des 19. Jahrhunderts, die durch ihre Rollen in melodramatischen Tragödien bekannt wurde.) Dieser Vater vermittelte seiner Tochter die Botschaft, dass sie aufhören solle, Dinge zu dramatisieren – auch wenn sie das gar nicht tat. Der Untertitel der Botschaft lautete: Du spielst dich ja nur auf, niemand will dir zuhören.

Andere nicht mit Ihren Sorgen »belasten« zu wollen, bedeutet letztlich, dass Sie nicht bereit sind, Ihre Gefühle mit anderen zu teilen. Sie fürchten, dass Ihre Gefühle unnatürlich sind und dass Sie anderen nicht zumuten können, sie zu ertragen oder Ihnen Beistand zu leisten, dass Sie zu empfindlich sind (eine bei Eltern sehr beliebte negative Formulierung), dass das, was in Ihnen vorgeht (und Sie sich erdreisten, zum Ausdruck bringen zu wollen), völlig übertrieben ist, weshalb Sie lieber den Mund halten sollten. Irgendwann haben Sie sich die Vorstellung zu eigen gemacht, dass Ihre Gefühle zu groß für andere Menschen sind, während in Wahrheit *die Menschen* (emotional gesehen) zu klein waren, um damit umzugehen – das heißt, Ihre Bezugspersonen waren einfach der Aufgabe nicht gewachsen. Sie wuchsen – aus welchem Grund auch immer – mit der Vorstellung auf, dass Ihre natürlichen Gefühle für andere eine Last seien. Was für ein tragischer Irrtum!

Möglicherweise sind Sie auch zu der Überzeugung gelangt, dass es falsch ist, andere zu »belasten«, weil jemand in Ihrer Familie eine Last für Sie war. Sie wissen, wie es sich anfühlt, mehr zu (er-)tragen, als einem aufgebürdet werden sollte, und Sie sind einfühlsam genug, um diese Last nicht anderen aufbürden zu wollen. Vielleicht mussten Sie sich die Selbstbezichtigungen Ihres alkoholabhängigen Vaters anhören, als Sie eigentlich Ihre Mathematikaufgaben machen oder zu Bett gehen wollten. Vielleicht lauschten Sie gebannt, als Ihre Mutter Sie zwang, sich die quälenden Details ihrer gescheiterten Ehe oder ihres verpfuschten Lebens anzuhören. Vielleicht verhielt sie sich, als ob Sie ihre beste Freundin oder Vertraute seien, und behandelte Sie wie eine Erwachsene, als Sie noch ein Dreikäsehoch waren. Vielleicht haben Sie sich geschworen, niemals anderen eine solche Last aufzubürden, wie sie Ihnen aufgebürdet wurde.

Ja, es stimmt, manche Leute breiten endlos alle Details ihres Lebens vor einem aus. Aber zu dieser Sorte gehören Sie nicht! Diese Leute haben nicht nur keine Angst davor, dass sie andere zu sehr belasten, es kommt ihnen nicht einmal in den Sinn, dass es so sein könnte. Nach meiner (recht umfangreichen) Erfahrung haben Menschen, die uns wirklich eine Last sind, meistens keinen blassen Schimmer davon, dass unsere Augen glasig werden, während wir ihnen zuhören (oder zu vermeiden versuchen, ihnen zuzuhören), und sie wären schockiert zu erfahren, dass wir nicht immer aufmerksam an ihren Lippen hängen.

Denkanstoß

Sprechen Sie wirklich so viel über Ihre Gefühle, dass es für andere Menschen eine Belastung darstellt, oder fällen Sie dieses Urteil nur in Ihrem Kopf? Haben Sie je danach gefragt?

Sie suchen sich nicht die Menschen aus, die Ihnen emotionalen Beistand leisten können

Am einen Ende des Spektrums stehen die netten Frauen, am anderen die Eiszapfen. Ja, es gibt auch nette Männer und männliche Eiszapfen. Wenn es nach mir ginge, würden alle netten Frauen und Männer einen Club gründen und ausschließlich miteinander Umgang pflegen, aber all die gutherzigen Seelen da draußen werden diese Vision nicht Wirklichkeit werden lassen. Stattdessen tun sie sich mit Menschen zusammen, die sich durch geringfügige bis schockierende Kaltherzigkeit auszeichnen – in der Hoffnung, sie zu erwärmen. So ist es nun einmal – Gegensätze ziehen sich an. Sie sollten sich mit Freunden umgeben, mit denen zutiefst befriedigende, auf Gegenseitigkeit beruhende Beziehungen möglich sind: Du redest, ich höre zu, und ich rede, du hörst zu. Stattdessen suchen sie sich Leute aus, die einen großen Mund, aber keine Ohren zu haben scheinen.

Da sie befürchten, für andere eine Last zu sein, behalten sie ihre Sorgen für sich und sind großartige Zuhörer. Deshalb fühlen sich Menschen, die ein Publikum suchen, zu ihnen hingezogen. Ein emotional ausgeglichener Mensch weiß, dass es ebenso wichtig ist, Gefühle zu teilen, wie anderen zuzuhören, die über ihre Gefühle sprechen. Ein übertrieben netter Mensch findet jedoch seinen Gegenpol in jemandem, der ein großes Mitteilungsbedürfnis hat. Gegensätzliche Menschen üben eine natürliche Anziehungskraft aufeinander aus, da jeder von beiden die Hälfte einer ausgewogenen Persönlichkeit darstellt – in unserem speziellen Fall den Belasteten und den Belastenden.

Solange Sie diese komplexe Dynamik (die als Projektion oder manchmal auch als projektive Identifikation bezeichnet wird) nicht verstehen, werden Sie wahrscheinlich immer wieder Freunde auswählen, die Sie emotional nicht unterstützen und Sie in Ihrer Überzeugung bestärken, dass Sie – na, was wohl? – eine »Last« sind. Ich kann beinahe garantieren, dass Sie als netter Mensch mit großer Wahrscheinlichkeit andere nicht mit Ihren Problemen behelligen, aber ich würde wetten, dass zu Ihren Vertrauten viele Menschen gehören, die keinen Augenblick zögern, sich an Ihrer Schulter auszuweinen. Fragen Sie sich oft, weshalb die anderen nicht zuhören, wenn Sie sich (ausnahmsweise) überwinden, über Ihre Probleme zu reden? Diese irritierende, ungesunde Situation kann Sie direkt in die Lebensmittelabteilung und mit einem Einkaufswagen voller zucker- und fetthaltiger Speisen zur Kasse führen.

Denkanstoß

Nennen Sie drei Personen, die Ihnen unter allen Umständen zuverlässig emotionalen Beistand leisten. Wie viele Ihrer Beziehungen basieren auf emotionaler Gegenseitigkeit?

Sie fühlen sich in der Rolle der Gebenden wohler als in der Rolle der Nehmenden

Obwohl Sie insgeheim davon träumen, die schwere Last Ihrer persönlichen Sorgen abzustreifen, leicht und unbeschwert zu leben und alle Verantwortung für sich selbst jemand anderem zu übertragen, geschieht merkwürdigerweise meist das Gegenteil. Vielleicht glauben Sie, den perfekten Menschen, der für Sie sorgen kann, gefunden zu haben: Er bringt Ihnen Blumen mit oder führt Sie zu romantischen Abendessen aus, sie lädt Sie ins Kino ein und ruft Sie fünfmal am Tag an, um Ihnen zu versichern, dass Sie ihre beste Freundin sind. Aber dann verändert sich die Beziehung allmählich und wird wie alle anderen, die Sie bisher hatten, und wieder tragen Sie die schwerste Last. Sie erinnern sich kopfschüttelnd an die gute Zeit, als Sie sicher waren, dass Ihre Bedürfnisse endlich zur Kenntnis genommen und erfüllt würden, und fragen sich, was Sie falsch gemacht haben, um diesen Umschwung herbeizuführen.

Ihr Fehler bestand darin, Menschen auszuwählen, die Sie emotional nicht unterstützen können. Sie bilden mit diesen Menschen eine perfekte Einheit: Jeder tut das, wobei er sich am wohlsten fühlt. Sie sehnen sich zwar danach, Ihre Bürde abzulegen, aber ehrlich gesagt, sind Sie es gewohnt, sie zu tragen. Vielleicht glauben Sie, dass es ein Zeichen von Schwäche oder Unfähigkeit ist, um Hilfe zu bitten, oder Sie sind davon überzeugt, dass niemand so gut für Sie sorgen kann wie Sie selbst. Diese Unwahrheiten beruhen auf Ihrer Erfahrung, sind aber heute keineswegs stichhaltig. Wenn

Sie Fürsorge erfahren wollen, müssen Sie über Ihre gewohnte Rolle hinauswachsen und dieses Unbehagen aushalten.

Sie sind zu sehr damit beschäftigt, für andere zu sorgen, um für sich selbst sorgen zu können

Wenn Sie Rechnungen für Ihre blinde Wohnungsnachbarin bezahlen, die Arbeit Ihrer Kollegin übernehmen, die gerade in Mutterschutz ist, wenn Sie zugesagt haben, eine Wohltätigkeitsveranstaltung zu organisieren, und Ihrem Sohn versprochen haben, Socken für Ihr Enkelkind zu stricken – wann, um Himmels willen, wollen Sie dann die Zeit finden, sich zu entspannen? Nettsein braucht Zeit. Für sich selbst zu sorgen braucht Zeit. Der Tag hat nur 24 Stunden. Sie können sich selbst ausrechnen, dass wenig oder keine Zeit für Sie selbst übrig bleibt, wenn Sie den ganzen Tag für andere da sind.

Ich weiß, was Sie zu sich selbst sagen, weil ich das alles schon oft gehört habe: Ich sollte ins Fitnessstudio gehen/spazieren gehen/mich ein wenig ausruhen/ein Buch lesen/mehr schlafen/zum Frisör gehen/einen Massagetermin vereinbaren/meditieren/einen Arzttermin vereinbaren/Urlaub machen. Sie werfen sich selbst vor, all diese Dinge nicht getan zu haben, während Sie zur Tür hinaus hetzen, um an einer Putzaktion in der Nachbarschaft teilzunehmen, an Ihrem freien Tag ins Büro zu gehen, einer kranken Freundin Hühnersuppe zu bringen oder Ihre Mutter um sechs Uhr morgens vom Flughafen abzuholen, weil sie froh darüber war, einen so billigen Flug bekommen zu haben.

Hallo? Diese Aktivitäten sind keine Selbstfürsorge. Ebenso gut könnten Sie sich selbst mit einer Haarbürste schlagen. Durch die Geschenke, die Sie anderen machen, versetzen Sie sich selbst den K.-o.-Schlag, von dem Sie nicht wieder aufstehen. Diese kleinen Gefälligkeiten zehren Ihre Zeit und Energie auf, sodass Ihnen am Ende nur Erschöpfung, stechende Kopfschmerzen und das Einwickelpapier eines Schokoriegels bleiben. Sie haben ja die Vorstellung, dass zum Essen immer Zeit ist. Ein Schokoriegel bringt verbrauchte Energie schneller zurück als eine 20-minütige Ruhepause mit geschlossenen Augen und hochgelegten Füßen in Ihrem Lieblingssessel. Ein Hamburger mit Pommes frites, den Sie unterwegs verzehren (während Sie die Sachen Ihres Mannes aus der Reinigung abholen, der es vergessen hat), ist viel bequemer als ein selbst gekochtes Abendessen und ein Spaziergang im Park. Die Reste des Thunfisch-Auflaufs am Herd runterzuschlingen ist viel einfacher, als Ihrer Tochter zu sagen, dass sie zu der Verabredung mit ihren Freundinnen möglicherweise zu spät kommen wird, weil Sie Zeit brauchen, um in Ruhe zu Abend zu essen. Muss ich noch ausführlicher werden?

> ### Denkanstoß
> Wann haben Sie zuletzt eine Bitte ausgeschlagen, eine Grenze gesetzt und eingehalten oder zugelassen, dass jemand anderes sich anstrengen musste?

Sie gehen unangenehmen Gefühlen gern aus dem Weg

Es ist durchaus verständlich, dass Sie als staatlich geprüfte Wohltäterin am liebsten nur angenehme Gefühle haben möchten. Sie genießen es zu lieben, sich geliebt und wertgeschätzt zu fühlen, freundlich, nachsichtig, offen, mitfühlend, fürsorglich, hilfsbereit und großzügig zu sein. Diese Gefühle ziehen andere gute Gefühle nach sich, insbesondere Stolz. Wütend, egoistisch oder von anderen enttäuscht zu sein, mit anderen im Streit zu liegen oder sie zu verurteilen ist nicht Ihre Sache. Diese Gefühle sind nicht nur unangenehm, sondern in Ihren Augen vielleicht auch »schlecht«. Sie halten sie für schlecht, weil sie bewirken, dass Sie sich schlecht (unzufrieden, bekümmert oder Ähnliches) fühlen. Dabei verwechseln Sie das mit dem Gefühlszustand (der Emotion) verbundene Unbehagen mit Ihrem Unmut darüber, dass Sie dieses Gefühl haben. Man könnte sagen, dass Sie sich wegen eines unangenehmen Gefühls schlecht fühlen.

Wahrscheinlich wurde Ihnen als Kind beigebracht, dass jemand, der negative Gefühle hat (oder zum Ausdruck bringt), »schlecht« ist. Lassen Sie sich von mir versichern, dass Sie nicht schlecht sind, weil Sie negative Gefühle haben. Das ist völlig normal! Es gibt keine »guten« und »schlechten« Gefühle. Alle Gefühle sind natürlich und gerechtfertigt. Wie Töne und Farben sind auch Gefühle völlig wertneutral. Wir brauchen sie alle, um ein Bild zu malen oder eine Symphonie zu schreiben. Menschen, die schreckliche Dinge tun (Dinge, die man als »schlecht« bezeichnen könnte), haben auch freundliche Gefühle, genauso wie nette Menschen bisweilen schreckliche Gefühle haben. Ist das nicht eine Erleichterung?

Das heißt nicht, dass unangenehme, schmerzliche oder negative Gefühle wie ein Spaziergang am Strand sind. Trauer ist herzzerreißend. Betrogen zu werden ist, als ob einem der Boden unter den Füßen weggezogen wird. Wut kann einem das Gefühl geben, kurz vor der Explosion zu stehen. Und Verwirrung lässt einen schwindlig werden. Der Schlüssel zum Umgang mit Gefühlen liegt darin, wie wir sie bewerten. Wenn Sie bestimmte Gefühle als beängstigend, beunruhigend, erdrückend, lähmend oder böse betrachten (Wer setzt sich schon gern mit schmerzlichen Dingen auseinander?), wollen Sie wahrscheinlich am liebsten vor ihnen weg- (und dem Essen direkt in die Arme) laufen.

Wenn Sie Gefühle aber als notwendig, beherrschbar, aufschlussreich, interessant und als einen natürlichen Aspekt des Lebens betrachten, sind Sie neugierig darauf und heißen diese Empfindungen (innerhalb vernünftiger Grenzen) willkommen. Wenn Sie mit all Ihren Gefühlen umgehen können, wird Ihnen klar werden, dass Sie nicht gleich zu Freddy Krüger mutieren, nur weil Sie wütend sind, dass Sie sich nicht in eine undankbare Hexe verwandeln, weil Sie Grenzen setzen und sich weigern, sich ausnutzen zu lassen, und dass Sie keine Rabenmutter sind, weil Sie Ihren Kindern nicht alles kaufen, was der Spielzeugladen zu bieten hat.

Und – wer hätte das gedacht? – wenn Sie Ihre Gefühle auf

diese Weise betrachten, benutzen Sie nicht das Essen, um sich von Ihrem inneren Aufruhr abzulenken.

> **Denkanstoß**
>
> Nennen Sie spontan drei Wörter, die beschreiben, wie Sie unangenehme, schmerzliche oder quälende Gefühle bewerten.

Kann ich mich selbst von der Nettigkeit befreien?

Ich verstehe, dass die Vorstellung, Ihr Leben lang nicht von Ihrer übertriebenen Nettigkeit (und Ihrem Übergewicht) loszukommen, sehr quälend für Sie ist. Sie sind deprimiert, weil sich das, was Sie für Ihre beste Eigenschaft gehalten haben, als Ihre schlechteste oder zumindest als Grund für Ihr gestörtes Essverhalten erweist. Keine Angst. Sie müssen sich nicht in ein egoistisches Monster verwandeln, um eine entspannte Beziehung zum Essen zu entwickeln. Allerdings müssen Sie Ihre Kompetenzen im Bereich der Selbstfürsorge und emotionalen Selbstregulation erweitern – was sehr viel einfacher als Quantenphysik ist, aber deutlich schwieriger, als alle Geburtstagskerzen auf einmal auszublasen.

Sie müssen lernen, anders zu denken und zu handeln und Ihr Selbstfürsorgerepertoire zu erweitern (sich zwischen Nussschokolade und Kartoffelchips zu entscheiden ist kein Repertoire), um den Trost nicht mehr im Essen zu suchen. Ein Wort zu Veränderungen: Veränderungen sind schwierig und brauchen Zeit, aber es erleichtert die Sache, darin eine Kompetenzerweiterung zu sehen. In allen meinen Büchern über Ernährung und Gewicht habe ich einen kompetenzorientierten Ansatz verfolgt. Kompetenzen sind Verhaltensweisen, die durch Übung und Geduld erworben werden. Man fängt ohne oder mit wenigen Kompetenzen an und bleibt einfach dran, bis man weiß, was man tut. Jeder kann Kompetenzen erwerben. Daran ist nichts Magisches oder Geheimnisvolles. Schließlich haben Sie ja auch gelernt, zu essen und nett zu sein.

Tipps zur Überwindung des Nettseins

- Fragen Sie sich, weshalb Sie sich dem Essen zuwenden, wenn Sie unangenehme Gefühle haben. Es spielt sich nicht alles im Kopf ab. Seien Sie nicht zu streng mit sich, wenn Sie essen, obwohl Sie nicht hungrig sind, oder wenn Sie zu viel essen. Kultivieren Sie Mitgefühl und Neugier!
- Informieren Sie sich über Stress, Ernährung, Gewicht und Biologie – nicht, um Biochemikerin zu werden, sondern um besser zu verstehen, welche Rolle die Biochemie und die Vererbung im Zusammenhang mit Anspannung und Essen spielen.
- Sehen Sie sich noch einmal die in diesem Kapitel beschriebenen Persönlichkeitsmerkmale an. Achten Sie, während Sie sie langsam ein zweites Mal durchlesen, darauf, ob Sie diesmal anders reagieren. Vielleicht haben Sie sich beim

ersten Mal darin nicht wiedererkannt, oder Sie haben sich wiedererkannt und waren deswegen wütend, haben jetzt aber etwas Mitgefühl.
- Fragen Sie sich, welche Persönlichkeitsmerkmale dazu führen, dass Sie übertrieben nett sind. Konzentrieren Sie sich nicht darauf, sie ändern oder ausmerzen zu wollen. Denken Sie einfach darüber nach, welche Auswirkungen sie haben, und achten Sie darauf, welche Gefühle und Gedanken dabei hochkommen.
- Fragen Sie sich, weshalb Sie Angst davor haben, Ihr übertriebenes Nettsein abzulegen. Machen Sie sich klar, dass Sie deswegen nicht zum Ungeheuer werden, sondern lernen, Ihr Nettsein durch andere positive Eigenschaften abzumildern und auf ein gesundes Niveau zu senken.
- Überlegen Sie, wie Sie im Allgemeinen Gefühle bewerten und wie Sie diese Bewertung ändern müssen, um ein gesünderes Verhältnis zu Ihren Emotionen und zum Essen zu bekommen.

Hausaufgabe

Gehen Sie das Risiko ein, einen anderen Menschen zu belasten, indem Sie über ein Problem sprechen, das Sie beschäftigt.

Porträt einer netten Frau

Rosa heute
Rosa ist 30 Jahre alt, ledig, arbeitet als Hilfslehrerin und besucht Abendkurse, um einen Abschluss in Grundschulpädagogik zu machen. Sie ist peruanischer Abstammung, lebt in zweiter Generation in den USA und arbeitet unglaublich hart. Sie übernimmt jede Aufgabe, die ihre betreuende Lehrerin sie zu erledigen bittet. Sie liebt zwar das Arbeiten mit Kindern, findet aber die Anforderungen des Schulsystems stressig, weil sie Angst davor hat, gegen Regeln zu verstoßen und in Schwierigkeiten zu geraten. Sie ist Kollegen gegenüber höflich, wahrt aber eine gewisse Distanz und fühlt sich nie als Teil der Gruppe – ein Problem, das sie seit ihrer Kindheit hat und auf den Immigrantenstatus ihrer Familie zurückführt.

Rosa hat etwa 27 Kilo Übergewicht, ein sehr negatives Selbstbild und fürchtet, ihre Gesundheit zu schädigen. Im Scherz wünscht sie sich, wie viele andere Leute zu sein, die ihre Ernährungs- und Gewichtsprobleme leugnen. Rosa sagt von sich selbst, dass ihr Essverhalten von Gefühlen gesteuert ist, das heißt, dass sie isst, um unangenehme Gefühle zu vermeiden beziehungsweise um sich zu beruhigen, wenn unangenehme Gefühle aufwallen. Sie liebt Kohlenhydrate und Süßigkeiten und hortet Süßes in ihrer Handtasche, im Auto, im Klassenzimmerschrank und in ihrer ganzen Wohnung.

Rosa hat einige enge Freunde, aber keine Beziehung, obwohl sie nach ihrer eigenen Aussage gern jemanden kennenlernen würde, mit dem sie eine Familie gründen könnte. Sie sehnt sich verzweifelt danach, Kinder zu haben, und fürchtet, den kritischen Punkt schon überschritten zu haben. Die einzige langfristige Beziehung, die sie (mit 24) hatte, war ein Reinfall. Ihr Partner hatte psychische und physische Gewalt gegen sie ausgeübt. Sie verließ ihn erst, als ihre Familie sich einmischte und mit einer Anzeige drohte. Seither ist Rosa kaum mit Männern ausgegangen, weil sie fürchtet, wieder an einen Hitzkopf zu geraten. Sie misstraut ihrem eigenen Urteil und ist besonders im Hinblick auf Männer und Essen von Selbstzweifeln geplagt.

Rosa als Kind
Rosas Eltern stammen aus Peru. Ihre Mutter ist Ärztin, ihr Vater Architekt. Sie wurde mit neun Jahren zu ihrer Großmutter mütterlicherseits in die USA geschickt, wo sie bleiben sollte, bis ihre Eltern es sich leisten konnten, mit den drei jüngeren Geschwistern nachzukommen. Rosa litt sehr darunter, von ihrer Familie getrennt zu sein, und weinte einen ganzen Monat lang, nachdem sie bei ihrer verwitweten Großmutter eingezogen war. Diese versorgte sie in materi-

eller Hinsicht sehr gut, konnte sich aber nicht in die Bedürfnisse eines Kindes einfühlen. Rosa fühlte sich durch die fremde Umgebung, die neue Schule und Kultur eingeschüchtert. Ihre Großmutter war keine Hilfe, da sie die englische Sprache selbst kaum beherrschte und keine große Anstrengung unternahm, sich einzugliedern.

Die Bemühungen der Großmutter, für Rosa zu sorgen, konzentrierten sich auf das Essen. Sie war eine hervorragende Köchin und sah ihrer Enkelin gern dabei zu, wie sie die traditionellen Gerichte aß (und aß und aß). Rosa beschreibt, wie sich ihre Großmutter beim Essen buchstäblich von hinten über sie beugte und in dem Augenblick, in dem sie eine Portion aufgegessen hatte, nachschöpfte. Es gab zwar im Zusammenleben mit der Großmutter viele Regeln, aber essen durfte Rosa, so viel und wann immer sie wollte.

Als ihre Familie in den USA eintraf, war Rosa zehn Jahre alt und freute sich sehr, die Eltern und Geschwister wiederzusehen. Sie kauften ein großes Haus in einer vornehmen Gegend im Nachbarort, sodass Rosa erneut die Schule wechseln und neue Freunde finden musste. Ihre Eltern setzten sie in Bezug auf ihre schulischen Leistungen sehr unter Druck. Sie erwarteten von ihr, amerikanischen Maßstäben zu entsprechen und »etwas aus sich zu machen«. Aber je mehr sie sich anstrengte, desto schlechter wurden ihre Noten, bis sie schließlich gar nicht mehr zur Schule gehen wollte. Ihre Eltern schickten sie zum Schulpsychologen, mit dem Rosa endlich darüber sprechen konnte, dass sie das Gefühl hatte, nicht dazuzugehören und nie den Erwartungen zu entsprechen, und dass sie nicht wusste, wie sie sich selbst treu bleiben und gleichzeitig andere zufriedenstellen konnte.

Rosa lernt, nicht mehr nett zu sein
Rosas Erfahrung ist typisch für Immigrantenkinder aus Akademikerfamilien, in denen Bildung und Leistung sehr hoch bewertet werden. Unsere Gespräche über ihre Ängste halfen ihr, sich zu entspannen und sich die Frage zu stellen, was sie sich im Leben wirklich wünscht. Im Gegensatz zu ihren Eltern hatte sie nicht den Wunsch, Karriere zu machen. Sie wollte nur mit einer respektablen Arbeit ihren Lebensunterhalt verdienen. Noch mehr aber wünschte sie sich eine eigene Familie. Wir besprachen, wie die Erwartungen ihrer Eltern sie während ihres Heranwachsens beeinflusst hatten und wie die falsche Partnerwahl und der Rückzug von der Partnersuche verhindert haben, dass sie ihre Lebensziele verwirklichen konnte.

Außerdem sahen wir uns den Zusammenhang zwischen ihren unerfüllten Sehnsüchten und ihrem gestörten Essverhalten an. Beim Essen denkt sie nicht darüber nach, dass sie sich nicht zugehörig fühlt,

> dass sie ihre Eltern enttäuscht, von ihrer betreuenden Lehrerin unterschätzt wird und keinen Partner hat. Sie stellte sofort eine Verbindung her zwischen ihrem derzeitigen Essverhalten und der Funktion des Essens als Ersatzbefriedigung während ihres Zusammenlebens mit der Großmutter. Wir konzentrierten uns auf die Schritte, die sie unternehmen muss, um ihren Schmerz zu fühlen, damit sie einen Weg finden kann, ihn zu überwinden. Das bedeutet auch, die Enttäuschung ihrer Eltern auszuhalten, ihre Meinung zu vertreten, wenn sie sich unterschätzt und ausgenutzt fühlt, und das Risiko einzugehen, wieder auf Partnersuche zu gehen.

So geht es weiter

Im nächsten Kapitel geht es um folgende Themen:
- Die Definition von Lebenskompetenzen und Selbstfürsorgestrategien
- Die Lebenskompetenzen, die die Voraussetzung für Zufriedenheit, Erfolg, Stressreduzierung und Maximierung Ihres Potenzials darstellen
- Die Selbstfürsorgestrategien, die Ihnen helfen, mit Gefühlen umzugehen und Essensmissbrauch zu vermeiden

Was nutzen Dinge, die keinen Zuckerguss haben? – Einen Ersatz für das Essen finden

Es ist schon interessant, wie die Dinge im Leben zusammenhängen. Zufälligerweise sind zur Überwindung eines gestörten Essverhaltens dieselben Änderungen bezüglich Einstellung und Verhalten erforderlich wie zur Überwindung übertriebenen Nettseins. Das heißt, Sie bekommen zwei Preise für denselben Einsatz. Ich will die Arbeit, die dazu erforderlich ist, nicht herunterspielen. Einen Teil Ihrer Nettigkeit und Fürsorglichkeit abzulegen und sich neue Verhaltensmuster anzueignen ist eine Herkulesaufgabe, die aber zweifellos zu bewältigen ist. Sie werden sich nicht über Nacht verwandeln, und neue Verhaltensweisen werden Sie nicht unbedingt sofort glücklich machen. Vielleicht fühlen Sie sich zunächst einmal sogar viel schlechter, bevor Sie sich besser zu fühlen beginnen. Aber da es nun einmal im Leben keine Rose ohne Dornen gibt – was haben Sie zu verlieren (außer Ihrem Übergewicht)?

Viele von Ihnen mögen zwar darauf brennen, die emotionale Runderneuerung in Angriff zu nehmen, haben aber keine Ahnung, wie das konkret aussehen könnte. Vielleicht haben Sie die vage Vorstellung, dass Sie aufhören sollten, sich freiwillig für undankbare Aufgaben zu melden, oder dass Sie öfter zum Sport gehen sollten, aber darüber hinaus ist alles noch sehr verschwommen. Glücklicherweise gibt es bewährte Methoden, Ihr Nettsein zu überwinden und Ihr gestörtes Essverhalten abzulegen. Dabei geht es vor allem darum, neue Lebenskompetenzen zu erwerben und gesunde Selbstfürsorgestrategien zu entwickeln. *Lebenskompetenzen* sind grundlegende Werkzeuge für das Leben, allgemeine Fähigkeiten, die Sie brauchen, um in der Welt zurechtzukommen. *Selbstfürsorgestrategien* sind Verhaltensweisen und Aktivitäten, die erforderlich sind, um körperlich, geistig und emotional in gutem »Betriebszustand« zu bleiben.

Der Erwerb dieser Kompetenzen und Strategien ist nicht mit dem Erwerb von Mathematik- und Grammatikkenntnissen zu vergleichen. Sie können sich nicht einfach hinsetzen und sie auswendig lernen. Das Lernen erfolgt allmählich, und Sie müssen das Erlernte ständig anwenden, um nicht aus der Übung zu kommen. Sie können sich die gesamte verfügbare Ratgeberliteratur einverleiben und Tag und Nacht Workshops zur Steigerung des Selbstwertgefühls besuchen – all das wird nicht das Geringste bewirken, wenn Sie nicht bereit sind, die Ärmel hochzukrempeln und die schweißtreibende Renovierung Ihrer Persönlichkeit in Angriff zu nehmen. Der Erwerb von Lebenskompetenzen und die Entwicklung von Selbstfürsorgestrategien sind Teil des Lernens durch Erfahrung, und das bedeutet, dass Sie über sich selbst hinauswachsen und allmählich zu einem gesünderen Menschen werden müssen.

All diejenigen, denen es nie schnell genug gehen kann, seien daran erinnert, dass Veränderungen immer langsamer vonstatten gehen, als wir es uns wünschen. Etwas gestern zu wollen und es nicht morgen, nicht übermorgen und auch danach noch lange nicht zu bekommen ist ein frustrierender, schwer auszuhaltender Prozess. Sie müssen Ihre Ziele im Auge behalten, aus Fehlern lernen und den Vergleich mit anderen vermeiden. Menschen haben im Leben unterschiedliche Ausgangspositionen. Deshalb fällt es manchen leichter, sich zu verändern, als anderen. Eigentlich ist es am besten, wenn Sie die Vorstellung, dass es leicht sein könnte, ganz aufgeben. Wenn Veränderung einfach und mühelos wäre, würden Sie dieses Buch nicht lesen, und ich hätte es nicht geschrieben!

Genug der Vorrede. Es ist Zeit, die Schritte zu lernen, mithilfe derer Sie die emotionale Nabelschnur zwischen Ihnen und dem Essen durchtrennen und den Weg aus Nettstadt heraus finden können. Es folgt eine Beschreibung der Kompetenzen, die Sie beherrschen müssen. Nicht heute oder bis zum Ende der Woche. Nicht einmal bis zum Ende des Jahres. Sie heißen nicht allein deshalb *Lebens*kompetenzen, weil sie Ihnen helfen, da draußen zurechtzukommen, sondern weil Sie (und alle anderen) Ihr gesamtes Leben damit zubringen werden, sie zu verfeinern.

Zu erwerbende Lebenskompetenzen

Gefühle erkennen, zum Ausdruck bringen und steuern

Sie sind es gewohnt, Ihre wahren Gefühle auszublenden, Ihre Bedürfnisse zu ignorieren oder auf ein Mindestmaß zu reduzieren, Ihre Worte hinunterzuschlucken und sich von anderen mit Füßen treten zu lassen (ganz zu schweigen davon, dass Sie sich vollstopfen, um unangenehme Gefühle zu vermeiden). Vielleicht wissen Sie nicht einmal, was Sie fühlen oder was Sie brauchen, um zufrieden zu sein. Vielen meiner Klienten verschlägt es die Sprache, wenn ich sie frage, was sie fühlen. Sie haben keine Ahnung. Bei den Gefühlen, die Ihnen am meisten bewusst sind, handelt es sich wahrscheinlich um Schuld, Scham, Reue und Frustration. Vielleicht auch Verärgerung. Oder Unsicherheit und Überforderung. Oder vielleicht eine unterschwellige, schwelende Wut, die Sie als Stress bezeichnen.

Nun, nehmen Sie Folgendes zur Kenntnis: Gefühle sind Ihr innerer Führer in Bezug auf die Außenwelt. Sie tun niemandem einen Gefallen damit, wenn Sie hinsichtlich Ihrer Gefühle unehrlich zu sich selbst sind. Gefühle machen sich auf die eine oder andere Art bemerkbar. Sie haben die Angewohnheit, sich von hinten anzuschleichen oder durchzusickern, auch wenn Sie sich noch so sehr bemühen, sie zu unterdrücken – *ganz besonders,* wenn Sie versuchen, sie zu unterdrücken. Sie müssen nicht jedem Gefühl Taten folgen lassen, aber es ist wichtig, jederzeit zu wissen, was Sie fühlen. »Wie bitte?«, fragen Sie, »in jedem einzelnen Augenblick?« Kurz gesagt, ja. Vielleicht wissen Sie es nicht immer im selben Augenblick, sondern brauchen Zeit, um sich darüber klar zu werden. (»Aha, *das* war es also, was ich gefühlt habe.«) Kein Problem. Denken Sie einfach daran, dass das Ziel darin besteht, Ihre Gefühle im Auge zu behalten.

Natürlich müssen Sie zunächst einmal erkennen und sich eingestehen, dass der Knoten in Ihrem Magen nichts mit den Sardellen auf der Pizza oder dem Krabbensalat zu tun hat, sondern Ausdruck des Unbehagens ist. Dann geht es darum, das Gefühl präzise zu benennen – Enttäuschung, Wut, Schuld, Scham oder Ähnliches. Geben Sie sich nicht mit Beschreibungen wie »schlecht«, »beunruhigt« oder »verletzt« zufrieden. Diese Begriffe sind viel zu allgemein, um hilfreich zu sein. Je genauer die Benennung, desto tiefer das Verständnis.

Sie müssen Gefühle auch offen zum Ausdruck bringen. Scharaden sind lustige Partyspiele, aber sie sind nicht auf Gefühle anwendbar. Niemand sollte Ihre Stimmungen oder Wünsche erraten müssen. Sicher, Ihr Mund ist zum Essen da, aber er hat auch die Funktion, anderen das, was Sie denken und fühlen, mitzuteilen. Direkte und wirkungsvolle Kommunikation ist kein Wahlfach. Wenn Sie eine bessere Beziehung zu sich selbst und anderen (und zum Essen) anstreben, ist sie Pflicht. Außerdem müssen Sie herausfinden, wie Sie unangenehme Gefühle erleben und tolerieren können, wenn es nicht in Ihrem besten Interesse ist, sie unmittelbar zum Ausdruck zu bringen. Wenn beispielsweise Ihr unsympathischer Chef anzüglich an Ihnen vorbeistreift, während Sie sich gerade mit einem Kunden unterhalten, mag es Ihr erster Impuls sein, ihm eine zu scheuern, aber was hätten Sie davon? Selbstfürsorgestrategien, von denen später in diesem Kapitel noch öfter die Rede sein wird, helfen Ihnen, Gefühle im Zaum zu halten und sich selbst zu besänftigen.

Wenn es Ihnen schwerfällt, Gefühle anzuerkennen und zu benennen, hören Sie auf, sich im Kreis zu drehen, und holen Sie sich Hilfe – lesen Sie Ratgeberliteratur, suchen Sie sich einen Therapeuten, oder schließen Sie sich einer Gruppe an, in der emotionaler Schmerz und Leid offen bearbeitet werden. Übrigens ist emotionale Selbstregulation deshalb die Lebenskompetenz Nummer eins, weil sie eine wesentliche Voraussetzung zur Überwindung Ihres Nettseins und Ihrer Essprobleme sowie zur Entwicklung weiterer Lebenskompetenzen darstellt.

Denkanstoß

Was fällt Ihnen schwer? Unbehagen oder Schmerz zu erleben? Gefühle zu benennen? Sich beim Auftreten unangenehmer Gefühle selbst zu besänftigen?

Grenzen setzen und aufrechterhalten

Die meisten Kinder wissen aufgrund ihrer Erfahrungen beim Spielen, was es heißt, Grenzen einzuhalten. Wieso wissen Sie das nicht? Erinnern Sie sich noch, wie Sie als Kind bestimmte Grenzen nicht überschreiten durften? Überspringen Sie ein paar Jahrzehnte, und richten Sie jetzt Ihr Augenmerk darauf, wie Sie zulassen, dass Ihr Leben mit dem anderer Menschen verschmilzt, bis Sie selbst fast nicht mehr zu erkennen sind. Wie Sie zulassen, dass andere die Grenze überschreiten und in Ihr Territorium einfallen. Was ist passiert? Es gibt zwei Möglichkeiten: Entweder haben Sie von Anfang an keine Grenzen gesetzt, oder Sie haben nicht auf ihrer Einhaltung bestanden.

Das Setzen und Aufrechterhalten von Grenzen ist für die Navigation in jedem Netzwerk (Familie, Freunde, Arbeit, Gemeinde) erforderlich. Rollen müssen nicht ein für alle Mal festgelegt und Grenzen können bei Bedarf verschoben werden, aber es ist wichtig, dass *Sie* entscheiden, wo die Grenzen sind – dass Sie diese Entscheidung nicht anderen überlassen. Sie entscheiden, was Sie tun können und was nicht, und dann halten Sie sich daran, auch wenn andere Sie durch Schmeicheleien, das Einreden von Schuldgefühlen, Drohen oder Nörgeln umzustimmen versuchen. Sie müssen beim Setzen von Grenzen stark und beim Aufrechterhalten von Grenzen unnachgiebig sein. Zunächst werden die anderen austesten, ob Sie es ernst meinen. Wenn sie festgestellt haben, dass dies der Fall ist, steigt die Wahrscheinlichkeit, dass sie Ihre Grenzen respektieren werden. Sicher werden sie hin und wieder freundlich (und manchmal auch nicht ganz so freundlich) daran erinnert werden müssen. Auf jeden Fall sind *Sie* Ihr eigener Grenzposten. Also verhalten Sie sich auch so.

> **Denkanstoß**
>
> Weshalb haben Sie Angst davor, Grenzen zu setzen und auf deren Einhaltung zu bestehen?

Sich erfolgreich gegenüber der Ursprungsfamilie abgrenzen und selbständig werden

Wenn andere Sie anschauen, sehen sie dann Ihre Mutter oder Ihren Vater? Nein, sie sehen Sie, ein einzigartiges Individuum. Wie kommt es dann, dass in Ihrem Elternhaus Unklarheit darüber herrscht? Ihre Mutter friert und besteht darauf, dass Sie einen Pullover brauchen. Ihr Vater, ein kleines Mathegenie, drängt Sie, in seine Wirtschaftsprüferfirma einzutreten, obwohl Sie zum Rechnen Finger und Zehen zu Hilfe nehmen. Ihre Großmutter, die spät geheiratet hat, ist der Meinung, dass Sie einen netten jungen Mann finden und eine Familie gründen müssen. Ihr Großvater kann nicht begreifen, weshalb um alles in der Welt Sie seine Leidenschaft für Memorabilien aus dem Zweiten Weltkrieg nicht teilen.

Dass Ihre Angehörigen nicht den Unterschied zwischen sich selbst und Ihnen kennen, bedeutet nicht, dass auch Sie ihn nicht kennen. Die Familie hat ihre eigenen (unbewussten, ungesunden) Gründe dafür, Sie nicht in die Welt hinausgehen und selbstständig sein zu lassen. Dass sie enttäuscht, wütend, traurig oder beunruhigt sein werden, wenn Sie sich abgrenzen, ist deren Problem, nicht Ihres.

Wenn sie Sie nicht freiwillig gehen lassen, müssen Sie sich losreißen. Ich weiß, dass das hart klingt, aber wie ein kluger Mensch einmal gesagt hat: »Kinder brauchen Wurzeln, um zu wachsen, und Flügel, um davonzufliegen.« Also fangen Sie an, mit den Flügeln zu schlagen.

Natürlich profitieren sowohl Sie als auch Ihre Angehörigen von Ihrer Abhängigkeit: Die Angehörigen fühlen sich bestätigt, und Sie müssen ihre Gefühle nicht verletzen oder darauf aufmerksam machen, dass Sie erwachsen sind. Kein Grund zur Aufregung – Sie müssen nicht aufhören, sie zu lieben, aber Sie müssen ihnen klarmachen, dass Sie von Ihren Rechten als erwachsener Mensch Gebrauch zu machen gedenken. Dies kann in manchen Familien ein quälender Prozess sein. Denken Sie daran: Ihr Vater und Ihre Mutter wissen nicht, was das Beste für Sie ist. Das wissen nur Sie allein!

> ### Denkanstoß
> Haben Sie sich emotional von Ihrer Familie gelöst? Falls nicht: Weshalb nicht? Worauf warten Sie?

Intimität steuern

Intimität bedeutet Nähe. Wir glauben alle, dass wir sie wollen, aber die meisten von uns haben ein zumindest leicht ambivalentes Verhältnis zu ihr. Was wir wollen, ist die angenehme Seite davon: Freundschaft und das wohlig warme Gefühl, geliebt und geschätzt zu werden und anderen etwas zu bedeuten. Auf die unangenehmen Seiten würden wir gern verzichten: das Risiko, verlassen und zurückgewiesen zu werden oder durch ein Übermaß an Nähe erdrückt zu werden. Das Beste, was wir tun können, ist, Intimität zu steuern. Beziehungen sind niemals statisch, Menschen bewegen sich emotional aufeinander zu und entfernen sich wieder voneinander – das ist so natürlich wie die Gezeiten. Es ist beängstigend, einem Partner näherkommen zu wollen und von ihm zurückgestoßen zu werden, weil er gerade etwas anderes zu tun hat. Ebenso unangenehm ist es, wenn der Partner Nähe sucht und man selbst derjenige ist, der gerade gar kein Bedürfnis hat zu kuscheln.

Intimität zu steuern bedeutet, sowohl Nähe als auch Distanz zu erleben, miteinander zu verschmelzen und dann auch wieder Raum zum Atmen zu haben. Wenn es Ihnen so geht wie vielen Menschen, fällt es Ihnen schwer, Ihrem Partner zu zeigen, wann Sie Raum und wann Sie Nähe brauchen. Sie fragen indirekt, geben versteckte Hinweise oder wünschen sich sehnlichst, dass Ihr Partner weiß, was Sie brauchen, ohne dass Sie ihn darum bitten müssen. Nun, Sie sind erwachsen, und Erwachsene benutzen Wörter, um anderen zu sagen, was sie fühlen und was sie wollen: »Ich würde gerne Zeit mit dir verbringen.« »Ich brauche ein, zwei Stunden für mich allein.« »Nicht jetzt, aber vielleicht später.« »Ich brauche eine Umarmung.« »Ich bin jetzt zu wütend, um zu reden.« »Wie wär's mit Kuscheln?«

Wenn Sie keine tollen Vorbilder in Bezug auf das Steuern von Intimität hatten, werden Sie einen langwierigen Lernprozess durchlaufen müssen. Sie werden die Neigung verspüren, das zu tun, was Ihre Eltern getan haben, oder sich gegen sie aufzulehnen und das Gegenteil zu tun. Steuerung von Intimität ist eine Art anregender Tanz zwischen Ihnen und einem anderen Menschen. Sie können die Schritte nicht korrekt ausführen, wenn Sie nicht spüren, wo Ihre Füße sind. Sie können Intimität nicht steuern, wenn Sie nicht wissen, was Sie fühlen. Es ist wichtig, sich darüber klar zu werden, was Sie in Bezug auf Nähe und Distanz ängstigt, und Ihre Probleme zu bearbeiten, damit Sie wissen, was Sie fühlen, und es adäquat ausdrücken können.

> **Denkanstoß**
>
> Gestehen Sie sich ein, weshalb Sie so viel Angst davor haben, in intimen Beziehungen anderen zu nahe zu kommen oder zu viel Distanz zu erleben.

Abhängigkeit und Unabhängigkeit denselben Wert beimessen

Von all den schwierigen Aufgaben, die nette Frauen mit einem Hang zum Frustessen bewältigen müssen, besteht die schwierigste darin, eine Balance zwischen Selbermachen und Sich-helfen-Lassen zu finden. Sie wissen, dass es stimmt: Sie leben dafür, anderen zu helfen, aber fühlen sich sehr unbehaglich, wenn es darum geht, Hilfe anzunehmen. Begreifen Sie, weshalb Sie darauf bestehen, alles selbst zu machen (und sich dann fragen, weshalb Sie völlig erschöpft sind)?

Sie müssen diese Frage beantworten, um eine gesunde Balance zu finden zwischen dem Teil Ihrer Person, der unabhängig sein möchte, und dem Teil, der abhängig sein möchte. Wahrscheinlich fragen Sie sich, ob ich verrückt geworden bin. Wer wünscht sich schon, abhängig zu sein? Nun, Frau Freud, hier kommt eine Frage, die ich meinen Klienten oft stelle: »Was ist besser: abhängig zu sein oder unabhängig zu sein?« Meistens schauen sie mich an, als ob ich gerade einem Raumschiff entstiegen sei, und antworten amüsiert: »Komische Frage, natürlich unabhängig.« Falsche (aber häufige) Antwort. Ich gebe zu, dass es sich hier um eine Fangfrage handelt, denn keines von beidem ist besser als das andere. Emotionale Gesundheit bedeutet, zu wissen, wann Unabhängigkeit und wann Abhängigkeit das Richtige ist, und beides gleich zu bewerten. So einfach ist das. Lesen Sie diesen Satz durch, bis er sich in Ihr Gehirn eingebrannt hat.

Für ein glückliches und erfolgreiches Leben (in dem wir Essen nicht als Seelentröster einsetzen) brauchen wir die Fähigkeit, abhängig *und* unabhängig zu sein, denn wenn wir Probleme haben, hilft es uns oft, uns an andere Menschen zu wenden. Dafür aber müssen wir das Gefühl haben, dass es in Ordnung (und nicht falsch, beängstigend oder ein Zeichen von Schwäche) ist, von ihnen abhängig zu sein. Wir müssen darauf vertrauen, dass sie uns ernst nehmen, unsere Gefühle anerkennen und sich bemühen, uns bei der Lösung unserer Probleme zu helfen. Wenn Ihre

Eltern dies während Ihrer Kindheit nicht regelmäßig für Sie getan haben, konnten Sie diese Fähigkeit wahrscheinlich nicht erwerben.

Da draußen sind tatsächlich jede Menge Menschen, die vertrauenswürdig, mitfühlend und fürsorglich sind. Sie würden Ihnen jederzeit helfen, wenn Sie ihnen nur die Gelegenheit dazu geben würden. Natürlich braucht es etwas Zeit, diese Art Menschen von Egoisten ohne Mitgefühl zu unterscheiden, die um jeden Preis zu meiden sind. Das Geheimnis liegt wiederum darin, auf die eigenen Gefühle zu hören und nicht die Augen vor der Realität zu verschließen. Vertrauen entsteht durch Ausprobieren. Sie wissen schon: Test, Test, 1, 2, 3 … Sie werfen jemandem eine emotionale Brotkrume hin und warten ab, was er damit macht. Und Sie achten sehr genau auf das Gesamtmuster. Ist jemand – insgesamt betrachtet – emotional für Sie da, oder wechselt er das Thema, wenn Sie von Ihren Gefühlen sprechen? Können Sie sich darauf verlassen, dass Sie sich nach einem Gespräch mit diesem Menschen besser fühlen, oder geht es Ihnen hinterher schlechter? Wenn Menschen der Aufgabe nicht gewachsen sind, Ihnen Unterstützung zu geben, müssen Sie sich überlegen, welche Rolle sie in Ihrem Leben spielen sollen. Und es ist vollkommen unwichtig, ob es dabei um Ihre Mutter, Ihren Vater, Ihren Bruder, Ihre Schwester, Ihren Ehemann, Ihre Chefin, Ihre Mitbewohnerin oder Ihre angeblich beste Freundin geht.

Die meisten netten Frauen sind stolz auf ihre Unabhängigkeit und verdrängen ihr Bedürfnis nach Abhängigkeit (das jeder Mensch hat) vollkommen – außer, wenn es ums

Essen geht. Vielleicht hassen Sie es, Essgelüste zu haben, aber wenn Sie ehrlich sind, macht Ihnen das viel weniger Angst als die Abhängigkeit von Menschen. Essen bewegt sich nicht vom Fleck, Menschen dagegen können davonlaufen. Wenn Sie aber mit dem Essensmissbrauch aufhören wollen, müssen Sie lernen, (den richtigen) Menschen zu vertrauen und von ihnen abhängig zu sein. Sobald Sie mehr von dem annehmen können, was andere Ihnen zu geben bereit sind, werden Sie zufriedener und satter sein. Es ist tatsächlich wahr: Menschen können Essen jederzeit die Schau stehlen! Auf Gegenseitigkeit beruhende Beziehungen aufzubauen, auch einfach »Geben und Nehmen« genannt, hilft Ihnen, im Gleichgewicht zu sein.

Denkanstoß

Weshalb fällt es Ihnen so schwer, um Hilfe zu bitten oder sie anzunehmen, wenn sie angeboten wird? Weshalb ist es in Ordnung, vom Essen als Seelentröster abhängig zu sein, aber nicht, von Menschen abhängig zu sein?

Unvollkommenheit tolerieren

Das ist ein ziemlich dicker Brocken. Dieses Thema ist so umfangreich, dass ich ihm ein eigenes Kapitel gewidmet habe (siehe »Darf ich vollkommen unvollkommen sein?«, S. 231). Für den Augenblick mag der Hinweis genügen, dass das Tolerieren der eigenen Unvollkommenheit eine

Ihrer wichtigsten Aufgaben (und schwierigsten Hürden) darstellt. Zu akzeptieren, dass Sie nicht immer die Beste sein oder das Richtige tun werden, erfordert Fähigkeiten in verschiedenen Bereichen: Enttäuschung oder Scham zuzulassen und mit einer Sache abzuschließen, aus Fehlern zu lernen, Gefühle des Bedauerns zu tolerieren, kalkulierte Risiken einzugehen, über Niederlagen hinwegzukommen, Alles-oder-nichts-Denken zu eliminieren, über sich selbst zu lachen, Erwartungen zu senken und sich realistische Ziele zu setzen. Unvollkommenheit zu tolerieren bedeutet, das Schwarz-Weiß-Denken hinter sich zu lassen, stattdessen in Graustufen zu denken und Verhalten im Sinne von graduellen Abstufungen zu bewerten.

Selbstregulation praktizieren

Selbstregulation ist eine Kunst, die das Wissen beinhaltet, wann etwas genug ist. Dies wird als *Felt Sense** wahrgenommen. Was ist ein *Felt Sense?* Ein intuitives Gefühl, eine Reaktion aus dem Bauch heraus, eine plötzliche Erkenntnis, durch die Sie Informationen von sich selbst erhalten. Natürlich weckt das Wort »genug« viele Assoziationen zum Thema Essen, zum Beispiel wenn Sie sich fragen, ob Sie hungrig, satt oder zufrieden sind. (Das fragen Sie sich doch, nicht wahr?) Das Gefühl, genug zu haben, kann jederzeit, überall und in Bezug auf jede beliebige Sache auf-

---

* *Felt Sense* (wörtlich: gefühlter Sinn) ist ein Begriff aus der von Eugene Gendlin entwickelten psychotherapeutischen Methode des Focusing.

treten. Sie machen es sich zunutze, wenn Sie sagen, dass Sie müde, vom Lesen gelangweilt, vom Herumrennen erschöpft, durstig, einsam oder der Gesellschaft bestimmter Menschen überdrüssig sind, das Bedürfnis nach Alleinsein haben oder darauf brennen, etwas außer Haus zu unternehmen.

Wenn Sie Ihrer Intuition und Ihrem Bauchgefühl vertrauen, helfen diese Ihnen, sich im Leben zu orientieren und im Gleichgewicht zu bleiben. Nette Frauen haben große Schwierigkeiten mit der Selbstregulation. Sie geben zu viel und nehmen zu wenig. Ihre Ventile sind ständig offen, und sie wissen nicht, wie sie sie schließen können. Genauer gesagt können sie ihre Ventile nur als offen oder geschlossen betrachten, nicht als stufenweise (niedrig, mittel, hoch) regulierbar. Wenn Sie lernen, Ihre Fürsorge für andere Menschen (und die Anteilnahme an deren Leben) zu steuern, funktioniert Ihr Ich-Regler besser und Sie geben sich selbst mehr. Wenn Sie lernen, übertriebene Aktivitäten wahrzunehmen und sich selbst zu steuern, werden Sie mit größerer Wahrscheinlichkeit zu einem gesunden Maß zurückfinden, als die betreffende Aktivität ganz einzustellen (zum Beispiel indem Sie – nach einer Phase des täglichen Trainings im Fitnessstudio – Ihr Pensum auf drei- bis viermal pro Woche herunterschrauben, anstatt gar nicht mehr hinzugehen).

Selbstregulation zu erlernen braucht Zeit, Übung und Geduld. Es kann frustrierend sein, weil es keine richtige Antwort gibt und das Ganze eher eine Kunst als eine Wissenschaft ist. Sie lernen nur durch Ausprobieren. Werden Sie zu Ihrem eigenen kleinen Forschungsprojekt. Vielleicht geraten Sie in Versuchung, andere Menschen zu bitten, für Sie Grenzen zu setzen, aber dann werden Sie nie lernen, es selbst zu tun. Die einzige Möglichkeit, einen *Felt Sense* dafür zu entwickeln, wann etwas genug ist, besteht darin, sich mit all Ihren Gefühlen (insbesondere den unangenehmen) zusammenzutun. Wenn Sie Ihre Selbstregulation verbessern, werden Sie eine Veränderung im Leben wahrnehmen und in größerer Harmonie mit sich und der Welt leben.

> **Denkanstoß**
> In welchen Situationen bleiben Sie in der An- oder Aus-Position stecken?

Zielorientiert und im Augenblick leben

Nette Frauen zeigen eine der beiden folgenden Tendenzen: Entweder sie machen ständig Pläne, leben in der Zukunft und verpassen die Gegenwart, oder sie schalten auf Autopilot, tun das, was von ihnen erwartet wird beziehungsweise das, was sie in der Kindheit gelernt haben, und verbringen ihr Leben mit dem Versuch, unrealistischen Idealen und Erwartungen zu entsprechen, die oft nicht einmal ihre eigenen sind! Wozu jeden Tag aufstehen und sich abrackern, wenn Sie nicht einmal eine Vorstellung davon haben, weshalb Sie tun, was Sie tun ... und es nicht einmal *gern* tun? Sind Sie ein Roboter? Falls nicht, müssen Sie Ihr eigenes Ziel, Ihre Leidenschaften und den Sinn Ihres Lebens entdecken.

Was nutzen Dinge, die keinen Zuckerguss haben?

Vielleicht fühlen Sie sich zum Essen hingezogen, weil es das Highlight Ihres Tages ist. Sind Sie wegen eines Abendessens im Restaurant total aus dem Häuschen, weil es das aufregendste Ereignis der Woche ist? Abenteuer im Schlaraffenland machen kein erfülltes Leben aus. Zielorientiert zu leben bedeutet, sich realistische Ziele zu setzen und dann bewusste Entscheidungen zu treffen, die Sie diesen Zielen näher bringen. Es bedeutet nicht, ausschließlich in der Zukunft beziehungsweise für die Zukunft zu leben. Es ist nicht ganz einfach, im Augenblick zu leben und gleichzeitig das im Auge zu behalten, was vor uns liegt. Wenn Sie im Augenblick aufgehen und sich von der positiven Dynamik des Lebens (dem sogenannten *Flow*) tragen lassen, sind Sie zu beschäftigt und zu glücklich, um zu essen.

Generell ist es nicht das Nachdenken über das Leben, das Sie in Schwierigkeiten bringt, sondern es sind die Gefühle, von denen Sie k. o. geschlagen werden. Sie quälen sich mit der Frage, was Sie tun sollten, ob Sie in etwas besser werden müssten, ob Sie etwas anderes ausprobieren sollten. Sie machen sich Sorgen, fühlen sich schuldig und innerlich zerrissen und können nicht jeden kostbaren Augenblick genießen. In Wahrheit hilft Ihnen gerade die bewusste Wahrnehmung Ihrer Gefühle, zielorientiert zu leben, denn dadurch erfahren Sie, was Sie glücklich macht – und was nicht. Wenn Sie dazu neigen, ängstlich zu sein und in der Zukunft zu leben, müssen Sie daran arbeiten, diese Impulse sanft wegzuschieben und Vertrauen in Ihr Bauchgefühl zu entwickeln. Wenn Sie dazu neigen, impulsiv zu handeln und gedankenlos auf nicht vorhergesehene Konsequenzen und unklare Lebensziele zuzutreiben, müssen Sie sich hinsetzen und ein vertrauliches Gespräch mit sich selbst führen – über den Sinn des Lebens im Allgemeinen und insbesondere über den Sinn Ihres eigenen Lebens.

> **Denkanstoß**
>
> Sie haben nur noch ein Jahr zu leben. Was tun Sie?

Es gibt noch andere Kompetenzen, die Sie in die Lage versetzen, Ihr Leben in die Hand zu nehmen, aber wenn Sie sich die acht oben genannten aneignen, haben Sie eine gute Chance, Ihr übertriebenes Nettsein (teilweise) abzulegen und ein Stück weiter nach vorn zu rücken. Unterwegs müssen Sie sich allerdings einen kompletten Satz Selbstfürsorgestrategien zulegen, denn wenn Sie sich ins Leben stürzen, müssen Sie auf alles vorbereitet sein. Diese Strategien sind die Vorsorge- und Schutzmaßnahmen, die Sie brauchen, um körperlich, geistig und emotional in gutem »Betriebszustand« zu bleiben. Sie werden (hoffentlich) feststellen, dass diese Verhaltensweisen und Einstellungen nicht aus dem Nirgendwo kommen, sondern direkt von den Lebenskompetenzen abgeleitet sind. Der Ausbau der Kompetenzen erleichtert das Entwickeln der Strategien, und die Anwendung der Strategien stärkt die Kompetenzen.

Zu erlernende Selbstfürsorgestrategien

Im richtigen Augenblick Ja oder Nein sagen

Das ist für jeden ein Drahtseilakt. Ziel ist es, zu spüren, wann Sie im Gleichgewicht sind und wann nicht, und den Schwerpunkt leicht in die eine oder andere Richtung zu verschieben, um wieder im Gleichgewicht zu sein. Da das Leben ein ständiger Fluss ist, werden Sie nicht allzu lang im Gleichgewicht bleiben können. Manchmal werden Sie das Gefühl haben, zu viel zu tun, manchmal, zu wenig zu tun. Das ist natürlich und normal. Problematisch wird es, wenn Sie in einem bestimmten Verhaltensmuster (exzessiver oder nicht ausreichender Aktivität) feststecken oder von einem Extrem ins andere fallen. Wenn Sie mit Ihrem internen Regler in Kontakt bleiben und im richtigen Augenblick Ja oder Nein sagen, fühlen Sie sich weniger überfordert und gestresst und sind ruhiger und zentrierter. Und natürlich sind Sie dann auch weniger geneigt, zu essen, obwohl Sie nicht hungrig sind.

Delegieren lernen

Das ist die beste Strategie zur Stressreduzierung. Wie energiegeladen und kompetent Sie auch sein mögen – keine Frau ist eine Insel. Menschen sind für Austausch und gegenseitige Abhängigkeit ausgelegt. Hilfe zu suchen und etwas zu delegieren sind Möglichkeiten, sicherzustellen, dass Sie sich selbst nicht überfordern (was oft zu unerwünschtem Essen führt). Eines der Wörter, die ich nicht ausstehen kann, ist »stark«. Wir glauben, stark sein zu müssen. Wir bemühen uns, stark zu sein. Arbeitspferde müssen stark sein, aber Menschen sollten flexibel sein. Gesund zu sein bedeutet, zu wissen, was man selbst tun kann und was nicht. Dazu gehört auch, seine Meinung zu ändern, wenn man eine falsche Entscheidung getroffen hat, und sich darüber zu freuen, dass Menschen einem helfen können und wollen.

Triangulation vermeiden

Das ist wahrscheinlich eine neue Strategie für Sie. Vielleicht wissen Sie nicht einmal, was es bedeutet. Triangulation kann in jeder Art von Dreiecksbeziehung stattfinden. Sie zu vermeiden bedeutet, nicht in den Konflikt zwischen zwei (oder mehr) Personen verstrickt zu werden. Wenn Sie versuchen, in einen Streit zwischen Ihrer Mutter und Ihrer Schwester einzugreifen, der Sie gar nicht betrifft, findet eine Triangulation statt. Dasselbe gilt, wenn Ihre Tochter und Ihr Ehemann oder zwei beste Freundinnen miteinander kämpfen oder zwei hohe Tiere an Ihrer Arbeitsstelle einen Konflikt austragen. Wenn es Sie nichts angeht, reduzieren Sie Ihren Stress, treten Sie einen Schritt zurück, und – so schwer es auch fallen mag – halten Sie sich heraus und versuchen Sie nicht, das Problem zu lösen!

Ein Gleichgewicht zwischen Geselligkeit und Alleinsein finden

Das ist ein Lieblingsthema in Frauenzeitschriften. Zeit lässt sich nicht auf magische Art und Weise erschaffen, man kann sie sich nur nehmen, sie gestalten und bei der Sache bleiben. Es ist egal, ob Sie nackt auf dem Wohnzimmerboden sitzen und Ihre eingerissenen Nägel anstarren. Die meisten Menschen, denen es schwerfällt, allein zu sein, werden so unruhig, wenn keine anderen Menschen in der Nähe sind oder wenn sie nicht beschäftigt sind, dass sie die Nerven verlieren (und zu essen anfangen). Das liegt daran, dass wir unsere wahren Gefühle (Verwirrung, Zorn, Einsamkeit, Depression, Angst) erleben, sobald wir allein sind. Diese Gefühle sind wertvoll. Vielleicht fällt Ihnen, wenn Sie allein sind, nichts anderes ein, als darüber nachzudenken, was Sie tun sollten. Wenn Sie lange genug allein sind, wird Ihnen etwas einfallen. Bestimmt.

Ein Gleichgewicht zwischen Arbeit und Freizeit finden

Im Gleichgewicht zu sein regt Sie dazu an, zielorientierte Aufgaben in Angriff zu nehmen und sich über Erreichtes zu freuen (was Ihnen ein Gefühl von Kompetenz gibt und Ihr Selbstwertgefühl fördert). *Und* es gibt Ihnen die Möglichkeit, Ihren Motor auszuschalten und die Batterien aufzuladen. Niemand kann mit leeren Batterien weiter funktionieren! Spiel und Entspannung sind nicht falsch oder auf Faulheit oder fehlende Motivation zurückzuführen. Sie sind ganz natürlich und normal. Wenn Ihr Motor ständig läuft, wovor läuft er dann davon? Vielleicht ist es Ihre idealisierte Vorstellung von sich selbst oder das, was andere über das Laster des Müßiggangs sagen würden (oder tatsächlich sagen). Arbeitssucht, das Einplanen zu vieler Termine und ständiges Beschäftigtsein sind ungesund und verursachen Stress. Durch eine Balance zwischen Arbeit und Freizeit erhalten Sie das Beste aus beiden Welten.

Mit Gefühlen umgehen

Wenn Sie darin gut sind, können Sie Stress erheblich reduzieren. Wie schon unter dem Stichwort »Lebenskompetenzen« beschrieben, umfasst der Umgang mit Gefühlen drei Komponenten: das Erleben und Tolerieren unangenehmer/schmerzlicher Gefühle, einen angemessenen und wirkungsvollen Gefühlsausdruck sowie das Zurückhalten und Besänftigen von Gefühlen. Anfangs empfinden Sie es möglicherweise als sehr anstrengend, sich mit schmerzlichen Gefühlen zu beschäftigen. Aber Sie erweisen sich damit einen großen Dienst, weil Sie lernen, was in Ihnen vor sich geht. Emotionale Stärke aufzubauen erfordert Zeit und Übung, aber auch schon das Ausprobieren hält Sie vom Kühlschrank fern.

Gefühle auszudrücken hilft Ihnen, Dampf abzulassen – ob Sie sich allein ausheulen, sich einer Freundin anvertrauen oder jemandem sagen, auf welche Weise er Sie verletzt hat. Zurückhalten und Besänftigen von Gefühlen beinhaltet positive Selbstgespräche, Mitgefühl mit sich selbst, die Ablenkung vom Schmerz statt der eingehenden Beschäftigung damit und die Nutzung von Entspannungsmöglichkeiten. Die meisten netten Frauen sitzen auf ihren Gefühlen, bis sie explodieren – eine sehr schlechte Selbstfürsorgestrategie. Zuerst baut sich Stress auf, bis er unerträglich wird, dann folgt auf den Ausbruch die Scham. Gehen Sie fürsorglich mit Ihren Gefühlen um, und Ihre Gefühle werden fürsorglich mit Ihnen umgehen!

Die Gefühle anderer Menschen tolerieren

Andere Menschen zu verletzen und zuzulassen, dass sie sich schlecht fühlen, ist eine spezielle Teilkompetenz im Bereich des Umgangs mit Gefühlen. Wir können es nicht völlig vermeiden, die Gefühle anderer Menschen zu verletzen. Das Beste, was wir tun können, ist, uns der Tatsache bewusst zu sein, dass wir es tun, und (zumindest anfangs) zu versuchen, es so sanft wie möglich geschehen zu lassen. Die Grundregel lautet wie folgt: *Es ist in Ordnung, die Gefühle anderer Menschen zu verletzen, wenn wir es im Rahmen der Fürsorge für uns selbst tun.* Wenn also jemand enttäuscht ist, weil Sie etwas nicht für ihn tun, dann ist es eben so. Wenn jemand verletzt ist, weil Sie nicht so sind, wie der andere Sie gerne hätte – sein Pech. Das Leben ist nicht fair, weder für Sie noch für mich oder sonst irgendjemanden, und wir müssen alle lernen, über unabsichtlich verletzte Gefühle hinwegzukommen.

Ein weiterer Aspekt dieses Themas besteht darin, zulassen zu können, dass Menschen sich schlecht fühlen – unabhängig davon, wodurch diese Gefühle verursacht wurden: Geliebte Menschen sterben und wir trauern um sie, wir bekommen nicht alles, was wir uns im Leben wünschen (Kinder, Ruhm, Arbeit, den Partner fürs Leben, den Nobelpreis), Menschen kommen und gehen in unserem Leben, Liebe dauert nicht ewig und so weiter. Es ist ein Akt der Selbstfürsorge, wenn Sie Menschen erlauben, ihre Gefühle zu erleben. Es ist nicht Ihre Aufgabe, jede Wunde mit einem Pflaster zu überkleben (außer bei Kindern, aber auch Kinder müssen lernen, mit Enttäuschungen und Verletzungen umzugehen). Jeder Erwachsene muss lernen, mit seinen eigenen Gefühlen umzugehen. Noch eine Grundregel: *Wenn* es jemandem schlecht gehen muss, sorgen Sie bitte dafür, dass nicht Sie es sind.

Den Kontakt mit schädlichen Menschen vermeiden beziehungsweise auf ein Minimum herunterschrauben

Das ist schwierig, aber eine wichtige Voraussetzung für Ihre Selbstfürsorge. Hier eine Mitteilung, die Sie vielleicht überraschen wird: Sie sind nicht verpflichtet, den Kontakt zu Menschen zu pflegen, die normalerweise nicht so nett zu Ihnen wie Sie zu ihnen sind. Dazu gehören Menschen, die entwerten, herabsetzen und Gefühle missachten, absichtlich verletzen, sich nicht für die Gefühle anderer interessieren, gleichgültig sind oder andere beleidigen. Es ist mir egal, wer diese Leute sind – halten Sie sich einfach so weit wie möglich von ihnen fern. Hören Sie auf, sie zu bemitleiden, und machen Sie sich klar, dass diese Personen andere wegstoßen und selbst daran schuld sind. Natürlich können Sie bestimmten Menschen nicht aus dem Weg gehen – einem Vorgesetzten, einem Elternteil, einem Angehörigen oder Nachbarn. Aber Sie müssen sich auch nicht um ihre Gesellschaft bemühen. Schränken Sie den Kontakt zu Menschen ein, die Sie von Ihrem Leben ablenken, ob es ihnen gefällt oder nicht.

Energie darauf verwenden, sich selbst statt anderen zu helfen

Eine ziemlich harte Nuss – aber diese Kompetenz steht im Zentrum wirkungsvoller Selbstfürsorge. Es ist viel einfacher, seine Energie darauf zu verwenden, anderen zu helfen, als sich selbst zu heilen. Aber anderen helfen zu wollen ist eine undankbare, kraftraubende Aufgabe, die im Wesentlichen unproduktiv und selbstzerstörerisch ist. Ich bin für mein Leben gern Therapeutin, aber ich werde schließlich dafür bezahlt, mich um andere zu kümmern! Natürlich ist es notwendig, für Kinder und Menschen mit schweren körperlichen oder geistigen Beeinträchtigungen zu sorgen, aber Sie sollten sich von starrsinnigen, manipulativen Besserwissern fernhalten, die Sie nur in ihr Leben hineinziehen wollen und keine Absicht haben, sich jemals zu ändern. Diese Opfer saugen Sie aus, und am Ende müssen Sie sich mithilfe von Essen wieder auffüllen. Sie sind für sich selbst verantwortlich! Ist das nicht genug?

Sich über Lob freuen, die eigenen Verdienste nicht schmälern und sich gut fühlen

Das sind Dinge, von denen man meinen könnte, dass Sie sie automatisch tun. Leider fällt es Ihnen viel leichter, zu glauben, dass Sie nicht genug getan haben (und sich schuldig zu fühlen oder zu schämen), als zu glauben, dass Sie etwas Großartiges geleistet haben, und sich darüber zu freuen. Nette Frauen tun sich sehr schwer mit dem Annehmen von Komplimenten und Würdigungen ihrer Leistung. (»Ach, du meine Güte! Wer – ich?«) Ob Sie es glauben oder nicht, das Annehmen von Lob ist Teil guter Selbstfürsorge. Es muss Ihnen nicht gleich zu Kopf steigen, nur weil Sie sich über ein »Danke« für eine gute Arbeit freuen. Und Sie werden nicht zum großmäuligen Angeber, nur weil sie diese Freude mit anderen teilen. Es ist keine sehr attraktive Eigenschaft, sich immer selbst herabzusetzen. Außerdem sollten Sie die Anerkennung genießen, damit Sie mit den Situationen besser umgehen können, in denen Sie diese nicht bekommen oder nicht verdienen. Auch auf die Gefahr, mich zu wiederholen: Es ist gut, gute Gefühle zu haben.

Lernen, Kritik und Rückmeldungen anzunehmen, ohne es persönlich zu nehmen

Eine tolle Kompetenz, die wir alle brauchen können. Es macht niemandem Spaß, negative Dinge über sich selbst zu hören. Man muss Kritik aber auch nicht gleich als Dolch im Rücken sehen. Wie alle anderen machen auch Sie manches gut und anderes schlecht. Nicht hinter jeder Kritik steht die Absicht, Sie bis ins Innerste zu treffen. Nicht jede Beleidigung oder Kritik ist wahr. Es ist am Besten, Folgendes zu beherzigen: Wenn etwas aus dem Mund einer anderen Person kommt (auch wenn Ihr Name daran geheftet ist), gehört das dahinterstehende Gefühl der betreffenden Person. Es geht um die Gedanken und Gefühle dieser Person, nicht um Ihre. Natürlich sollten Sie nicht alle Rückmeldungen völlig ausblenden. Selbstfürsorge bedeutet, anderen zuzuhören und anschließend *selbst* zu entscheiden, ob das Gesagte zutreffend und wertvoll ist. Falls es das ist, lernen Sie daraus, falls nicht, streichen Sie es aus Ihrem Gedächtnis.

Für das eigene körperliche und geistige Wohlbefinden sorgen

Das bedeutet, Strategien zu entwickeln, durch die Sie Ihren Geist aktiv und Ihren Körper fit halten. Dazu gehören ärztliche Vorsorgeuntersuchungen ebenso wie das Tragen von der Witterung angepasster Kleidung oder das Entdecken Ihrer Leidenschaften. Es ist keine Überraschung, dass nette Frauen dazu neigen, die eigene Mammographie abzusagen, um eine Freundin zu ihrem Termin zu fahren. Wenn Sie Ihren Körper nicht wertschätzen und nicht gut für ihn sorgen, wird er krank werden, und was wird dann aus Ihnen? Dann werden Sie wirklich von anderen abhängig – einer Ihrer schlimmsten Alpträume. Gute Selbstfürsorge (vom Essen über Sport bis hin zu Ruhepausen) ist eine der einfacheren Möglichkeiten, sich selbst an die erste Stelle zu setzen.

Holen Sie endlich den verschobenen Arzttermin nach, kaufen Sie sich ein neues Kleid oder Schuhe, legen Sie sich einen attraktiven neuen Haarschnitt zu, nehmen Sie Vitamine, schlafen Sie ausreichend, kaufen Sie sich einen Roman Ihres Lieblingsautors. Geistige Selbstfürsorge bedeutet, von den gewohnten Denkmustern und vorgegebenen Schablonen abzuweichen, den eigenen Geist herauszufordern. Sie sind kostbar (trotz Ihrer übertriebenen Nettigkeit – oder vielleicht gerade deswegen), also glänzen Sie auch.

Ist Ihnen aufgefallen, dass keine einzige Lebenskompetenz oder Selbstfürsorgestrategie mit Essen zu tun hat? Ich hätte sogar noch weitere zehn Seiten füllen können, ohne das Essen auch nur ein einziges Mal zu erwähnen. In den Erwerb von Lebenskompetenzen und die Entwicklung von Selbstfürsorgestrategien ist jede Faser Ihres Seins, jeder Teil von Ihnen einbezogen – außer Ihr Appetit. Hin und wieder ein Keks oder ein Abendessen in einem teuren Restaurant, wenn Sie sich besonders schlecht fühlen, ist in Ordnung. Selbstfürsorge aber bedeutet, viele Asse im Ärmel zu haben – keinen Schokoladenkuchen.

Denkanstoß
Wie würden Sie sich selbst etwas Gutes tun, wenn es auf der ganzen Welt kein Essen gäbe?

Jetzt wissen Sie also, was Sie tun müssen, um das Essen als besten Freund abzuservieren und, so kitschig es auch klingen mag, Ihre eigene beste Freundin zu werden – Ihre eigene Verteidigerin, die weiß, wann Nettsein und wann Selbstbehauptung angezeigt ist, die gern anderen eine Freude macht, aber noch lieber sich selber etwas Gutes tut, die eine Balance zwischen Ja- und Neinsagen findet, die sich selbst am meisten liebt und sich auch so behandelt!

Tipps zur Überwindung des Nettseins

- Finden Sie heraus, welche Lebenskompetenzen Sie schon einigermaßen im Griff haben und bei welchen Sie noch völlig ratlos sind. Erstellen Sie einen Optimierungsplan, der auch häufiges Bitten um Hilfe vorsieht. Glauben Sie nicht, dass Sie sich über Nacht ändern müssen oder all die wunderbaren Eigenschaften, die Sie so an sich mögen – Ihre Gutherzigkeit, Ihre Großzügigkeit, Ihr Mitgefühl mit Schwächeren –, aufgeben müssen, sondern denken Sie darüber nach, wie Sie Ihre Persönlichkeit um einige Aspekte erweitern können.
- Bewerten Sie Ihre Selbstfürsorgestrategien und ihre Wirksamkeit. Wenn Sie nicht genügend Selbstfürsorgestrategien besitzen, um sich über Wasser zu halten, überlegen Sie sich neue und probieren Sie sie aus. Nehmen Sie sich für jede mindestens drei Wochen Zeit. Nehmen Sie Strategien mit auf, die sowohl die Stärkung Ihrer emotionalen Ressourcen als auch die Einbeziehung anderer Menschen fördern.
- Führen Sie ein ernstes Gespräch mit sich selbst über emotional gesteuertes Essen und das, was Sie dagegen tun

können. Wählen Sie ein oder zwei Selbstfürsorgestrategien aus, die Sie sofort anwenden wollen, um den Missbrauch von Essen zu vermeiden.

> **Hausaufgabe**
> Seien Sie ehrlich in Bezug auf Ihre Gefühle für jemanden, statt sowohl diesen Menschen als auch sich selbst zu belügen.

Porträt einer netten Frau

Carol heute
Carol ist eine 61-jährige ehemalige Polizistin, die vor einem Jahr pensioniert wurde. Ihr Fachgebiet war der Umgang mit Opfern sexuellen Missbrauchs, und ihre Arbeit innerhalb und außerhalb des beruflichen Umfelds wurde in der Stadt viele Male gewürdigt. Sie kommt zu mir in die Therapie, weil sie sich nicht daran gewöhnen kann, nicht mehr Vollzeit zu arbeiten. Ein Teil von ihr ist erleichtert darüber, nicht mehr der Dauerbelastung ihres sehr schwierigen Jobs ausgesetzt zu sein, während der andere Teil sich nach dem Adrenalinstoß sehnt. Sie gesteht ein, dass sie, wie viele Menschen, die in diesem Bereich arbeiten, davon abhängig geworden ist, ständig gebraucht zu werden und fast jeden Augenblick auf dem Sprung zu sein.

Carol ist seit fünf Jahren Witwe und versucht, ihr Leben zu gestalten, erklärt aber, dass sie sich gerade erst daran gewöhnte, ohne ihren Mann zu leben, als sie »lernen musste, mit der Pensionierung zurechtzukommen«. All die freie Zeit macht sie unruhig, und sie hat einige ehrenamtliche Aufgaben übernommen, größtenteils im Bereich der Betreuung von Vergewaltigungs- und Missbrauchsopfern. Sie und ihr Mann hatten keine gemeinsamen Kinder, aber ein Sohn aus einer kurzen früheren Ehe ihres Mannes verbrachte einen Teil seiner Kindheit und Jugend bei ihnen. Das Ehepaar war immer aktiv. Sie gingen gern Zelten, Radfahren und Wandern – die Unternehmungen in der Natur waren ihre Rettung.

Carol weigert sich, zuzugeben, dass sie ein Essproblem hat, hält sich aber in Bezug auf Essen selbst an einer sehr kurzen Leine. Sie wiegt sich täglich und zählt Kalorien und Fettanteil. Sie war ein übergewichtiges Kind, das gnadenlos gehänselt wurde, und sagt, dass sie »nie, nie wieder in diese Lage kommen will«. Weil sie so viel freie Zeit hat, geht sie täglich ins Fitnessstudio und trainiert dort bis zu drei Stunden. Wenn sie besonders lang oder intensiv trainiert hat, gönnt sie sich eine Eiswaffel oder ein Stück Schokoladenkuchen. Laut ihrer Aussage belastet es sie kein bisschen, Kalorien zu zählen, es befriedigt sie sogar. Sie hat ihr Essverhalten und ihr Gewicht gern unter Kontrolle und ist der Meinung, dass ein gewisser Übereifer ein kleiner Preis dafür ist, dass sie in Form bleibt.

Wenn ich Carol frage, wie es ihr geht, ist sie meist unsicher und stellt fest, dass sie – mit Ausnahme von Stress – nie viel über ihre Gefühle nachgedacht hat. Gefühle gehörten nicht zu den Dingen, die sie mit ihrem Mann oder sonst jemandem (auch Freunden) teilte. Wenn ich sie im Hinblick auf das Wesen und den Zweck von Gefühlen belehre, ist es, als ob ich in einer Fremdsprache mit ihr sprechen würde. Dass sie unruhig ist, weiß sie nur, weil ihr Hausarzt sie darauf hingewiesen hat, dass sie ruhiger werden müsse, um ihren Blutdruck in den Griff zu bekommen.

Carol als Kind
Es überrascht kaum, dass sie die Tochter eines Polizisten, genauer gesagt, zweier Polizisten ist. Ihr Vater starb, als sie noch ein Kleinkind war, und ihre Mutter, eine Bewährungshelferin, heiratete bald darauf erneut. Carol hat zwei Brüder, beide in Übersee beim Militär, zu denen sie immer ein enges Verhältnis hatte. Sie konkurrierte mit ihnen und wünschte sich immer, ein Junge zu sein. In Carols Familie taten alle, was ihnen gesagt wurde, ohne je dagegen aufzubegehren. Oder wie sie es ausdrückt: »Wir lernten sehr früh, Aufträge entgegenzunehmen.« Sie kann sich nicht erinnern, dass ihre Mutter, ihr Vater oder ihr Stiefvater

Gefühle – außer Zorn oder Frustration – gezeigt hätten. »Wenn sie es taten, habe ich es nicht gesehen.«

Carol wurde von einem Mitschüler auf der Polizeischule vergewaltigt. Er wurde der Schule verwiesen, und sie machte eine schreckliche Zeit durch, weil alle wussten, was passiert war, und um sie besorgt waren. Sie lehnte es ab, gegen ihren Vergewaltiger Strafanzeige zu erstatten, weil sie wollte, dass der Vorfall so schnell wie möglich in Vergessenheit geriet. Sie erhielt zwar psychologische Betreuung, wusste aber nicht, worüber sie sprechen sollte, und ging einfach jede Woche hin, bis die Beratung beendet wurde. Außer mit dem Therapeuten an der Polizeischule hat sie nie mit jemandem über die Vergewaltigung gesprochen – weder mit ihren Eltern noch mit ihren Brüdern oder ihrem Mann. Es war einfach etwas, das passiert war und das man am besten hinter sich ließ.

Carol lernt, nicht mehr nett zu sein
Carol mag Ihnen vielleicht nicht wie die typische nette Frau erscheinen, aber sie ist im Herzen ein braves Mädchen: Sie belastet andere nicht mit ihren Gefühlen, führt Anweisungen aus und stürzt sich in die Fürsorge für andere, insbesondere Missbrauchsopfer. Sie isst auch nicht zu viel wie die meisten netten Frauen in diesem Buch. Aber die Kontrolle, die sie über ihren Körper und ihr Essverhalten ausübt, hat einen Beige-

schmack von Reglementierung und Einschränkung und zeigt, wie sehr sie sich davor fürchtet, die Kontrolle zu verlieren und wieder dick zu werden. Wie viele nette Frauen ist sie von Scham getrieben.

Carol braucht lange, um zu erkennen, wie sehr sie ihr emotionales Selbst abgespalten hat und wie sie Betriebsamkeit und Gewichtskontrolle einsetzt, um sich von ihren Gefühlen abzulenken. Ein Großteil unserer Arbeit konzentriert sich auf ihre Kindheit, wobei ich nach Gefühlen angle und sie davonschwimmt. Sie ist unsicher in Bezug auf das, was sie dort finden könnte, fürchtet aber, dass es ihr Selbstbild einer guten Tochter, Polizistin, Ehefrau und Stiefmutter zerstören könnte. Meist bin ich meinen Klienten einen Schritt voraus, aber was Carols Kindheit betrifft, bin auch ich mir nicht sicher, was sie entdecken könnte. Gibt es verdrängte Gewalt oder Missbrauch durch ihre Mutter, ihren Vater, ihren Stiefvater oder ihre Brüder? Geschah vor der Vergewaltigung etwas, das dazu führte, dass sie sich verschloss? Wir wissen es noch nicht, und vielleicht werden wir es nie erfahren.

Wir haben mehr Erfolg, wenn wir über die Vergewaltigung sprechen. Carol ist schockiert darüber, Gefühle zu entdecken, von denen sie bisher nicht einmal etwas ahnte. Sie fürchtet sich nicht vor ihren intensiven Gefühlen, sondern ist eher erstaunt darüber, dass sie sie die ganze Zeit schon hatte und verdrängen konnte. Wenn wir an der Vergewaltigung kratzen, lösen wir den Schorf, der sich über dem Verlust ihres Mannes und dem Ende ihrer Berufstätigkeit gebildet hat, und dann fließt die Trauer heraus. Es ist schwer für Carol, aber sie findet es auch befreiend, alles herauszulassen – die Wut auf ihren Mann, der zu früh starb, um das Alter gemeinsam mit ihr genießen zu können, den Zorn wegen der Vergewaltigung und die gemischten Gefühle wegen ihres Berufs. Meine Anerkennung ihrer Gefühle erleichtert sie sehr.

Wir können nicht über ihre Kontrollzwänge sprechen, ohne uns mit ihrer Geschichte als übergewichtiges Kind, das gehänselt und beschämt wurde, und ihrer starren Haltung in Bezug auf Essen und Erhalt ihres Gewichts zu beschäftigen. Nach einiger Zeit versucht Carol, auf das Kalorienzählen zu verzichten, aber das weckt zu starke Ängste, sodass sie es nach einiger Zeit wieder aufnimmt. Sie willigt ein, das Experiment irgendwann zu wiederholen, hält aber für den Augenblick an dem fest, was für sie funktioniert.

So geht es weiter

Im nächsten Kapitel geht es um folgende Themen:
- Wie Ihr Gehirn »zurechtgestutzt« wird, um bestimmte Persönlichkeitszüge zu fördern oder zu unterdrücken
- Die Auswirkungen des elterlichen Vorbilds und der familiären Interaktionen auf Ihre Nettigkeit
- Wie Sie eine zu starke Verstrickung mit Ihrer Herkunftsfamilie beenden

Jetzt ist Mama dran! – Selbstbehauptung in der Familie

Ach ja, die Familie! Die lieben Kleinen in ihre Betten gekuschelt, Nachwuchs, auf den wir stolz sind, Geschwister, die füreinander da sind, Eltern, die uns mit offenen Armen empfangen und uns praktische Lebensweisheiten vermitteln, Großeltern, die den goldenen Herbst des Lebens genießen. Kein Schnappschuss aus Ihrer Familie? Leben Sie etwa nicht in einer Grußkartenidylle? Willkommen im Club, wir anderen auch nicht.

Erma Bombeck hat ein Buch geschrieben, dessen Titel alles sagt: *Family – The Ties That Bind ... and Gag!* (Auf Deutsch wörtlich: Familie – die Bande, die verbinden ... und knebeln!). Ob wir von unserer Ursprungsfamilie (unseren Eltern) oder unserem eigenen Nachwuchs sprechen – wie die meisten Dinge im Leben steht auch das Wort mit F für eine bunte Mischung aus Erfahrungen (und oft auch für einen Käfig voller Narren!). Mit unserer Familie erleben wir einige der schönsten Augenblicke in unserem Leben und leider auch einige der schlimmsten. Auch wenn wir weit weg von Eltern und Verwandten wohnen und selbst wenn sie schon alle unter der Erde sind, bleiben sie uns immer noch erhalten – in unserem Herzen, unseren Erinnerungen und durch die vielfältige Art und Weise, in der unsere Erfahrungen mit ihnen unser Leben (zum Guten oder Schlechten) beeinflusst haben.

Jetzt ist Mama dran!

Als Kinder glauben die meisten von uns, dass unsere Probleme mit Eltern und Geschwistern ein Ende haben werden, sobald wir erst einmal erwachsen und damit alle gleichberechtigt sind. Ha! Tatsache ist, wir wenden einfach nur trickreichere und gefährlichere Methoden an, um uns besser zu fühlen, wenn wir feststellen, dass wir in unserer eigenen Version von *Dallas* die Hauptrolle spielen. Damit will ich nicht sagen, dass wir als Erwachsene nicht über Wahlmöglichkeiten verfügten, die wir als Kinder nicht hatten, oder dass wir nicht darauf hoffen dürften, uns als Erwachsene reifer zu verhalten als etwa mit sieben. Was ich sagen will, ist, dass die Schwierigkeiten, die wir während unserer ersten WG-Erfahrung hatten, uns weiterhin belasten werden, sofern wir sie nicht in den Griff bekommen.

Sicher haben manche Leute eine wunderbare, wirklich enge, bedeutsame Beziehung zu ihrer Familie. Unterschiede werden akzeptiert, niemand versucht, den anderen zu beeinflussen oder zu manipulieren, jedes Familienmitglied kommt zu Wort und wird wegen seiner Einzigartigkeit geschätzt, Meinungsverschiedenheiten werden vernünftig und ohne Ressentiments beigelegt, und jeder bemüht sich nach Kräften, seinen Beitrag dazu zu leisten, dass die Familie eine liebevolle Einheit bleibt. Aber solche Familien sind zwischen denen, die uns auf den Magen schlagen und uns das Herz brechen, dünn gesät. Die meisten von uns tragen Eltern, Geschwistern und anderen Verwandten kleinere und größere Dinge nach, auch wenn wir sie lieben und sie uns am Herzen liegen. Also machen wir mehr schlecht als recht weiter, meistens so, wie wir es als Kinder gelernt haben – indem wir den Mund halten, ausweichen, Dinge ausblenden, uns zu sehr bemühen, es anderen recht zu machen, essen, wenn wir uns über etwas aufregen, und all das, ohne darüber nachzudenken, weshalb wir uns so verhalten und was wir anders machen könnten.

Diejenigen unter Ihnen, die zahlende Mitglieder des Clubs der Supernetten sind, laufen besonders Gefahr, in Familienfallen zu tappen, die Sie extrem belasten und Trost in Ihrer Vorratskammer suchen lassen. Wenn Sie im Zusammenhang mit Ihrer Familie nicht auf Ihre eigenen Bedürfnisse achten, setzen Sie sich dem Risiko aus, Essen für falsche Zwecke einzusetzen. Das gilt sowohl im Kontext Ihrer Ursprungsfamilie als auch im Kontext Ihrer jetzigen Familie. Um gesünder zu werden und eine positivere Beziehung zum Essen zu entwickeln, müssen Sie darüber nachdenken, wohin es geführt hat, dass Sie immer so schrecklich nett zu Ihrer Familie sind. Außerdem müssen Sie sich klarmachen, weshalb Sie sich dafür entschieden haben, Ihrer Familie mehr Bedeutung beizumessen als sich selbst.

Wer will schon unfreundlich zu seiner Familie sein?

Es gibt einen Unterschied zwischen unablässigem Nettsein und der Fähigkeit, bei Bedarf auf einen anderen Kanal umzuschalten. Freundlichkeit, Großzügigkeit und Hilfsbereitschaft sind wunderbare Eigenschaften, aber bei der Interaktion mit der Familie auf diese Eigenschaften festgelegt zu sein und nicht auf andere Persönlichkeitsmerkmale zurückgreifen zu können ist ungesund und nicht in Ihrem Interesse. Das Ziel besteht nicht darin, *nicht* nett zu sein, sondern dafür zu sorgen, dass Sie alle Ihre Persönlichkeitskarten ausspielen können.

Sehen wir uns das Nettsein (ein Wort, das an Tugend, Höflichkeit und Einhaltung von Regeln denken lässt) im Zusammenhang mit der Familie an. Die meisten Eltern glauben wahrscheinlich, dass sie nett zu ihren Kindern sind und ihre Kinder dazu anregen, nett zu ihnen zu sein. Wenn ein Lehrer oder Nachbar ihre Tochter als »so ein nettes kleines Mädchen« bezeichnet, strahlen Mami und Papi vor Stolz und halten sich für großartige Eltern. Denken Sie daran, dass »nett« ein Wort ist, das alles abdeckt – von der Erstklässlerin, die sich bei ihrer Lehrerin für eine kleine Extra-Nachhilfe bedankt, bis hin zu einem Kind, das still auf seinem Platz sitzt und nicht wagt, einem Lehrer entgegenzutreten, der ständig herumbrüllt und die Klasse wie eine militärische Einheit führt. »Nett« kann allzu leicht mit »nicht störend« gleichgesetzt werden, eine Eigenschaft, die sich leider viele Eltern bei ihren Kindern wünschen.

Zwar wollen die meisten Kinder zu Familienmitgliedern nett sein, aber diese Eigenschaft wird doch in jeder Familie anders bewertet. Wenn dem Nettsein (gutem Benehmen, Fürsorglichkeit, Bereitschaft zu teilen oder Ähnliches) höchste Priorität eingeräumt wird, begreifen die Kinder dies meist sehr schnell und streben in diese Richtung. Wenn der Intelligenz ein hoher Wert beigemessen wird, versuchen sich die Jungs und Mädchen in Bezug auf ihre schulischen Leistungen gegenseitig zu übertreffen und bringen nur Einsen nach Hause. Dasselbe gilt für musikalische und sportliche Leistungen, Beliebtheit, Gemeinschaftssinn und fast jeden anderen Charakterzug, den man sich vorstellen kann, weil die zugrunde liegende (unbewusste) Hauptmotivation der Kinder darin besteht, die Liebe und Wertschätzung ihrer Eltern zu erringen.

Sind in meinem Kopf zu viele Schalter auf »nett« gestellt?

Gewissermaßen. Das passiert so: Am Anfang sind wir kleine Bestätigungssucher, die ernährt und versorgt werden wollen. Während wir heranwachsen und lernen, selbständige Entscheidungen zu treffen, verhalten wir uns ganz im Sinne eines Pawlow'schen Reflexes (Strafe für schlechtes, Belohnung für gutes Verhalten) so, dass unsere emotionalen und körperlichen Bedürfnisse erfüllt werden – nicht, weil wir irgendein anspruchsvolles, höheres Ziel vor Augen haben, sondern einfach um zu überleben und zu gedeihen. In gesunden Familien lernen Kinder, indem sie für gesundes Verhalten konsequent belohnt und für schlechtes Verhalten fair bestraft werden. Wie Pflanzen, die der Sonne zustreben, streben wir automatisch der Liebe entgegen. Als Kinder tun wir beinahe alles und nehmen fast alles in Kauf, um dieses warme Gefühl zu erleben, das durch positive Aufmerksamkeit und Lob ausgelöst wird – dieses fast unbeschreibliche Gefühl, das wie warmer Sirup durch unsere Adern rinnt und uns über das ganze Gesicht strahlen lässt.

In welche Richtung wir uns entwickeln, wird durch vererbte Charakterzüge (unsere natürlichen Anlagen) sowie durch verstärkende (oder nicht verstärkende) Reaktionen auf unser Verhalten bestimmt. Unsere einzigartige Persönlichkeit entsteht durch einen faszinierenden Prozess im Gehirn, das sogenannte *Pruning* (deutsch »zurechtstutzen«). Das Gehirn ist ein erstaunlich flexibles Organ. Die Plastizität oder Formbarkeit des Gehirns ermöglicht uns sowohl das Erlernen als auch das Verlernen von Verhaltensweisen. Die Fähigkeit des Gehirns, sich durch Lernen zu verändern, wird als Neuroplastizität bezeichnet.

Auf welche Weise verändert sich das Gehirn? Das *Pruning* ist ein automatischer Vorgang, ähnlich dem Beschneiden eines Rosenstrauchs oder einer Hecke. Das Gehirn eines Säuglings ist darauf programmiert, Nervenzellen zu entwickeln, die die Flut der empfangenen sensorischen Informationen verarbeiten. Es entwickelt sich eine zentrale Stammlinie, von der Zellen abzweigen, die durch Kommunikation Verbindungen untereinander herstellen. Im Laufe der Entwicklung sterben nicht verstärkte Verbindungen ab, während diejenigen, die verstärkt werden, sich verfestigen. Durch wiederholte Erfahrungen werden Nervenbahnen zum Wachstum angeregt, sodass die am häufigsten aktivierten Verbindungen erhalten bleiben. Ihre spezielle Erfahrung (in Kombination mit Ihren Erbanlagen) bestimmt Ihre spezielle Ausstattung an Nervenverbindungen.

Verstehen Sie, was das bedeutet? Wenn Sie elterliche Bestätigung erhalten, indem Sie als »braves Mädchen« bezeichnet werden, weil Sie Ihren kleinen Bruder mit Ihrer Eisenbahn spielen lassen (obwohl er das letzte Mal zwei Waggons kaputt gemacht hat), wird Ihr Gehirn (zum Guten oder Schlechten) in Richtung Nettsein modelliert. Dasselbe passiert, wenn Sie aufgefordert werden, im Kino der Person vor Ihnen nicht Ihr Popcorn in die Haare zu werfen, oder einen Lutscher dafür bekommen, dass Sie in der Warteschlange vor der Kasse im Supermarkt nicht quengeln. Das Zurechtstutzen ist nötig, um die Eingliederung in die Gesellschaft zu fördern, aber wie das Gehirn im Einzelnen geformt wird, ist auch davon abhängig, welche Persönlichkeitsmerkmale Ihre Eltern besonders hoch bewerten. Halten es die meisten Mütter und Väter für äußerst erstrebenswert, dass das Kleine Autoritäten hinterfragt, aufbegehrt, selbständig denkt und seine Meinung sagt? Von wegen. Die meisten (aber glücklicherweise nicht alle) Eltern wollen, dass ihre Kinder sich gut benehmen, weil das ihnen selbst das Leben leichter macht und weil sie glauben, dass ihre Kinder damit in der Gesellschaft besser zurechtkommen werden.

Besonders für Frauen beinhalten diese Werte allzu oft, sich anzupassen, stillzuhalten, sich nicht in den Vordergrund zu drängen, anderen zu Diensten zu sein und die eigenen Bedürfnisse hintenan zu stellen. Dass wir im Lauf der Zeit mehr und mehr danach streben, nett zu sein, liegt also zum Teil daran, dass unser Gehirn in diese Richtung zurechtgestutzt wurde. Der Impuls, unsere Meinung zu sagen, anderen zu widersprechen, Risiken einzugehen, egoistisch zu sein, uns auf unsere eigenen Bedürfnisse zu konzentrieren und unseren eigenen Weg zu finden, wird von der Familie und der Gesellschaft nicht verstärkt – und letztlich werden die entsprechenden Nervenverbindungen stillgelegt. Gleichzeitig werden Nervenbahnen, die uns zu rücksichtsvollen, auf andere bezogene, fürsorgliche Menschen machen, maximal angeregt, sodass sie rasant wachsen. Bei all der Einflussnahme in Richtung »heiliges Verhalten« ist es ein Wunder, dass unsere Köpfe nicht einseitig ausgebeult sind!

Jetzt wissen Sie, wie Sie auf physiologischer Ebene in Ihrer Familie gelernt haben, nett zu sein, und weshalb es so schwierig ist, den Schaden wiedergutzumachen. Sich zu verändern bedeutet nichts Geringeres als die Durchtrennung der für Nettigkeit zuständigen Nervenverbindungen und die Versorgung der anderen mit Dünger und Verstärkung. Die Wahrscheinlichkeit, dass dies während Ihrer Kindheit passiert, ist gering oder gleich null. Als Kind haben Sie in Ihrem Leben nicht viel zu bestimmen und werden auf jedem Schritt des Weges von Erwachsenen begleitet. Wenn es nicht starke und konstante externe Kräfte gibt, sind Sie den Menschen mit der Heckenschere ausgeliefert – Ihrer Familie. Zumindest bis zum Erreichen des Teenageralters sind die anderen die Gärtner und Sie diejenige, die zurechtgestutzt wird.

Das Zurechtstutzen oder *Pruning* erfolgt auf zweierlei Art: erstens durch die Art und Weise, wie Sie behandelt werden, also durch die Interaktionen mit Ihren frühen Bezugspersonen, und zweitens durch das, was Sie beobachten, die Vorbildfunktion, die Erwachsene bewusst oder unbewusst ausüben. Das heißt, die Gehirnmodellierung erfolgt bewusst, wenn Mama sagt: »Jenny, geh Papa nicht auf die Nerven, während er die Sportschau sieht. Sei brav und geh mit deiner Puppe spielen.« Eine eher unbewusste Modellierung findet statt, wenn Papa Mama anschnauzt, weil sie ihn während der Sportschau mit einer wichtigen Frage stört, und sie sich in schuldbewusstes Schweigen zurückzieht. Darin steckt die Botschaft, dass Papas Gefühle wichtiger als Mamas sind.

Wenn Sie sich also fragen, wie es dazu kam, dass Sie so nett zu Ihrer Familie und allen anderen sind (darüber denken Sie doch nach, oder nicht?), dann müssen Sie sich sowohl das anschauen, was Ihnen gesagt wurde, als auch das, was Sie beobachtet haben. Wenn wir herauszufinden versuchen, was uns im Innersten motiviert, konzentrieren wir uns oft darauf, was unsere Eltern uns gesagt und wie sie sich uns gegenüber verhalten haben, das heißt, auf das Offensichtliche oder (im Psycho-Jargon) auf *manifeste* Botschaften. Viel aussagekräftiger sind aber oft die *latenten* Botschaften, die sich aus der Interaktion unserer Eltern untereinander ergaben. Ich stelle mir Kinder immer als hübsche, farbenfrohe kleine Schwämme mit großen Augen und langen Antennen vor, die alles, was um sie herum vorgeht, sehen, hören und aufnehmen können. Mit den manifesten Botschaften können wir normalerweise umgehen. Die latenten Botschaften sind die Schurken, die uns insgeheim Informationen eintrichtern, die unser Denken und Verhalten beeinflussen – während wir selbst nicht einmal wissen, dass unser Gehirn gerade »geöffnet« hat.

> **Denkanstoß**
>
> Welche Verhaltensmodelle gab es in Ihrer Familie, durch die weibliche Personen angeregt wurden, nett zu sein, beziehungsweise davon abgehalten wurden, irgendetwas anderes zu sein?

Wo besteht der Zusammenhang zwischen dieser Gehirngeschichte und meiner Familie?

Wir entwickeln unsere Einstellungen gegenüber der Familie anhand von Schablonen, die während der Kindheit durch das Zurechtstutzen des Gehirns erstellt werden. Wenn laut Ihrer Schablone Ihre Mutter und andere weibliche Verwandte ihre eigenen Bedürfnisse zurückstellten, um der Familie zu dienen, ist es nur natürlich, wenn Sie irgendwann versuchen, in diese Fußstapfen zu treten. Sie ahmen nach, was sie gesehen haben. Und Sie lernen nicht nur, nett zu sein, sondern auch, dass es ganz spezielle, typisch weibliche Verhaltensweisen gibt. Es gibt ein Skript, das Sie ausführen, und vorgegebene Rollen, die Sie spielen müssen. Wer weiß, was sonst passiert!

Wer hatte beispielsweise in Ihrer Familie das Sagen? Damit meine ich nicht, wer entschied, welchen Farbton die Gardinen im Schlafzimmer haben sollten oder ob Ihre Sporthose schmutzig genug war, um gewaschen zu werden.

Wer traf wichtige Entscheidungen und hatte in den meisten Fällen das letzte Wort? Wer hatte die Kontrolle über das Geld, wählte den Urlaubsort und bestimmte beim Kauf teurer Gegenstände? Wer gab bei einem Streit zuerst nach, versuchte Probleme auszugleichen, bemühte sich, den Frieden zu wahren und galt als Kummerkasten der Familie?

In der traditionellen Familie hat Papa das Sagen, und Mama (und die Kinder) ordnen sich unter. Ja, die Sitten ändern sich allmählich – obwohl Frauen für dieselbe Tätigkeit im Schnitt immer noch etwa 23 Prozent weniger als Männer verdienen[2]. Wenn Sie von einer alleinerziehenden Mutter (mit oder ohne Unterstützung durch andere Personen) aufgezogen wurden, wissen Sie natürlich, dass auch Frauen stark und kompetent sein können. Alleinerziehende Mütter (und Väter) sind für alles zuständig. Außerdem hatten vielleicht viele von Ihnen Stiefmütter und Stiefväter, die ganz anders als die jeweiligen leiblichen Elternteile waren. Möglicherweise haben Sie eine bestimmte Art von Dynamik mit einer Elternkonstellation und eine andere mit einer anderen Elternkonstellation erlebt. Außerdem kann sich die familiäre Interaktion im Lauf der Zeit verändern. Beziehungen sind selten jahrelang statisch, aber es gibt einige, in denen die Ehepartner sich auf sehr eng definierte Rollen festlegen, von denen sie nie abweichen. Was Sie zu erkennen versuchen sollten, ist der allgemeine Tenor – wer kümmerte sich um wen und was.

Wenn beide Eltern verfügbar waren, sollten Sie sich fragen, wer in der Beziehung und innerhalb der Familie die Macht hatte und wer für die emotionale Fürsorge zuständig

Denkanstoß

Auf welchen Elternteil traf in Ihrer Familie Folgendes zu:
- Traf wichtige Entscheidungen
- War für emotionale Fürsorge zuständig
- Brachte die meisten oder größten Opfer
- Versuchte, es allen recht zu machen
- Musste immer das letzte Wort haben
- Flößte Ihnen oder Ihren Geschwistern die meiste Angst ein
- Sorgte dafür, dass seine eigenen Bedürfnisse erfüllt wurden
- Stellte seine eigenen Bedürfnisse hintenan
- Übernahm die Verantwortung für die Probleme des Ehepartners, indem er dessen persönliche oder berufliche Fehlleistungen ausbügelte
- Verursachte die meisten Probleme und scherte sich nicht darum
- Machte sich ständig Sorgen und löste die emotionalen Probleme der anderen
- Hielt die Familie zusammen

war. In manchen Familien ist es leider nicht zu übersehen: Vater rührt nie einen Finger, außer um die Fernbedienung zu betätigen oder Schuldzuweisungen auszusprechen, während Mutter sich mächtig ins Zeug legt und versucht, die Superfrau zu sein. Oder: Vater hat ein Alkoholproblem, und Mutter versucht, den Frieden zu wahren und die Familie zusammenzuhalten. Natürlich gibt es auch Familien, in denen das gegenteilige Szenario vorherrscht: Mutter ist chronisch depressiv, und Vater arbeitet, kümmert sich um ihre Bedürfnisse und ist gleichzeitig für die emotionale Fürsorge in der Familie zuständig. Im Allgemeinen ist es aber die Frau, die Mann und Kinder versorgt.

In unserer Gesellschaft neigen Männer dazu, sich um Dinge zu kümmern, und Frauen, sich um Menschen zu kümmern. Oder anders ausgedrückt: Männer sehen Gegenstände, und Frauen sehen die Beziehungen zwischen ihnen. Manches davon mag genetisch bedingt sein, aber der Rest beruht auf Stereotypen, die in Familie und Gesellschaft von Generation zu Generation weitergegeben werden.

Nach meiner Erfahrung findet man bei Frauen, die als Erwachsene übertrieben nett sind, Gemeinsamkeiten im Hinblick auf das Erleben geschlechtsspezifischen fürsorglichen Verhaltens während der Kindheit. Hier einige typische Beispiele.

Mutter war für alles zuständig

In dieser Art von Familie war die Mutter der menschliche Dynamo, ein erstaunliches Energiebündel, das gearbeitet, den Haushalt geführt und sich um die Kinder gekümmert hat – und dabei immer nach Perfektion gestrebt hat. Sie war der ultimative Dienstleister. Sie sagte (trotz Zahnschmerzen) einen Zahnarzttermin ab, um Sie zum Tanzunterricht zu bringen, oder verzichtete auf einen Kinobesuch mit einer Freundin, um bei Papa zu bleiben, der sich mies fühlte und Gesellschaft »brauchte«. Sie eilte von einem Brandherd zum nächsten, löschte das Feuer und schien niemals eine Pause zu benötigen. Wenn sie nicht den Boden schrubbte, brachte sie Ihnen das Rollschuhfahren bei oder versuchte, das Rezept nachzukochen, das Sie bei einer Freundin serviert bekommen hatten. Sie war bei den meisten Weihnachtsessen für die Verwandten die Gastgeberin und bestand darauf, alles aus frischen Zutaten zuzubereiten. Sie war in allem gut und immer bestrebt, alles richtig zu machen, tat sich aber dennoch schwer damit, Komplimente anzunehmen und ihre eigenen Verdienste zu würdigen. Von ihr haben Sie gelernt, dass Frauen in allem perfekt sein müssen, dass sie Lob weder suchen noch annehmen dürfen, dass sie den Wünschen anderer Menschen Vorrang vor den eigenen geben müssen und dass es akzeptabler ist, anderen etwas Gutes zu tun, als sich selbst etwas Gutes zu tun. Wie Mama springen Sie ein, um Probleme zu lösen und Krisen zu bewältigen, haben aber nie das Gefühl, genug zu tun.

Mutters Hauptaufgabe bestand darin, sich um Vater zu kümmern

In manchen unglücklichen Familien hatte der Vater körperliche, geistige oder emotionale Probleme und war nicht in der Lage, als Ehemann oder Vater seinen Beitrag zu leisten. Vielleicht war er verantwortungslos und verlor einen Job nach dem anderen. Vielleicht war er ein Spieler oder warf das Geld zum Fenster raus, sodass die Familie in sehr prekären finanziellen Verhältnissen leben musste. Vielleicht war er ein gewohnheitsmäßiger Lügner mit aufbrausendem Temperament, der die Familie immer wieder in peinliche Situationen brachte. Vielleicht war er so deprimiert, dass er immer wieder mit Selbstmord drohte, sodass Mutter ständig sein schwaches Selbstwertgefühl stärken musste, um das Schlimmste zu verhindern. Nach meiner Erfahrung hatten viele übertrieben nette Frauen einen alkoholabhängigen Vater, der zu Tobsuchtsanfällen neigte, immer wieder tagelang verschwand, gute Jobs verlor, ein unberechenbares Verhalten zeigte (zwischen Hochstimmung und tiefer Niedergeschlagenheit oder völligem Desinteresse an der Familie und übertriebener Sorge oder einer extrem fordernden Haltung schwankte), sich in schlechter Gesellschaft herumtrieb, zu übertriebenem Selbstmitleid neigte, keine Verantwortung übernahm und anderen (zum Beispiel der stets verfügbaren Mutter und den Kindern) die Schuld an allen seinen Problemen gab.

Noch schlimmer ist, dass viele besonders nette Frauen Väter hatten, die sie und ihre Mütter körperlich und seelisch misshandelten (und manchmal auch sexuell missbrauchten). Diese Frauen wurden entweder selbst misshandelt oder mussten mit ansehen, wie der Vater die Mutter oder ihre Geschwister schlug. Viele dieser Frauen sehen in ihrer Mutter eine Heldin anstatt ein Opfer, das nicht imstande war, sich selbst und die Kinder aus der Gefahrenzone zu bringen. Bei dieser Art von Dynamik sieht die Schablone sehr einfach aus: Andere kommen an erster Stelle, man selbst zuletzt, wie auch immer die Situation sein mag. Diese Ehefrauen und Mütter taten ihr Bestes (wie übrigens auch die fehlgeleiteten Väter), doch ihr Bestes war ganz offensichtlich nicht gut genug. Gelegentlich wurden die Rollen vertauscht und Papa fand sich mit allem ab, während Mama in der Familie die Gegenspielerin war. Wenn Sie sich stark mit Ihrem Vater identifiziert haben, was viele junge Mädchen tun, sind Sie mit denselben falschen Vorstellungen von Beziehungen und denselben festen, aber wenig hilfreichen Wertvorstellungen aufgewachsen.

Mutter war narzisstisch und scherte sich nicht um die Familie

Oft sind nette Mädchen auch das Produkt von Müttern, die sich selbst innerhalb der Familie an die erste Stelle setzten. Mama ließ die Kinder bei unfähigen Babysittern zurück und ging mit Freundinnen aus, während der Vater Überstunden machte. Oder sie kaufte teure Kleider für sich selbst, während die Kinder in schmutzigen, abgelegten Sachen in die Schule gehen mussten. Manche dieser Mütter waren nicht nur egozentrisch, sondern hatten zusätzlich noch psychische Probleme (oft nicht behandelte manisch-depressive Störungen, die mit erheblichen Stimmungsschwankungen einhergehen), und ihre Kinder wussten nie, womit im nächsten Augenblick zu rechnen war.

Wenn Sie mit einer solchen Mutter aufwuchsen, wünschten Sie sich vielleicht nichts sehnlicher als eine, die mütterliche Dinge tat – die Plätzchen backte, Ihnen nette Kleider kaufte und wie die Mütter Ihrer Freundinnen mit Ihnen zum Spielplatz ging. Als Erwachsene wollen Sie sich so stark wie möglich von Ihrer Mutter unterscheiden. Während diese nur an sich selbst dachte, denken Sie nur an andere. Während diese sich immer an die erste Stelle setzte, stellen Sie Ihre eigenen Bedürfnisse hintenan. Während diese ständig mit sich selbst beschäftigt war, fällt es Ihnen schwer, sich selbst etwas Gutes zu tun. Na ja, Sie haben sicher schon verstanden, worum es geht. Sie fürchten sich so sehr davor, wie Ihre Mutter zu werden, dass Sie in die entgegengesetzte Richtung laufen.

Mutter und Vater waren beide nicht sehr fürsorglich

Manchmal arbeiten beide Eltern, und das älteste oder kompetenteste Kind sitzt zu Hause fest und übernimmt die Aufgabe des Elternersatzes. Sie – ja, meist ist es eine Sie, auch wenn es einen älteren Bruder gibt – kocht, putzt und versorgt die jüngeren Geschwister, wenn sie von der Schule nach Hause kommt. Oft werden Kinder, die Elternfunktionen übernehmen, gelobt, wenn sie die Drecksarbeit machen, und bestraft, wenn sich von ihnen betreute jüngere Kinder schlecht benehmen. Kann einen das nicht verrückt machen?

Man kann sich leicht vorstellen, dass ein überlastetes kleines Mädchen zu einer Frau heranwächst, die nicht nur extrem fürsorglich ist, *sondern auch keine andere Möglichkeit der Beziehungsgestaltung kennt.* Die Sorge für andere hat ihr das Wenige an Bestätigung eingebracht, das sie erfahren hat, und sie hat Angst davor, dass andere wütend auf sie werden könnten, wenn sie ihren Pflichten nicht nachkommt. In Wahrheit hat sie nicht die geringste Vorstellung davon, wie es ist, andere für sich sorgen zu lassen, weil sie selbst diese Erfahrung nie machen durfte. Jetzt ist sie so daran gewöhnt, für alles zuständig zu sein, dass sie es nicht aufgeben kann – auch wenn sie es möglicherweise hasst. Was für ein Dilemma, wenn jemand sich um sie kümmern will: Soll sie das Risiko eingehen, sich der Fürsorge eines anderen Menschen zu überlassen? Was ist, wenn es ihr gefällt und sie sich wünscht, dass es weitergeht? Was ist, wenn die andere Person es sich anders überlegt und damit aufhört?

Ein Kind muss die Verantwortung für seine Eltern übernehmen

Manchmal findet der schlimmstmögliche Rollentausch statt, und Kinder müssen die Verantwortung für ihre Eltern übernehmen, um zu überleben. Wenn die Eltern psychisch krank oder drogenabhängig sind, müssen diese zu schnell erwachsen gewordenen Kinder morgens eine depressive Mutter aus dem Bett zerren, sie zum Frühstücken zwingen und zur Tür hinausschieben, damit sie rechtzeitig zur Arbeit kommt. Sie müssen Rechnungen bezahlen, weil Papa zu verantwortungslos ist, um mit einer so wichtigen Aufgabe betraut zu werden, oder sie müssen Papas Chef anrufen und Ausreden für sein Fehlen bei der Arbeit erfinden, während er auf dem Sofa seinen Rausch ausschläft.

Kinder, die die Verantwortung für ihre Eltern übernehmen müssen, bekommen meist nicht einmal die Bestätigung, die Kinder mit Elternfunktion erhalten, weil Mama und Papa zu sehr mit sich selbst beschäftigt, zu bedürftig, deprimiert oder beschämt sind, um anzuerkennen, was für einen tollen Job ihre Kinder machen. Diese Kinder hatten nie eine echte Kindheit und haben nur das Sorgen für andere kennengelernt. Das Leben ist ein ständiger Kampf, ein Jonglieren mit Aufgaben, der Versuch, die Oberhand zu behalten. Sie haben immer das Gefühl, nicht genug zu tun, weil so viel zu erledigen ist. Sie können nicht um Hilfe bitten, weil niemand da ist, der helfen könnte, und sie können nicht aufhören, das zu tun, was sie tun, weil sie fürchten, dass ihre Familie und ihre Welt zerbrechen könnte. Ohnehin ist die Vorstellung, nicht alles selbst zu schaffen, zu beängstigend und gibt ihnen das Gefühl, versagt zu haben. Sie sitzen in einer Falle.

Wenn ich die Fürsorglichkeit nicht ablegen kann, weshalb nicht Trost bei einem Stück Kuchen suchen?

Halt, nicht so schnell. Nur weil Sie gelernt haben, hervorragend für andere zu sorgen, heißt das noch nicht, dass Sie für das ganze Leben geprägt sind. Jetzt ist der richtige Augenblick, um einen Schritt zurückzutreten und sich zu fragen, welche Superrolle Sie innerhalb der Familie übernommen haben. Manches von dem, was Sie tun, ist durchaus in Ordnung. Fürsorglichkeit an sich ist etwas Gutes, etwas sehr Gutes sogar. Aber wie beim Essen dürfen Sie es nicht übertreiben. Nehmen Sie sich einen Augenblick Zeit, und analysieren Sie Ihre Rolle innerhalb Ihrer Ursprungsfamilie und Ihrer jetzigen Familie.

- Staunen Familienmitglieder über all das, was Sie tun, während Sie selbst insgeheim das Gefühl haben, nicht genug zu leisten?
- Haben Sie gesundheitliche Probleme aufgrund von Erschöpfung und Übergewicht?
- Sind Sie Unterstützerin eines Ehepartners, Kindes, eines Bruders, einer Schwester oder eines Elternteils (indem Sie die Verantwortung für dessen/deren Probleme übernehmen)?
- Lassen Sie zu, dass Familienmitglieder für Sie sorgen, und genießen Sie diese Fürsorge?
- Sind Sie diejenige, die von Verwandten angerufen wird, wenn diese etwas brauchen?
- Leisten die anderen Familienmitglieder entsprechend ihrem Alter, ihren Kompetenzen sowie ihren finanziellen und zeitlichen Möglichkeiten ihren Beitrag?
- Lassen Sie sich in Familienstreitigkeiten hineinziehen, anstatt zuzulassen, dass andere Familienmitglieder diese unter sich austragen?
- Müssen Sie (aufgrund Ihrer eigenen Entscheidung oder auf Drängen der anderen) bei jedem Familientreffen die Gastgeberin sein?
- Befürchten Sie, dass ein Familienmitglied oder die ganze Familie in eine Krise gerät, wenn Sie aufhören, so viel für die Familie zu tun?

- Verausgaben Sie sich deshalb so, weil Sie es nicht ertragen können, Nein zu sagen, mit Schuldgefühlen zu leben, bei anderen Familienmitgliedern Zorn oder Enttäuschung auszulösen oder sich egoistisch zu fühlen?
- Beruht Ihre Machtposition innerhalb der Familie darauf, dass andere sich an Sie gebunden fühlen, weil Sie so viel für sie tun?
- Antworten Sie automatisch mit Ja, wenn Sie von Familienmitgliedern um etwas gebeten werden, und fühlen Sie sich deswegen überfordert und überlastet?

Nun, das sollte Ihnen eine Vorstellung davon geben, ob Sie nur durchschnittlich fürsorglich sind oder die Goldmedaille anstreben. Bitte, bitte verurteilen Sie sich nicht selbst, sondern versuchen Sie, sich ehrlich zu sehen und zu akzeptieren, dass dies Ihre derzeitige Situation ist. Denken Sie an das formbare Gehirn und den Grund dafür, dass Sie dieses Buch lesen. Sie werden lernen, wie Sie sich ändern und eine andere, gesündere Beziehung zu Ihrer Familie haben können. Es wird nicht einfach und nicht angenehm sein, aber Ihr derzeitiges Leben ist auch kein Spaziergang. Es ist sehr wahrscheinlich, dass Sie nicht Ihr innerstes Wesen verändern werden, und Sie brauchen auch nicht zu befürchten, dass Sie zur Egoistin werden (eine große, geheime Angst netter Frauen). Sie werden, lange bevor Sie auch nur in die Nähe des Egoismus kommen, die Notbremse ziehen!

Es ist schwierig, Familienmitglieder zu beeinflussen, ob es sich nun um den eigenen Nachwuchs handelt oder man selbst der Nachwuchs ist. Wenn diese Ihnen ständig Energie entziehen, sollten Sie darüber nachdenken, ob Sie vielleicht auf eine ungesunde Weise mit ihnen interagieren. Natürlich gibt es manchmal eine Krise, und man muss deswegen eine Zeitlang verstärkten Einsatz zeigen: Ihr Sohn bricht sich einen Tag nachdem Ihre Mutter wegen einer Herztransplantation ins Krankenhaus aufgenommen wurde das Bein, und Ihre Hündin hat gerade den größten Wurf Welpen zur Welt gebracht, der je dokumentiert wurde. Diese Situation erfüllt die Kriterien einer Krise, und Sie werden zweifellos die Herausforderung annehmen. Aber Krisen sind per definitionem zeitlich begrenzt. Wenn Ihr alter Vater sich hartnäckig weigert, sich Hilfe beim Rasenmähen zu holen, oder Ihre Tochter darauf besteht, jeden Tag von Ihnen zu ihrer Freundin chauffiert zu werden, obwohl die Bushaltestelle um die Ecke ist, handelt es sich nicht um Krisen, sondern um dauerhafte Situationen, mit denen Sie anders umgehen müssen.

Ich möchte nicht versäumen, Familiensituationen zu erwähnen, in denen Sie nicht darauf versessen sind, die Rolle der Superheldin zu spielen, sondern gegen Ihren Willen in diese Rolle gedrängt werden: Ihr Kind hat eine schwere Verletzung oder eine ernste, chronische Krankheit, die dauernde Pflege erfordert. Ihre Mutter erleidet sechs Monate nach Vaters Herzinfarkt einen Schlaganfall, und sie haben nicht genug Geld, um professionelle Hilfe in Anspruch zu nehmen. Sie sind eine alleinerziehende Mutter mit einem anspruchsvollen Job und bilden sich auf der Abendschule weiter. In diesen Situationen wissen Sie, dass Ihr Leben auf lange Sicht hektisch und anstrengend sein wird. Was bleibt

Ihnen anderes übrig, als sich der Situation zu stellen? Aber selbst unter solchen Umständen gibt es Frauen, die auch weiterhin gut für sich selbst sorgen, während andere ihre eigenen Bedürfnisse völlig missachten.

> **Denkanstoß**
>
> Wie sehr übertreiben Sie es mit der Familie? Hindern Sie Familienmitglieder daran, die Verantwortung für sich selbst zu übernehmen und erwachsen zu werden? Was gibt Ihnen die Rolle der Superfrau?

Weshalb macht mich meine Familie verrückt ... und hungrig?

Wenn jemand Ihre Schwachstellen kennt, dann sind es natürlich Ihre Angehörigen – denn sie wissen nicht nur, wo Ihre Schwachstellen sind, sondern haben wahrscheinlich selbst zu ihrer Existenz beigetragen. Eines der größten Probleme in Bezug auf Essen und die Familie ist die Tatsache, dass beide sich oft – gleichzeitig – in unserer Nähe aufhalten. Sie besuchen Ihre Mutter, sitzen mit ihr in der Küche bei einer Tasse Kaffee, von Lebensmitteln umgeben, treffen sich mit Ihrer Schwester zum Essen in einem Restaurant oder bereiten das Abendessen für die Kinder zu. Wenn Verwandte zu Besuch kommen, dann oft zum Essen, besonders an Feiertagen.

Ein weiterer Grund dafür, dass die familiäre Interaktion

Sie verrückt machen kann, besteht darin, dass die Familiengeschichte so weit zurückreicht. Innerhalb Ihrer Ursprungsfamilie spielen Sie seit Jahrzehnten das nette Mädchen. Sie sind in bestimmten Interaktionsmustern gefangen, derer Sie und die anderen sich wahrscheinlich nicht einmal bewusst sind. Sie können mit einem Blick oder einem Wort Ihren Blutdruck in die Höhe schnellen lassen oder, noch bevor Sie Ihren Mantel ausgezogen haben, den Wunsch in Ihnen wecken, schnellstmöglich wieder den Rückzug anzutreten.

Außerdem neigen wir dazu, die Familie in eine besondere, idealisierte Kategorie zu stecken: Es sind Menschen, die uns in der Not aufnehmen müssen, die alles für uns tun würden, weil wir ihr eigen Fleisch und Blut sind, die uns am meisten lieben (oder es zumindest behaupten). Wir erwarten von Angehörigen oft mehr als von anderen Menschen, was es noch schlimmer macht, wenn sie uns enttäuschen. Anderen Menschen lassen wir vielleicht Dummheit oder Kleinlichkeit oder Fehler im Allgemeinen durchgehen, aber in Verwandte setzen wir hohe Erwartungen, wie sie auch in uns. Besonders dann, wenn Sie der Hansdampf in allen Gassen und die Übermutter der ganzen Familie sind, stellen die Annahmen und Erwartungen anderer Familienmitglieder einen Bezugsrahmen dar, der viel Stress und wenig Befriedigung garantiert. Und der dafür sorgt, dass Sie in Ihrem Vorratsschrank wohnen.

»Schon gut, schon gut«, sagen Sie jetzt vielleicht. »Ich hab's verstanden. Manchmal bin ich mehr für die Familie als für mich selbst da, aber was kann ich ganz praktisch betrachtet daran ändern? Ich kann nicht aufhören, ich selbst zu sein, und über Nacht ein anderer Mensch werden. Ich trage eine Verantwortung, die ich nicht einfach vernachlässigen werde, um morgen mit Brad Pitt nach Tahiti zu fliegen!« Natürlich nicht. Nichts liegt mir ferner, als vorzuschlagen, dass Sie sich vom Gutmenschen zum Taugenichts wandeln sollten. Um Ihnen eine Vorstellung davon zu geben, was Sie – ganz praktisch und realistisch betrachtet – im Alltag tun können, habe ich ein *Manifest wider das Nettsein in der Familie* erstellt, das Sie im Umgang mit Ihren Angehörigen beherzigen können. Es ist eine Liste der Dinge, die Sie tun beziehungsweise lassen sollten, wenn Sie das übertriebene Nettsein ablegen und Ihre Beziehung zum Essen dauerhaft verändern wollen.

Manifest wider das Nettsein in der Familie

Gebote

- Halten Sie vor allem zu den Familienmitgliedern intensiven Kontakt, die freundlich und fürsorglich sind, und meiden Sie diejenigen, die Ihre Energie aufzehren und nicht auf Ihre Bedürfnisse achten.
- Sorgen Sie dafür, dass Familienmitglieder (körperlich, finanziell und emotional) ihren fairen Anteil dazu beitragen, dass die Familieneinheit funktioniert.
- Setzen Sie in Bezug auf Familienfeste und -zusammenkünfte Prioritäten, anstatt an allen teilzunehmen und sich zu ärgern beziehungsweise nicht teilzunehmen und sich schuldig zu fühlen.
- Bitten Sie um Hilfe bei der Betreuung schwieriger Fa-

milienmitglieder (wie beispielsweise der armen Tante Kathrin, die sich bei jedem über alles beklagt) beziehungsweise in Bezug auf Familienmitglieder, deren Betreuung sehr zeitaufwändig ist (wie beispielsweise Ihren an den Rollstuhl gefesselten, an Muskelschwäche leidenden Sohn).
- Versuchen Sie, in Beziehungen ein Gleichgewicht herzustellen. Wenn Sie jemanden versorgen, der körperlich eingeschränkt ist, sollte er es zumindest würdigen und sich Ihnen in jeder Hinsicht dankbar erweisen.
- Nehmen Sie sich Zeit für sich selbst – ob es anderen Familienmitgliedern gefällt oder nicht.
- Sagen Sie es Familienmitgliedern, wenn diese zu fordernd sind und ihre Ansprüche aus dem Rahmen fallen.
- Lehren Sie Ihre Kinder, dann zu Ihnen zu kommen, wenn sie Ihre (physische oder emotionale) Unterstützung wirklich brauchen, ansonsten aber ihre Probleme selbst zu lösen, wenn sie dazu in der Lage sind.
- Verweigern Sie Ihre Zustimmung zu jeder Wohnkonstellation, die nicht auf Gegenseitigkeit beruht und in der Sie sich wie die Mutter oder Bedienstete (eines Erwachsenen) fühlen. Andere müssen erwachsen werden, und Sie müssen es zulassen.
- Delegieren Sie Aufgaben, auch wenn andere die Dinge nicht so gut oder schnell wie Sie selbst erledigen. Sie bemühen sich schon Ihr Leben lang, Übermenschliches zu leisten. Geben Sie den anderen eine Chance, zu lernen, für sich selbst verantwortlich zu sein.
- Bauen Sie enge Beziehungen zu Menschen außerhalb

der Familie auf. Die Erfahrung wird Sie stärken und Ihnen eine neue Perspektive in Bezug auf Ihre Blutsverwandten geben.

Verbote
- Haben Sie kein Mitleid mit Verwandten, die einen so miesen Charakter haben, dass sie alle anderen vergrault haben. Sie haben sich die Suppe selbst eingebrockt, also lassen Sie sie diese (außer in lebensbedrohlichen Situationen) auch allein auslöffeln.
- Halten Sie sich nicht für unersetzlich. Die Vorstellung gefällt Ihnen zwar und Ihren Angehörigen vielleicht auch, aber sie trifft nicht zu. Niemand ist unersetzlich.
- Lassen Sie sich nicht von Familienmitgliedern Schuldgefühle einreden und auf diese Weise zu etwas drängen, das Sie nicht tun wollen.
- Glauben Sie nicht, dass Sie alles selbst tun müssen und dass es ein Zeichen von Schwäche ist, wenn Sie um Hilfe bitten.
- Sagen Sie nicht automatisch Ja, wenn ein Familienmitglied Sie um etwas bittet. Gewöhnen Sie sich stattdessen daran zu antworten: »Lass mich mal darüber nachdenken. Ich sage dir später Bescheid.«
- Bevormunden Sie weder ältere noch jüngere Familienmitglieder. Hindern Sie sie nicht daran, Dinge zu tun, zu denen sie in der Lage und die ihrem Alter angemessen sind.
- Seien Sie kein schlechtes Vorbild für Ihre Kinder, indem Sie nicht für sich selbst sorgen. Falls Sie doch ein

schlechtes Vorbild abgeben wollen, sollten Sie darauf achten, dass zumindest dieses Buch gut erhalten bleibt – Ihre Kinder werden es brauchen!
- Versuchen Sie nicht, unter allen Umständen stark zu bleiben. Streben Sie stattdessen lieber ein gesundes Gleichgewicht zwischen Unabhängigkeit, Abhängigkeit und Gegenseitigkeit an.
- Lassen Sie niemals zu, dass Familienmitglieder Ihre Selbstachtung, Ihr Selbstwertgefühl oder Ihre Selbstfürsorge untergraben.
- Lassen Sie sich nicht von Familienmitgliedern einreden, dass Sie egoistisch seien, weil Sie sich Zeit für sich selbst nehmen wollen. Höchstwahrscheinlich sind diese Angehörigen selbst die Egoisten.
- Spielen Sie bei familiären Streitigkeiten nicht den Friedensstifter. Die Rolle der Vermittlerin ist anstrengend, und Sie wollen ja nicht selbst dabei unter die Räder kommen.

Nun haben Sie Ihre erste Lektion in Selbstfürsorge erhalten. Wie fühlt es sich an? Beängstigend, anregend, überwältigend? Ein bisschen von allem? Achten Sie darauf, ob Sie zur Besänftigung unangenehmer Gefühle ans Essen denken. Nehmen Sie Ihre Empfindungen wahr, und denken Sie darüber nach, was Sie gelesen und gelernt haben, statt sich in die Küche zu schleichen. Nehmen Sie ein paar tiefe Atemzüge und entspannen Sie sich. Und lesen Sie weiter.

> **Hausaufgabe**
> Bitten Sie ein Familienmitglied, etwas für Sie zu tun, und dann lehnen Sie sich zurück und genießen den Augenblick.

Porträt einer netten Frau

Shawna heute
Shawna ist eine 45-jährige Frau, die wegen gesundheitlicher Probleme (Diabetes und Metabolisches Syndrom) und schweren familiären Belastungen älter aussieht, als sie ist. Sie kam zur Therapie, weil sie sich »einfach nicht mehr wie sie selbst« fühlte, und es stellte sich bald heraus, dass sie unter Depressionen litt. Mit einem Gewicht von 85 Kilo wirkt sie, als ob sie das Gewicht der ganzen Welt mit sich herumschleppe.

Sie hat zwei Söhne im Teenageralter und einen Ehemann, der kürzlich wegen einer Rückenverletzung seine Arbeit verloren hat. Sie leitet eine Agentur für häusliche Krankenpflege. Sie sagt ungern zu irgendjemandem Nein, und ihre Söhne sind es gewohnt, sie so lange zu bedrängen, bis sie nachgibt. Es sind anständige Jungs, die aber viel zu viel Macht in der Familie haben, und Shawna gibt zu, dass sie sie nach Strich und Faden verwöhnt. Ihr Ehemann ist eine gewisse Hilfe, insbesondere, da er in der Familie für die Disziplin zuständig ist, aber derzeit ist er wegen seiner körperlichen Einschränkungen, seiner Arbeitslosigkeit und seiner Abhängigkeit von Shawna deprimiert.

Außerdem fordern Shawnas Eltern, die eine Stunde Autofahrt entfernt wohnen, mehr von ihrer Zeit. Mit zunehmendem Alter streiten sie häufig miteinander und drohen, einander zu verlassen und bei einem ihrer Kinder zu leben. Es beunruhigt Shawna, sie streiten zu sehen, und sie befürchtet, dass es ihren Stress erhöhen könnte, wenn sie die Forderungen ihrer Eltern ablehnt. Ihre beiden Geschwister wohnen weit weg und verlassen sich darauf, dass Shawna die alleinige Verantwortung für die Eltern trägt.

In der Therapie weiß Shawna meist gar nicht, wo sie anfangen soll mit der Schilderung der Dinge, die gerade passieren. Wenn nicht am Wochenende etwas bei ihren Eltern zu erledigen ist, wollen ihre Söhne zum Einkaufszentrum oder zum Kino gefahren werden, ihr Mann hat so starke Schmerzen, dass sie ihm beim Aufstehen oder Hinsetzen helfen muss, oder sie bekommt rund um die Uhr »Notrufe« von der Arbeit. Essen ist die einzige Möglichkeit der Stressbewältigung, die sie kennt, aber je dicker sie wird, desto weniger mag sie sich selbst. Sie weiß, dass sie ihre Gesundheit ruiniert, erklärt aber, dass sie es an manchen Tagen einfach verdrängt und dass es ihr dann egal ist.

Shawna als Kind
Sie ist das jüngste von drei Kindern. Der Bruder und die Schwester sind ungefähr zehn Jahre älter als sie. Da beide schon aus dem Haus waren, als sie noch in die Grundschule ging, hatte sie ein enges Verhältnis zu ihren Eltern und fühlte sich wie ein Einzelkind. Ihre Eltern arbeiteten hart, um voranzukommen, waren gleichermaßen streng und liebevoll zu ihr, und sie ist der Meinung, dass sie ihnen für das, was sie von ihnen bekommen hat, viel schuldet. Sie stritten während ihrer Kindheit oft wegen Kleinigkeiten, und Shawna versuchte, sie entweder abzulenken oder vermittelnd einzugreifen. Sie dachte, dass die Eltern weniger Sorgen haben und weniger streiten würden, wenn sie ein braves Mädchen wäre. Und sie suchte oft Trost im Essen.

Shawna zeigte in der Schule gute Leistungen, hatte aber wenige Freunde. Sie war froh, nach Hause zu kommen und ihre Hausaufgaben zu machen. Sie blieb ungern länger von zu Hause weg, weil sie schon sehr früh wusste, dass ihre Eltern weniger stritten, wenn sie dabei war. Obwohl es keine körperliche Gewalt gab, berichtet Shawna, dass sie nie wusste, ob sie mit ihren verbalen Angriffen nicht eines Tages eine Grenze überschreiten und die Dinge eine hässliche Wendung nehmen würden. Wenn ihre erwachsenen Geschwister zu Besuch kamen, schienen sie sich fehl am Platz zu fühlen und blieben selten länger als ein paar

Tage. Shawna konnte nicht verstehen, wie sie ihre Gefühle in Bezug auf die Eltern einfach abschalten und fröhlich von dannen ziehen und ihr eigenes Leben führen konnten.

Als Shawnas Mann um ihre Hand anhielt, bedurfte es einiger Überredungskünste, um sie dazu zu bewegen, das Elternhaus zu verlassen. Anfangs wollte sie in der Nähe ihrer Eltern leben, aber ihr Mann bestand darauf, dass sie weit genug wegzogen, um ihr eigenes Leben führen zu können. Als sie noch jünger war, fiel es ihr nicht schwer, die Strecke zu ihren Eltern zu fahren, und sie blieb oft über Nacht und ließ ihre Kinder in der Obhut ihres Mannes zurück. Wegen der Hilfsbedürftigkeit ihres Mannes und ihrer beruflichen Belastung hat sie diese Möglichkeit inzwischen nicht mehr. Ihre Situation ist ziemlich verfahren.

Shawna lernt, nicht mehr nett zu sein
Nachdem sie begonnen hatte, Antidepressiva einzunehmen, wurde Shawna ein wenig optimistischer und konnte sich darauf einlassen, eine Ernährungsberaterin aufzusuchen, die ihr helfen soll, gesündere Nahrungsmittel auszuwählen. Ich selbst arbeite mit ihr daran, Möglichkeiten des Stressabbaus und der Entspannung zu finden. Unter anderem konzentrieren wir uns in vielen gemeinsamen Sitzungen mit ihrem Mann darauf, ihre Beziehung zu verbessern und

positiver mit ihren Kindern umzugehen. Die Kinder reagierten anfangs wütend darauf, dass Mama sich aus ihrer Umklammerung löste, aber im Lauf der Zeit gaben sie ihre extreme Anspruchshaltung auf.

Als Shawnas Geschwister in der Stadt waren, trafen wir uns mit ihnen. Wir entwickelten eine Familienstrategie, durch die Shawna als alleinige Betreuerin der Eltern entlastet wurde. Es wurde beschlossen, dass ihre Geschwister Geld für professionelle Hilfe bereitstellen, wenn sie nicht persönlich einspringen können. Außerdem wurden die Eltern von einer Altenpflegemanagerin begutachtet, die ermittelte, welche konkreten Hilfeleistungen erforderlich sind.

Pläne und Strategien waren nur ein Aspekt meiner Arbeit mit Shawna. Ansonsten half ich ihr dabei, sich nicht mehr so sehr für das Wohlbefinden ihrer Kinder, ihres Mannes und ihrer Eltern verantwortlich zu fühlen. Es war schmerzlich für sie, sich auch nur ein Stück weit aus der Beziehung ihrer Eltern herauszuhalten, und je seltener sie sie sah, desto mehr sorgte sie sich. Die größte Veränderung ergab sich daraus, dass sie sich von ihren Kindern weniger unter Druck gesetzt fühlte, als ihr Mann wieder mehr Aufgaben und seine frühere disziplinierende Rolle übernehmen konnte. Shawna lernte, wann er wirklich Hilfe brauchte und wann er sich nur emotionale Unterstützung oder mehr Aufmerksamkeit von ihr wünschte.

So geht es weiter

Im nächsten Kapitel geht es um folgende Themen:
- Wie Sie Freunde auswählen, die Sie in Ihrer Rolle als nettes Mädchen bestärken
- Wie Sie Ihre fürsorgliche Rolle in der Familie auf Freundschaften übertragen
- Wodurch sich gesunde Freundschaften auszeichnen

Heult euch woanders aus! – Selbstbehauptung gegenüber Freunden

Wie Familienmitglieder können auch Freunde einem das Gefühl geben, ein ausgesprochener Glückspilz zu sein – aber sie können auch nur eine weitere Kategorie belebter Objekte sein, die der Fürsorge bedürfen. Während es in erster Linie vom Zufall abhängt, bei welcher Familie wir landen, hat die Frage, ob wir zuverlässige, unterstützende, jederzeit für uns verfügbare Freunde haben, nichts mit glücklichen Zufällen zu tun, denn wir wählen sie selbst aus. Ich kenne Frauen, die während ihrer Kindheit und im Erwachsenenalter innerhalb der USA umgezogen sind und auch in anderen Ländern gelebt haben und an jedem Ort beste Freunde gefunden haben. Und ich kenne Frauen, die es schwierig finden, Freundschaften zu schließen, die behaupten, es gebe niemanden und die anderen seien nicht offen genug oder nicht daran interessiert, sich mit ihnen anzufreunden. Letztere Gruppe neigt immer dazu, sich zu isolieren oder Freunde zu wählen, die die meisten von uns nicht einmal mit der Kneifzange anfassen würden.

Ich will nicht behaupten, dass die äußeren Umstände bei der Wahl unserer Freunde überhaupt keine Rolle spielen. Häufige Umzüge, wenig Zeit für Geselligkeit oder auch nur eine ausgeprägte Schüchternheit können das Aufspüren sympathischer Menschen erschweren. Andererseits haben manche extrem kontaktfreudige Frauen mehr gute Freunde, als ihnen lieb ist, weil sie so extrovertiert und freundlich sind, dass überall, wo sie in Erscheinung treten, Freundschaften entstehen. Sie üben eine magnetische Anziehungskraft auf andere Menschen aus.

Auch hat die Zahl der Bekanntschaften, die man hat, nichts mit der Qualität der Beziehungen zu tun. Manche Frauen haben jede Menge Bekannte, mit denen sie etwas unternehmen (ins Theater, in Konzerte oder ins Kino gehen, gemeinsam kochen oder Urlaub machen), aber sie haben niemanden, mit dem sie über intime, persönliche Dinge sprechen können. Andere haben Freundinnen, mit denen sie sich beim Kaffee, beim Essen oder bei einem Drink über die Kümmernisse des Lebens austauschen, aber nie etwas Schönes oder Spannendes unternehmen. Es ist wichtig, beide Arten von Freunden zu haben: diejenigen, denen man sein Herz ausschütten kann, und diejenigen, deren Gesellschaft man schätzt, weil man Freude an denselben Aktivitäten hat.

Denkanstoß

Welche Art von Freunden haben Sie? Bekannte, mit denen Sie nur Ihre Freizeit gestalten, oder Busenfreunde, die sich wie Schwestern oder Brüder anfühlen und denen Sie Ihr Herz ausschütten können? Sind Sie mit Ihrem sozialen Netzwerk zufrieden? Falls nicht, was fehlt Ihnen?

Stolpert man nicht einfach in Freundschaften hinein?

Es mag den Anschein haben, dass Freundschaften aus heiterem Himmel entstehen, aber tatsächlich trägt jede Art von Kommunikation dazu bei, uns einem Menschen entweder näherzubringen oder uns von ihm zu entfernen. Wenn Ihre neue Nachbarin jedes Mal zurückgrüßt, wenn Sie »Hallo« sagen, stehen die Chancen nicht schlecht, dass Sie sich näherkommen. Sie erzählen ihr von Ihrem neuen Job, sie berichtet Ihnen von ihrem Ex-Mann – oder umgekehrt. Aber wenn Sie versuchen, vertraulicher zu werden, während sie distanziert bleibt, trügt Sie das Gefühl, dass die Tür zur Freundschaft hier nicht allzu weit offen steht, wahrscheinlich nicht. Vielleicht geben Sie ihr noch die ein oder andere Chance, aber irgendwann wird die Botschaft bei Ihnen ankommen, dass diese Frau als neue Freundin nicht zur Verfügung steht.

> **Denkanstoß**
>
> Freunden Sie sich mit Menschen einfach deshalb an, weil Sie ihnen oft begegnen (bei der Arbeit, in der Schule, in der Nachbarschaft, im Haus, an der Schule Ihrer Kinder)? Sind die meisten Ihrer Beziehungen dadurch zustande gekommen, dass Sie die betreffenden Personen bewusst ausgewählt, sie umworben haben oder von ihnen umworben wurden, oder war es reiner Zufall?

Stolpert man nicht einfach in Freundschaften hinein?

Die besten Freundschaften sind eine Mischung aus glücklichem Zufall und harter Arbeit. Bei einer Party werden Sie einer Anwältin vorgestellt, die – wie Sie – das einzige Mädchen unter mehreren Brüdern war. In der Kantine stellen Sie fest, dass Ihre Kollegin aus dem Zimmer nebenan zur selben Zeit wie Sie im selben Studentenwohnheim gewohnt hat, aber Sie können sich nicht im Entferntesten aneinander erinnern. Bei einer Konferenz lernen Sie eine Kollegin kennen, zu der Sie sich hingezogen fühlen, weil sie dieselben politischen Ansichten und denselben Sinn für schwarzen Humor hat wie Sie. Es gibt Dinge, aufgrund derer wir uns zu anderen hingezogen fühlen. Man stellt fest, dass man vieles gemeinsam hat – die Freude am Segeln oder Skifahren oder das Interesse an Geschichte. Oder man bewundert bestimmte Eigenschaften eines Menschen – seinen ungezwungenen Umgang mit anderen, seine Energie und Tatkraft (beispielsweise im Fall einer alleinerziehenden Mutter von drei Kindern, die einen Universitätsabschluss erlangt hat), sein ehrenamtliches Engagement für sozial Schwache, seine Fähigkeit, seine Meinung zu äußern und dazu zu stehen, seinen fantastischen Sinn für das Absurde etc.

Wenn Sie diese Art der Verbindung im Allgemeinen nicht herstellen können, das heißt, wenn Sie sich selten aus offenkundigen Gründen zu jemandem hingezogen fühlen, dann sollten Sie beginnen, potenzielle Freunde von einer rationaleren Warte aus zu begutachten. Freundschaften sollten sowohl aus einem positiven Bauchgefühl heraus als auch aufgrund einer vernünftigen Einschätzung (»Hier ist jemand, der viele gute Eigenschaften hat, mit dem mich gemeinsame Interessen verbinden und der mich anscheinend besser kennenlernen will.«) geschlossen werden.

Viele Frauen wissen nicht, wie man Freunde findet, und rutschen am Ende in Beziehungen zu irgendwelchen Menschen hinein, die gerade verfügbar sind. Beispielsweise zur Wohnungsnachbarin, von der Sie ständig darum gebeten werden, mit ihr auszugehen, dann aber ignoriert werden, sobald Sie in einer Kneipe angekommen sind. Oder zur Kollegin, die darauf brennt, Ihnen den neusten Klatsch über alle anderen im Büro zu erzählen. Zu einem Kommilitonen, der Sie seine Hausaufgaben abschreiben lässt und meint, zu jeder Tages- und Nachtzeit an Ihrer Tür klingeln zu dürfen. Zu Ihrer Kosmetikerin, die alles über Sie wissen will, aber über sich selbst nichts preisgibt. Zu der Frau im Literaturzirkel, die abfällige Bemerkungen über nicht Anwesende macht, sich aber im direkten Gespräch mit den Betreffenden zuckersüß gibt. Zu dem Mann im Fitnessstudio, der über sein tristes Leben klagt, aber Ihnen keine einzige Frage stellt.

Verstehen Sie, was ich meine? Sehen Sie die Warnsignale in den einzelnen Beispielen – bei der Nachbarin vom Typ Dr. Jekyll und Mrs. Hyde, der klatschsüchtigen Kollegin, dem aufdringlichen Kommilitonen, der neugierigen Kosmetikerin, der doppelzüngigen Bekannten aus dem Literaturzirkel und dem narzisstischen Opfertyp aus dem Fitnessstudio? Jeder von ihnen könnte ebenso gut mit einem Schild mit der Aufschrift »Biete keine guten Voraussetzungen für eine Freundschaft« herumlaufen. Wie viele andere wunderbare Eigenschaften jemand auch haben mag – Sie sollten von Anfang an auf Dinge achten, die bereits als potenzielle Gefahren für eine Freundschaft erkennbar sind. Sollten Sie ein vorschnelles Urteil vermeiden und ein wenig Zeit mit jemandem verbringen, um herauszufinden, wie dieser Mensch ist? Auf jeden Fall. Dann wird die Beziehung entweder befriedigender oder nicht. Mein Rat: Lernen Sie alle zunächst ein bisschen besser kennen, und vertiefen Sie dann die Beziehung zu den Menschen, die sympathisch und Ihren Einsatz wert sind – und die keine Warnsignale aussenden. Es ist besser, allein zu sein, als sich mit Menschen zusammenzutun, die Ihre Freundschaft nicht verdient haben.

> **Denkanstoß**
>
> Übersehen Sie Warnsignale, die darauf hindeuten, dass Menschen keine guten Voraussetzungen für eine Freundschaft bieten? Warum sehen Sie sie nicht? Glauben Sie, es handelt sich dabei um ein absichtliches Wegsehen?

Soll ich Freunde, die nicht das Gelbe vom Ei sind, in die Wüste schicken?

Es gibt zwei mögliche Ansätze hinsichtlich der Beurteilung von Freundschaften und der weiteren Vorgehensweise. Als Erstes sollten Sie sich fragen, ob Ihr Freundeskreis Ihre Bedürfnisse nach Geselligkeit und nach emotionaler Nähe erfüllt. Denken Sie darüber nach, ob Sie genug enge Vertraute haben, für die Sie sterben und die für Sie sterben würden (okay, das ist ein bisschen übertrieben, aber Sie wissen sicher, was ich meine). Ich spreche von Schwestern (oder Brüdern) im Geiste, die sich immer wieder bewährt haben und einfach die großartigsten Freunde sind, die man sich wünschen kann. Von dieser Sorte sollten sie mindestens einen, wenn nicht zwei oder drei haben. Ich weiß, das ist viel verlangt, aber es ist hilfreich, eher mehr als weniger gute Freunde zu haben. Auch im Handy-Zeitalter brauchen Freunde hin und wieder Zeit für sich (oder halten sich außerhalb des Signalbereichs auf).

Der nächste Schritt besteht darin, zu prüfen, ob es genug Menschen in Ihrem Leben gibt, die Ihre Begeisterung für bestimmte Dinge, Ihre Werte und Interessen teilen. Können Sie sich darauf verlassen, dass es Leute gibt, die Freude an denselben Aktivitäten wie Sie haben, sodass Sie Geselligkeit pflegen und Spaß haben können? Das ist keine müßige Frage. Allzu viele nette Frauen arbeiten hart und wissen nicht, wie man spielt. Sie genießen nur das Essen, statt befriedigenderen Aktivitäten nachzugehen. Wenn Ihre beste Freundin gerade Urlaub auf Teneriffa macht, mag sie zwar am Telefon verfügbar sein, um Sie aufzuheitern, wenn Sie sich eine Grippe eingefangen haben, aber sie wird wohl kaum ihren Urlaub unterbrechen, um mit Ihnen eine Ausstellung zu besuchen. Sie brauchen wenigstens eine Handvoll Menschen, die Ihre Interessen teilen oder offen für Neues sind und sich gern auf Ihre Pläne einlassen: die mit Ihnen tanzen gehen, auch wenn sie keine Disco-Queen

Soll ich Freunde in die Wüste schicken?

sind, oder sich mit Ihnen eine Oper ansehen, auch wenn sie Ihre Begeisterung dafür nicht teilen (aber gern wieder einmal ihre Abendgarderobe ausführen wollen).

So, das war nun der allgemeine Ansatz zur Bewertung von Freundschaften. Jetzt kommt Strategie Nummer zwei an die Reihe: Beurteilen Sie alle Ihre Freunde einzeln – Ihre ehemaligen Schulfreundinnen, Mitbewohner und Kommilitonen, Ihre Arbeitskollegen und Nachbarinnen, die Eltern der Freunde Ihrer Kinder, Bekannte aus dem Fitnessstudio und Ihre langjährigste Freundin aus der zweiten Klasse. Gehen Sie sie nacheinander durch, und überlegen Sie, was Ihnen diese Beziehungen bedeuten (und weshalb). Ich weiß, im Augenblick träumen Sie wahrscheinlich davon, wie lecker ein Schokoladenkeks schmecken würde, aber bleiben Sie bei der Stange. Ich habe nicht behauptet, dass das Analysieren von Freundschaften ein Kinderspiel ist. Haken Sie alle Personen auf Ihrer Liste ab, und entscheiden Sie, ob sie Ihrer Freundschaft würdig sind und ob Sie froh darüber sind, dass sie ein Teil Ihres Lebens sind.

Wahrscheinlich werden einige Ihrer Freunde ein vorbehaltloses Ja bekommen, bei einigen werden Sie größte Zweifel haben, bei anderen werden Sie mit den Schultern zucken oder hin- und hergerissen sein. Alles völlig natürlich und normal. Wenn aber alle Personen auf Ihrer Liste einen Würgereiz oder Gähnen hervorrufen oder auch schon dann, wenn sie bei den meisten mit den Schultern zucken, sind Sie in einer sehr misslichen Lage. Leider haben manche von uns nur alte Freunde, die sie sich aus heutiger Sicht niemals aussuchen würden. Wie viele von Ihren Freunden würden Sie denn noch mal wählen? Ganz im Ernst – zählen Sie sie. Die Tatsache, dass Sie heute nicht viel mit ihnen gemeinsam, sondern lediglich eine gemeinsame Vorgeschichte haben, ist nicht unbedingt ein Grund, ihnen die Freundschaft aufzukündigen. Solange Sie mit der Beziehung eher zufrieden als unzufrieden sind, sollten Sie sie aufrechterhalten. Wenn Sie ein paar gute Freunde und ein paar wenige haben, die Sie sich nicht noch einmal aussuchen würden, ist das in Ordnung.

Achten Sie besonders auf angebliche Freunde, die nicht auf die Liste der guten Freunde kommen, *weil sie nicht ihren Teil zur Beziehung beisteuern*. Vielleicht haben sie viele andere enge Freunde oder andere Verpflichtungen, sind egozentrisch oder durch einen ehemals gemeinsamen Freund in Ihr Leben getreten, der aber inzwischen nicht mehr zu Ihren Freunden gehört. Vielleicht sind sie chronisch depressiv, weigern sich aber, etwas dagegen zu unternehmen. (Eine Randbemerkung zu Menschen, die unter Depressionen leiden: Das ist sicherlich kein Grund, eine Freundschaft zu meiden oder abzustreiten. Menschen machen schwierige Zeiten durch und können zeitweise nicht für Sie da sein, weil sie ihre eigenen Probleme haben. Es gibt Freunde, die depressiv sind und trotzdem eine Freundschaft pflegen, und andere, die einfach nicht die Kraft oder das Interesse haben, den Kontakt herzustellen oder etwas zurückzugeben. Wie belastend die Beziehung zu ihnen ist und ob diese Freunde alles tun, um ihre Depression zu überwinden, können nur Sie selbst beurteilen. Wenn sie nichts unternehmen, um ihr Befinden zu verbessern, können Sie wahrscheinlich erraten, was ich davon halte, zu viele davon auf der Liste zu haben.)

Weshalb verschwenden Sie Ihre Zeit mit Menschen, die Sie nicht glücklich machen? Eine Schar von Freunden zu haben, die auf emotionaler Ebene nicht für Sie da sind, ist keine neutrale Situation. Es geht nicht darum, dass Sie hohe Erwartungen in Menschen setzen sollten, die Sie nur einmal im Jahr bei der Weihnachtsfeier sehen oder mit denen Sie einmal im Quartal nach einer Vorstandssitzung etwas trinken gehen. Sie können nicht erwarten, dass diese Bekannten Ihr Sicherheitsnetz darstellen. Aber Menschen, die behaupten, gute Freunde zu sein, es aber nicht sind, richten jedes Mal, wenn Sie sie um Hilfe bitten und keine bekommen, emotionalen Schaden an.

Denkanstoß

Was haben Sie aus der Bewertung Ihrer Freundschaften gelernt? Ist alles so, wie es sein soll, müssen Sie noch mehr über das Thema nachdenken, oder sind Sie schockiert, weil Sie dachten, es sei alles in Ordnung, dem aber gar nicht so ist?

Warum beginnen manche Freundschaften fulminant, versanden dann aber schnell wieder?

Manchmal lernt man jemanden kennen und alles läuft wunderbar. Man telefoniert jede freie Minute miteinander, kann das nächste Treffen kaum erwarten und hat das Gefühl, dass die Begegnung mit dem anderen das eigene Leben verändert hat. Dieses Gefühl ist eine Art Verliebtheit. Man hält die so schnell gewonnene neue Freundin für etwas ganz Besonderes, für die eine unter Tausenden, und sie empfindet es genauso. Ein solches Gefühl ist berauschend und aufregend. Oft brennen diese hoch auflodernden Flammen nach einiger Zeit herunter und erwärmen uns als stetige kleine Flamme noch jahrelang das Herz. Die Freude, die Gegenseitigkeit und die Verbundenheit vertiefen sich, und man hat eine Freundin fürs Leben gewonnen. Das ist ein großes Glück.

Aber manchmal ist das erste Feuer auch ein Zeichen einer gestörten Beziehung, einer ungesunden Abhängigkeit voneinander. Sie werden in die tragische Lebensgeschichte Ihrer Freundin hineingezogen und sehen sich selbst als ihre Retterin. Sie braucht sehr viel Aufmerksamkeit, und Sie sind ihre Heilsbringerin. Meistens sind die Motivationen für eine Beziehung nicht so klar (wenn Sie nicht jemand sind, der sehr viel über sein Verhalten nachdenkt). Es fühlt sich einfach richtig (also vertraut) an: Ihr Drang, sich um das zu kümmern, was schwach und zerbrechlich ist, findet in dem Bedürfnis Ihrer Freundin, versorgt zu werden, seine Entsprechung. Es fühlt sich an, als ob alles perfekt zueinander passt, aber es ist völlig falsch.

Es fängt an, schiefzulaufen, wenn Sie mehr und mehr tun (und Ihre Freundin immer weniger tut) und es in puncto Fürsorge übertreiben. Vielleicht wissen Sie nicht, weshalb Sie nicht mehr dasselbe fühlen wie früher, und Sie fangen an, Ressentiments zu entwickeln. Deshalb verdoppeln Sie Ihre Anstrengungen. Ihre Freundin spürt vielleicht Ihren Wunsch, sich zurückzuziehen, und beginnt aus Angst, dass Sie sie fallen lassen könnten, weniger Forderungen zu stellen. Aber selbst wenn die Beziehung wieder ausgeglichener wird, werden ihre Bedürftigkeit und Ihre übertriebene Fürsorge die gesunden und positiven Aspekte der Beziehung ersticken.

Da Freundschaft keine wissenschaftliche Materie ist, lässt sich das Gleichgewicht des Gebens und Nehmens nur schwer messen. Es soll kein striktes »Wie du mir, so ich dir« sein (nach dem Motto: »Du übernimmst diese Woche die Telefonkosten, weil ich sie letzte Woche gezahlt habe.«), aber Sie sollten auch nicht die ganze Last tragen, während Ihre Freundin dasitzt und sich die Nägel feilt. Es sollte ein Gefühl der Ausgewogenheit und Fairness vorherrschen. Manchmal brauchen Sie vielleicht Hilfe, Feedback von Angehörigen oder anderen Freunden, um herauszufinden, was in einer Beziehung vor sich geht. Wenn Sie den Menschen vertrauen, deren Rat Sie gewöhnlich suchen, hören Sie ihnen aufmerksam zu. Oft können alle anderen in Ihrem Freundeskreis – außer Ihnen selbst – erkennen, dass Sie ausgenutzt werden. Wenn sich darin alle einig sind, legen Sie Ihre Scheuklappen ab oder nehmen Sie sich in Acht: Sie sind im Begriff, durch Ihre eigene Gutherzigkeit zu Fall gebracht zu werden.

Manchmal versanden Freundschaften, weil keiner der Beteiligten die Kommunikationsfähigkeit besitzt, um Probleme anzusprechen und zu lösen – und selbst bei den besten Freunden gibt es Probleme. Und gerade durch das Lösen von Problemen werden Beziehungen gefestigt. Wenn eine Freundin Sie verletzt und Sie es ihr nicht sagen, sondern erwarten, dass sie Ihre Gedanken liest, schaffen Sie die Voraussetzungen für ein Scheitern der Beziehung. Wie kann eine Freundschaft Probleme überstehen, wenn zwei Freunde sich scheuen, ihre Bedürfnisse zum Ausdruck zu bringen? Beziehungen versanden auch wegen Grenzen, die nie überschritten werden. Zweijährige durchlaufen eine Phase des sogenannten Parallelspiels, in der sie nebeneinander ihren Aktivitäten nachgehen, ohne wirklich Kontakt zueinander aufzunehmen. Erwachsene haben oft auch solche

Denkanstoß

Wer ist in Ihren Beziehungen der Fürsorgliche, Sie oder Ihre Freunde? Haben Sie »Parallelspiel«-Beziehungen ohne Tiefe? Sind problematische Situationen in Ihren Beziehungen schwer zu überwinden, weil Sie außerstande sind, über verletzte Gefühle zu sprechen, und sich Freunde aussuchen, die in dieser Hinsicht auch eingeschränkt sind?

»Spielgefährten«: Menschen, mit denen sie etwas unternehmen, aber keine echte Nähe erleben. Beim Abendessen erzählen Sie von Ihrer Woche und die Bekannte von ihrer, ohne dass Herz oder Verstand sich treffen. Diese Art von Beziehung hat eine kurze Lebensdauer, weil nichts dahinter ist.

Was macht eine gesunde Freundschaft aus?

Eine gesunde Freundschaft ist wie jede andere Beziehung: Sie lässt Sie aufblühen und Sie sind froh darüber, den anderen zu kennen. Natürlich gibt es Situationen, in denen Sie sich fragen, weshalb Sie ausgerechnet mit dieser Person befreundet sind: Sie ist so wählerisch in Bezug auf Restaurants; seine Unentschlossenheit macht Sie wahnsinnig; sie hat eine Vorliebe für Barockmusik, während Sie auf Hardrock stehen; warum kann er sich nicht einfach irgendwo niederlassen, statt alle paar Jahre umzuziehen; sie liest nie die Zeitung und interessiert sich kein bisschen für Politik. Der Grund für die Unterschiede liegt darin, dass Sie zwei voneinander unabhängige Menschen sind.

Das Ziel besteht nicht darin, die Unterschiede auszumerzen, sondern sie aufzulösen oder mit ihnen zu leben. Die Frage ist, wie das geschieht. Freunden sollte es nicht gleichgültig sein, wenn sie Sie verletzt haben (das setzt natürlich voraus, dass Sie es ihnen sagen, nicht wahr?), und sie sollten sich sehr bemühen, Sie nicht zu kränken. Ihre Freunde sollten ebenso viel Interesse an Ihnen zeigen wie Sie an ihnen, sie sollten kompromissbereit sein, und es sollte ein zwangloses Geben und Nehmen herrschen. Eines der wichtigsten Dinge, die Freunde tun, besteht darin, einen sicheren Raum für das gegenseitige Offenbaren von Gefühlen zu schaffen. Sie müssen einander vertrauen und sich selbst erlauben, authentisch zu sein, das heißt, die Gefühle des anderen anerkennen und ehrliches, taktvolles Feedback geben. Am wichtigsten aber ist (insbesondere für nette Frauen) – bitte ein Trommelwirbel –, dass Freunde emotional sehr gut füreinander sorgen. In einer zuverlässigen Freundschaft herrscht ein Gefühl der Ausgewogenheit, der Gegenseitigkeit, der annähernd gleichmäßigen Verteilung – nicht weil jeder genau gleich viel gibt, sondern weil sich die Bemühungen im Laufe der Zeit ausgleichen.

Wenn Sie nicht wenigstens zu ein paar Menschen in Ihrem Leben eine solche Beziehung haben, ist es kein Wunder, dass Sie gestresst sind. Denn Sie haben nicht nur keinen Menschen, mit dem Sie offen über Ihre Probleme reden können, sondern Sie laden sich wahrscheinlich auch noch die Probleme *anderer* Menschen auf, wodurch eine doppelte Belastung für Sie entsteht. Deshalb ist es so wichtig, sowohl für andere zu sorgen als auch von anderen Fürsorge zu erfahren. Vertrauen verringert Stress, was wiederum die Neigung verringert, bei emotionalen Turbulenzen Trost im Essen zu suchen (damit wir nicht vergessen, dass es in diesem Buch ums Essen geht).

Zu den traurigsten Aspekten meiner Arbeit gehört die Begegnung mit Klienten, die nie eine positive, gesunde Beziehung hatten. Echte Intimität ist für sie zu beängstigend oder fremd oder erfordert Fähigkeiten, die sie nicht besitzen. Viele schrecklich nette Frauen bezahlen einen Profi dafür, dass er sich wie ein Freund verhält, und schütten ihm ihr Herz aus, würden aber niemals mit Menschen aus ihrem sozialen Umfeld über die Details ihres Lebens sprechen. Daraus schließe ich, dass sie darauf vertrauen, dass ein Therapeut sie ernst nehmen und ihnen aufmerksam zuhören wird, während sie Menschen, die dafür nicht bezahlt werden, dieses Vertrauen nicht entgegenbringen. Es bricht einem das Herz.

Falls Sie nicht sicher sind, wie Sie Ihre Freunde einstufen sollen, helfen Ihnen vielleicht die nachfolgenden Fragen weiter. Doch Vorsicht: Es fällt Ihnen wahrscheinlich schwer, zuzugeben, dass Sie ein menschlicher Fußabstreifer oder zu leichtgläubig waren, dass Sie sich leicht vereinnahmen und ebenso leicht wieder abschütteln lassen, dass Sie mehr gegeben als bekommen haben. Dies ist nicht der richtige Zeitpunkt für Reue und Bedauern. Sie können sich später selbst geißeln (was Sie aber hoffentlich nicht tun werden). Seien Sie jetzt einfach nur ehrlich und neugierig auf Ihre eigenen Antworten und werten Sie nicht. Es war nicht Ihre Absicht, sich ausnutzen zu lassen. Sie besaßen einfach nicht die erforderlichen Fähigkeiten und die entsprechende Einstellung, um die Spreu vom Weizen zu trennen. Sie lernen dazu. Und was war, ist nicht zu ändern.

Während Sie die folgenden Fragen durchlesen, sollten Sie in zwei Richtungen denken: Zum einen sollten Sie sich fragen, welches Gefühl Sie in Bezug auf Ihre Freundschaften im Allgemeinen haben, zum anderen, wie Ihre Beziehung zu jeder einzelnen Person aussieht, die Sie Ihren Freund beziehungsweise Ihre Freundin nennen.

- Verbringen Sie viel Zeit damit, sich die Probleme Ihrer Freunde anzuhören?
- Geben Sie immer wieder Ratschläge, die nicht beherzigt werden, und hören jede Woche (oder schlimmer: Jahr für Jahr) dieselben Klagen?
- Halten Sie Verabredungen (zum Abendessen, zu Konzerten, ins Kino oder Ähnliches) gewissenhaft ein, müssen aber feststellen, dass Freunde Verabredungen oft aus nichtigen Gründen platzen lassen?
- Denken Sie im Allgemeinen daran, Freunden zu besonderen Anlässen Karten zu schicken oder etwas zu schenken, während sie Ihre Anlässe vergessen oder erbärmliche Ausreden für ihre Vergesslichkeit haben?
- Haben Sie Freunde, die sich die Freiheit nehmen, vollkommen ehrlich zu sein und alles zu sagen, was sie wollen, auch wenn es Sie verletzt, die aber sehr verstimmt sind, wenn Sie ihnen das geringste negative Feedback geben?
- Sind Ihre Freunde doppelzüngig und reden hinter Ihrem Rücken über Sie?
- Missbrauchen Ihre Freunde Ihr Vertrauen und verraten ohne guten Grund Ihre Geheimnisse?
- Nehmen Ihre Freunde etwas auf sich, um für Sie da zu sein, so wie Sie es für sie tun?
- Führen Sie Gespräche mit Freunden, bei denen Sie kein einziges Mal gefragt werden, wie es Ihnen geht oder was es bei Ihnen Neues gibt?

- Wird Ihre Freundin wütend, zeigt Ihnen die kalte Schulter oder macht herablassende Bemerkungen, wenn Sie nicht ihrer Meinung sind?
- Setzen Ihre Freunde sich für Dinge ein, die in *Ihrem* Interesse sind, auch wenn es ihrem eigenen Interesse widerspricht?
- Sind Ihre Freunde unzuverlässig – mal beste Freunde und mal selbst mit Bluthunden und einem Privatdetektiv nicht aufzuspüren?

Wenn Sie mit der Qualität oder Quantität Ihrer derzeitigen Freundschaften nicht zufrieden sind, müssen Sie nicht verzweifeln. Wenn Sie aufhören, übertrieben nett zu sein, und anfangen, zu beurteilen, ob Menschen Ihre großzügig verteilten Gaben verdienen, werden sich Ihre Beziehungen von Grund auf verändern. Sie werden möglicherweise einige angebliche Freunde verlieren, aber dadurch wird Raum für wirklich enge Vertraute geschaffen. Denken Sie daran: Wenn Sie sich mit dem Status quo zufriedengeben, sind Sie nicht offen für die Begegnung mit neuen Menschen, die Ihnen mehr zu bieten haben.

Freundschaften zu schließen ist Arbeit. Es bedeutet, Menschen zu suchen, die zu Ihnen passen, und ihnen dann eine Art Probezeit zuzugestehen, während derer sie sich Ihrer würdig erweisen müssen. Das heißt nicht, dass Sie ihr Verhalten bis ins kleinste Detail analysieren und beurteilen müssen. Aber Sie müssen sehr genau auf Warnsignale achten und die Betreffenden auf die Probe stellen. Beobachten Sie, wie sie mit anderen Menschen umgehen, bringen Sie etwas über ihre (früheren oder derzeitigen) anderen Freundschaften in Erfahrung. Achten Sie genau darauf, wie Sie sich in ihrer Gegenwart (und ohne sie) fühlen. Wenn Sie sich in ihrer Nähe unruhig fühlen, stimmt etwas nicht. Dasselbe gilt, wenn Sie sich ständig nach ihrer Bestätigung sehnen und sie um jeden Preis zufriedenstellen wollen. Das ist keine gute Voraussetzung für eine echte, dauerhafte Freundschaft. Freundschaften bringen das Beste in Ihnen zum Vorschein und machen Ihr Leben leichter, nicht schwerer.

Weshalb treibt mich meine Nettigkeit gegenüber Freunden zum Essen?

Es gibt einige Faktoren, die sich in diesem Zusammenhang negativ auswirken. Zum einen wird Essen Ihr bester Freund, wenn Sie nicht genug Gefährten und Vertraute haben. Statt Connie, Anna, Stefan oder Sven anzurufen, wenn Sie in der Klemme stecken oder das seelische Tief überwinden wollen, in dem Sie sich seit Ihrer letzten Trennung befinden, umgeben Sie sich mit Freunden namens Dr. Oetker, Hanuta, Magnum oder Milka. Wenn Sie regelmäßig Essen als Ersatz für Menschen nutzen, weil Sie nicht genug enge Freunde oder Angst davor haben, andere zu belasten oder von ihnen abhängig zu sein, läuft etwas ernsthaft schief. Die Wahl, die Sie treffen, hält Sie in der Isolation und bietet Ihnen keine echte Hilfe, ja, sie trägt sogar zur Verschlimmerung Ihrer Probleme bei.

Weshalb treibt mich meine Nettigkeit gegenüber Freunden zum Essen?

Gestörte Beziehungen treiben Sie noch auf eine andere Weise in Richtung Vorratskammer: Wenn Sie sich nicht von anderen helfen lassen, verausgaben Sie sich und geraten in totalen Stress. Und Sie wissen ja, wo Sie Trost suchen, wenn das geschieht. Da Sie bestrebt sind, kein Aufhebens um sich zu machen, sich keine Feinde zu schaffen und es allen recht zu machen, wird der Druck so unerträglich, dass Sie, wenn Sie kurz vor der Explosion stehen, nach dem greifen, was am schnellsten erreichbar ist: Essen. Sie brauchen sofortige Befriedigung, und die lacht Ihnen aus all diesen kleinen Tüten und Packungen entgegen. Indem Sie zulassen, dass Sie sich verausgaben, schaffen Sie die Voraussetzungen dafür, dass Sie abstürzen – direkt in den Käsekuchen.

Und schließlich treiben unbefriedigende Freundschaften Sie auch durch die Art und Weise, wie in Ihrem Umfeld Essen und Gewicht bewertet wird, den süßen Verlockungen in die Arme. In bestimmten Kreisen sind Essen und Fett der Feind, und in dem Bemühen, dazuzugehören, versuchen Sie vielleicht zu schnell abzunehmen oder schlanker zu werden, als es für Ihren Körper richtig ist. Durch den Wunsch, dazuzugehören, kann ein ungeheurer Druck entstehen. Und statt von Freunden dabei unterstützt zu werden, Ihren Körper zu akzeptieren, umgeben Sie sich mit Menschen, die Ihnen auf subtile (oder weniger subtile) Art zu verstehen geben, dass Sie fit sein müssen, um eine von ihnen zu sein. Wenn Ihre Freundschaften andererseits durch das Essen zusammengehalten werden und um dieses Thema kreisen, haben Sie möglicherweise nicht den Mut, bei den Treffen mit Ihren Freunden Ihr Verhalten zu ändern oder sich von der alten Clique zu lösen. Vielleicht haben Sie zu viel Angst davor, dass Sie die Gefühle der anderen verletzen könnten oder dass sie von ihnen für egoistisch oder arrogant gehalten werden, nur weil Sie sich nun selbst etwas Gutes tun wollen!

> ### Manifest wider das Nettsein im Freundeskreis
> *Gebote*
> - Kümmern Sie sich um Menschen, die Sie mögen und die Ihnen am Herzen liegen.
> - Erwarten Sie von Freunden, dass sie emotional ausgeglichen sind, über sich selbst nachdenken und an der Überwindung ihrer Probleme arbeiten.
> - Erwarten Sie von Freunden, dass sie zuhören, Ihretwegen keine Mühe scheuen und Ihnen Anerkennung, Verständnis, guten Rat und erbetenes (beziehungsweise, wenn Sie im Begriff sind, sich selbst zu schaden, auch nicht erbetenes) Feedback geben.
> - Wählen Sie Menschen aus, die ihre eigenen Bedürfnisse und Wünsche hintanstellen können und in Ihrem Interesse handeln.
> - Ermutigen Sie Freunde, auf taktvolle, angemessene Weise ihre aufrichtigen Gefühle offenzulegen, auch wenn ihre Worte Sie verletzen.
> - Gehen Sie davon aus, dass authentische Kommunikation mit Freunden nicht automatisch stattfindet, sondern Zeit, Engagement, Vertrauen, Mut und Energie erfordert.

- Umgeben Sie sich mit Menschen, die Feedback verkraften, damit Sie erlittene Kränkungen nicht mit sich herumschleppen und Ihre Gefühle mit Essen besänftigen müssen.
- Sorgen Sie dafür, dass Sie genug Freunde haben, um nicht alles auf eine Karte setzen zu müssen, und dass Sie verschiedene Arten von Beziehungen für unterschiedliche Bedürfnisse und Aktivitäten (Freizeitgestaltung, persönliche Gespräche oder Ähnliches) haben.
- Akzeptieren Sie, dass Ihre Freunde nicht perfekt sind und Sie selbst auch nicht.
- Erwarten Sie, dass Freunde ihren Teil zum Aufbau einer wunderbaren Beziehung beitragen.
- Seien Sie sich darüber im Klaren, dass Sie im Laufe Ihres Lebens immer wieder neue Freunde finden und alte verlieren werden, und vertrauen Sie darauf, dass Sie immer gute Freunde haben werden, solange Sie es wollen und sich darum bemühen.

Verbote
- Behalten Sie Freunde nicht deshalb, weil sie Ihnen leidtun oder weil Sie Angst davor haben, sich von ihnen zu lösen.
- Akzeptieren Sie nicht die ständigen Ausreden von Menschen, die Ihre vernünftigen Erwartungen im Hinblick auf Freundschaft nicht erfüllen.
- Setzen Sie sich nicht weiterhin für Menschen ein, die Ihre Fürsorge nicht erwidern.
- Halten Sie keine Beziehungen aufrecht, in denen eine

Freundin von Ihnen erwartet, dass Sie eine Mutterrolle übernehmen, es nie zugeben kann, wenn sie sich geirrt hat, sich dauerhaft in der Opferrolle sieht oder immer das letzte Wort haben muss.
- Tragen Sie keine Scheuklappen, ignorieren Sie Warnsignale nicht, und verschließen Sie nicht die Augen vor der Wahrheit über angebliche Freunde.
- Glauben Sie nicht, dass Sie keine Freunde brauchen und sich immer ohne Hilfe emotionale Selbstfürsorge geben können.
- Verbringen Sie nicht viel Zeit mit Menschen, in deren Gesellschaft Sie sich nicht wohlfühlen oder die keine Bereicherung für Sie sind.
- Versuchen Sie nicht, die Probleme Ihrer Freunde zu lösen, sondern unterstützen Sie sie dabei, sie selbst zu lösen.
- Lassen Sie sich nicht von anderen dazu drängen, die Freundschaft mit einer bestimmten Person aufrechtzuerhalten, wenn das nicht in Ihrem eigenen Interesse ist.
- Befassen Sie sich nicht mit Menschen, die nicht über sich selbst nachdenken, die nicht über sich selbst lachen können und die sich weigern, therapeutische Hilfe in Anspruch zu nehmen, wenn sie unter ernsten psychischen Störungen leiden.
- Pflegen Sie keinen Umgang mit Freunden, die unter einer schwarzen Wolke zu leben glauben. Sie werden Ihnen nur das Gefühl geben, hilflos zu sein, und Sie in eine fürsorgliche Rolle drängen.

So, das war's. Ein weiterer Bereich Ihres Lebens ist unter die Lupe genommen worden, und Sie haben es überlebt. Jetzt wissen Sie, wie Sie es vermeiden können, zu Angehörigen und Freunden zu nett zu sein. Natürlich können Sie nicht heute alle Veränderungen vornehmen, die nötig sind, um übertriebenes Nettsein zu überwinden und Ihre Beziehung zum Essen zu verbessern, aber morgen (und übermorgen und überübermorgen) ist ja auch noch ein Tag.

Hausaufgabe
Rufen Sie jemanden an, den Sie gern (besser) kennenlernen würden.

Porträt einer netten Frau

Clarice heute
Clarice ist eine 66 Jahre alte, alleinstehende pensionierte Lehrerin, die von ihrer Kardiologin an mich überwiesen wurde, nachdem sie bei ihr leichte Herzprobleme festgestellt hatte, die sie auf Stress zurückführte. Stress? Was kann denn stressig daran sein, verzweifelt von jedem geliebt werden zu wollen? Clarice gibt zu, ein »weiches Herz zu haben, das mich in Schwierigkeiten bringt«. In ihrem Freundeskreis ist sie Gastgeberin jeder Party, Chauffeurin für jeden, der zum Arzt gefahren oder vom Flughafen abgeholt wer-

den muss, die Schulter, an der sich jeder ausheult, und die Bank für jede Freundin, die einen Kredit braucht. Gut, dass sie pensioniert ist – sie hätte ja gar keine Zeit für einen Job.

Wenn ich Clarice frage, ob ihre Freunde so viel für sie tun, wie sie für ihre Freunde, zuckt sie mit den Schultern oder wechselt das Thema. Es ist extrem schwierig für sie, mit dem Geben aufzuhören und mit dem Nehmen anzufangen. Sie erklärt mir, dass es genetisch bedingt sei, dass ihre Mutter und ihre beiden Schwestern genauso seien. Bei den wenigen Gelegenheiten, bei denen sie ehrlich über ihre Ängste gesprochen hat, hat sie zugegeben, dass sie »andere nicht enttäuschen möchte«. Wenn ich frage, wen sie nicht enttäuschen möchte, zuckt sie wieder die Schultern – einfach jeden. Sie fragt sich nie, ob sie sich selbst enttäuscht, und wäre nicht zu mir in die Praxis gekommen, wenn sie nicht Herzprobleme bekommen hätte.

Sie mag an sich selbst am liebsten, dass sie eine gute Zuhörerin ist, und das ist sie wirklich – sie hört sich die Probleme all ihrer Freunde an und gibt fundierte Ratschläge, mit denen sie mich wahrscheinlich arbeitslos machen könnte, wenn sie beschließen würde, es professionell zu betreiben. Clarice kann die Probleme und Schwierigkeiten ihrer Freunde erstaunlich gut analysieren, aber sie hat kaum Interesse daran, ihre psychotherapeutischen Fähigkeiten einzusetzen, um sich selbst zu verstehen und in ihrem eigenen Leben Verbesserungen zu erzielen. Jedes Mal, wenn sie mich ein kleines Stück von Clarice sehen lässt, wirkt sie verlegen und beeilt sich dann, das Gespräch auf ein anderes Thema zu lenken.

Clarice kann sich nicht erinnern, je »normalgewichtig« gewesen zu sein. Sie weiß, dass sie schon als Kind und als Jugendliche mollig war, im College »aufging wie ein Hefeteig« und immer mindestens Größe 44 trug. Sie behauptet zwar, abnehmen zu wollen, kocht aber ebenso gern, wie sie isst. Für sich zu kochen ist die einzige Art der Selbstfürsorge, die sie sich angedeihen lässt. Sie ist zwar keine Fastfood-Esserin, liebt aber Pasteten, Nudeln, Käse und Sahnesoßen. Clarice ist nur schwer dazu zu bewegen, über die Gefühle zu sprechen, die sie belasten. Aber ich weiß, dass sie unter ihrer ansprechenden Oberfläche einsam und möglicherweise deprimiert ist und sich unbehaglich fühlt, wenn sie sich nicht um jemanden kümmern kann.

Clarice als Kind
Wie viele nette Frauen wuchs Clarice mit einem alkoholabhängigen Elternteil auf: ihrer Mutter. Die beiden jüngeren Schwestern von Clarice sind bereits verstorben, eine an Diabetes, die andere am Alkoholismus. Ihr Vater arbeitete zuerst als Maler, dann als Hausmeister in einer Schule. Ihre Mutter war Lehrerin,

sie arbeitete tagsüber und trank abends regelmäßig. Clarice, ihre Mutter und ihre Schwestern kochten alle gern und hatten gemeinsam viel Freude in der Küche beim Zubereiten üppiger Mahlzeiten. Nach dem Abendessen war es Clarices Aufgabe, sich um ihre Schwestern zu kümmern und sie zu Bett zu bringen. Anschließend tat sie dasselbe mit ihrer Mutter, während der Vater fernsah oder die Zeitung las.

In der Familie wurde kaum oder gar nicht über Gefühle geredet. Hätten Clarice und ihre Schwestern über die Trunksucht der Mutter und die Gleichgültigkeit ihres Vaters gesprochen, wäre ihr vielleicht bewusst geworden, dass sie in ihrem Kummer nicht allein war. Aber Clarice hielt es für ihre Pflicht, ihre Schwestern vor Schmerz und Unglück zu bewahren, und sie trug die familiäre Bürde allein. Wenn es etwas außerhalb des Kochens gab, das ihr zu Hause Spaß machte, war es das Gefühl, Verantwortung zu tragen und geschätzt zu werden. Sie wusste (oder glaubte zu wissen), dass ohne sie die Familie zerbrechen würde.

Clarice lernt, nicht mehr nett zu sein
Ich sprach mit Clarice oft über das Verhältnis zwischen der Fürsorge für ihre Freunde und der Selbstfürsorge. Das Schwierigste bei ihr war die völlige Verdrängung negativer Empfindungen. Sie begann nur sehr langsam, Gefühle anzuerkennen: Ja, sie fühle

sich ein bisschen ausgenutzt. Ja, sie wünsche sich hin und wieder, dass ihre Freunde ihre Fürsorge erwiderten, und, ja, sie sehne sich nach jemandem, an den sie sich anlehnen könne. Natürlich trafen wir jedes Mal, wenn wir eines dieser Themen berührten, einen Nerv, der uns in die Vergangenheit zurückführte – zu ihrer Mutter und in geringerem Maß auch zu ihrem Vater. Weil sie emotional nicht für sie da waren, kamen bei Clarice drei Verhaltensmuster zum Tragen: Entweder begrub sie ihre eigenen Gefühle, indem sie anderen das gab, was sie selbst brauchte (Liebe, Fürsorge, Aufmerksamkeit und Ähnliches), oder sie gab vor, so stark und kompetent zu sein, dass sie überhaupt keine Bedürfnisse hatte – oder sie aß, um nichts zu fühlen.

Eine der besten Entscheidungen, die Clarice traf, war, regelmäßig ins Fitnessstudio zu gehen. Sie fand ein Studio in ihrer Nähe und trainierte dort mit großem Eifer. Obwohl sie zunächst keine nennenswerte Gewichtsveränderung bemerkte, wurde ihr bewusst, dass es in Ordnung ist, etwas für sich selbst zu tun und trotzdem noch für andere da zu sein. Sobald sie auf den Geschmack gekommen war, nahm sie sogar zwei Freundinnen mit. Wir gingen ihre Essprobleme an, indem wir mithilfe eines Ernährungstagebuchs, das sie gewissenhaft führte, festhielten, wann und weshalb sie aß. Sie begann allmählich einzusehen, dass

> viele ihrer Koch- und Essanfälle Versuche darstellten, unangenehme Gefühle wie Enttäuschung, Einsamkeit und allgemeine Unzufriedenheit mit ihrem Leben abzuwehren. Es überrascht kaum, dass sie anfing, weniger zu essen, sobald sie begann mehr zu fühlen.

So geht es weiter

Im nächsten Kapitel geht es um folgende Themen:
- Wie Sie die Voraussetzungen dafür schaffen, dass Sie für Kollegen oder den Chef zu viel tun
- Wie Sie Ihre Neigung überwinden, bei der Arbeit eine fürsorgliche Rolle zu übernehmen
- Wie Sie ungesundes Essen bei der Arbeit vermeiden

Sehe ich aus wie Mutter Teresa? – Selbstbehauptung bei der Arbeit

Etwa die Hälfte Ihrer wachen Zeit verbringen Sie an Ihrem Arbeitsplatz. Sofern Sie Ihre Arbeit nicht völlig allein erledigen und kaum je mit anderen menschlichen Wesen in Kontakt kommen, müssen Sie als Mensch mit einer Neigung zu übertriebenem Nettsein sehr auf der Hut sein. Wenn Sie nicht mit Vorgesetzten, Kollegen und Untergebenen zu tun haben, dann sind es Lieferanten, Händler und Kunden, die die Mutter Teresa in Ihnen ansprechen.

Es gibt zahllose Möglichkeiten, bei der Arbeit übertrieben nett zu sein. Fast alle haben mit einer anlagebedingten Unfähigkeit zu tun, das einfachste aller einsilbigen Wörter – Nein – hörbar auszusprechen. Manchmal hätten Sie geschworen, Nein gedacht zu haben, und wundern sich darüber, dass auf unerklärliche Weise doch ein Ja aus Ihrem Mund entschlüpft ist. Bei anderen Gelegenheiten nicken Sie bereits heftig, bevor eine Bitte oder Forderung auch nur vollständig ausgesprochen wurde. Glücklicherweise wird dieses Buch Ihnen die Werkzeuge an die Hand geben, mit denen Sie diese selbstzerstörerischen Impulse hinter sich lassen können.

Weshalb können Sie nicht anders, als bei der Arbeit Ja zu sagen? Weshalb können Sie Verhaltensweisen, die Sie ständig in Schwierigkeiten bringen, indem sie Ihren Stresspegel anheben, nicht ablegen? Die Antwort ist einfach: Die Arbeit ist nicht nur ein Mikrokosmos, in dem sich die sonst in Ihrem Leben vorherrschenden Interaktionsmuster widerspiegeln, sie stellt auch eine Art Kopie der alten Schablone dar, die während Ihrer Kindheit innerhalb der sozialen Struktur Ihrer Ursprungsfamilie entstanden ist. Zur Erinnerung: Durch eine Schablone werden Verhaltensmuster festgelegt, aus denen bald Gewohnheiten und automatische Reaktionen werden. Es ist ganz natürlich, bei der Arbeit innerhalb einer Gruppe (in einem kleinen Büro, einem Großunternehmen, einem Krankenhaus, einer Schule, Behörde oder Ähnliches) unbewusst so zu reagieren, wie man es während der prägenden Jahre innerhalb der Ursprungsfamilie getan hat. Die Familie ist die allererste soziale Gruppe, in der wir leben. Durch jeden formellen oder informellen Zusammenschluss von Menschen, mit dem wir später zu tun haben, kann – im guten wie im schlechten Sinne – die Originalschablone abgerufen werden.

Ein Beispiel: Nehmen wir an, Ihr Vater war ein jähzorniger Typ, der keinen Widerspruch duldete, und Sie lernten, im familiären Boot-Camp zu überleben, indem Sie unsichtbar blieben und den Mund hielten. Sie hielten sich entweder in Ihrem Zimmer oder außer Haus auf, verbrachten viel Zeit in Ihrem Kopf und versuchten, sich so weit wie möglich der Aufmerksamkeit Ihres Vaters zu entziehen. Ein paar Jahrzehnte später arbeiten Sie mit einer Chefin zusammen, die immer das letzte Wort haben muss und jeden in der Luft zerreißt, der ihr zu widersprechen wagt. Welche Gefühle weckt sie in Ihnen? Was glauben Sie, wie Sie reagieren, wenn es eine Meinungsverschiedenheit zwischen

Ihnen beiden gibt und Ihre Chefin einen Wutanfall bekommt? Ich würde darauf wetten, dass Sie erstarren, sich fassungslos zurückziehen oder in Ihrem Büro Zuflucht suchen, um sich in düsteren Rachefantasien zu ergehen und auf der Suche nach den Smarties, die Sie letzten August versteckt haben, Ihre Schubladen zu durchwühlen.

Es ist eine Tatsache, dass Menschen bei der Arbeit genauso reagieren wie früher in der Familie, sofern sie nicht eine gründliche Therapie hinter sich gebracht und hart an einer Veränderung ihrer Persönlichkeit gearbeitet haben. Und wenn Sie früher nett sein mussten, um nicht in der Hundehütte zu landen, dann werden Sie sich auch jetzt wieder so verhalten.

Denkanstoß

Sind Sie bei der Arbeit eine Jasagerin? Können Sie erkennen, wie Ihre Erfahrungen in der Ursprungsfamilie Sie dazu gemacht haben? Wie fühlen Sie sich, wenn Sie Ihre wahre Meinung nicht hinunterschlucken? Wie fühlen Sie sich, wenn Sie es tun?

Werden Sie mich finanziell unterstützen, wenn ich wegen Aufbegehrens gefeuert werde?

Ich fürchte, nein, aber die Frage zeigt, welche Ängste Sie mit selbstbewusstem Auftreten verbinden. Da uns die Erfahrung eindeutig lehrt, dass Nettsein wohlwollende Reaktionen und Nicht-Nettsein Sanktionen nach sich zieht, wissen die meisten von uns, wie sie sich verhalten müssen, um ihren Broterwerb nicht zu gefährden. Ein emotional ausgeglichener Mensch genießt es, Bestätigung zu erfahren, und versucht, nett zu sein, weiß aber auch, dass er Ablehnung aushalten kann, wenn es um eine wichtige Sache geht. Er tut meist das, was in seinem Interesse ist, das heißt, er ist sich darüber im Klaren, dass manche Leute enttäuscht oder verärgert sein werden, wenn er Nein sagt.

Aber diese Art von Sozialisation haben nette Frauen wie Sie nicht erfahren. Sie sind nett, weil Sie Angst davor haben, nicht nett zu sein. Wenn Sie das Pech hatten, mit einem Elternteil (oder zwei) aufzuwachsen, der Sie unfair behandelt hat (physisch oder emotional bestrafte, zurückwies oder im Stich ließ), weil ihm nicht gefiel, was Sie zu sagen hatten, wurden Sie auf Nettsein konditioniert. Wenn das Ablehnen von Bitten oder Forderungen negative Konsequenzen hatte, wenn das Infragestellen von Autorität Liebesentzug zur Folge hatte, wenn eigenständiges Denken Distanzierung, Demütigung oder Ausschluss aus der Familieneinheit nach sich zog, haben Sie sich angepasst und mitgespielt, um dazuzugehören. Sie funktionierten im

Überlebensmodus, was zum damaligen Zeitpunkt eine gute Entscheidung war.

Problematisch ist, dass Sie sich auch jetzt noch – obwohl Sie vielleicht bereits mehrere akademische Grade erworben und sich auf Ihrem Gebiet einen Namen gemacht haben – innerlich wie eine Dreijährige fühlen und sich davor fürchten, bei der Arbeit und in den meisten anderen Situationen Sand ins Getriebe zu streuen. Obwohl Ihr Chef, Ihre Kollegen oder Untergebenen möglicherweise nur halb so alt sind wie Sie, benehmen Sie sich in ihrer Gegenwart immer noch wie das Kleinkind, das sich so dringend nach Liebe und Anerkennung sehnt, dass Sie rationale Erwägungen und Selbstfürsorge außer Acht lassen, um sie zu bekommen. Noch problematischer ist, dass es Ihnen in den meisten Fällen gar nicht bewusst ist, dass Ihr inneres Kind die Fäden zieht. Wie können Sie das Drehbuch neu schreiben, wenn Sie den Handlungsverlauf und die Interaktion zwischen den Personen nicht kennen?

Ich will nicht behaupten, dass es immer die optimale Lösung ist, seine Meinung zu äußern. Es geht darum, mehrere Möglichkeiten zu haben und diejenige zu wählen, die in der jeweiligen Situation am wirkungsvollsten ist. Es ist ein Unterschied, ob Sie einem liebenswürdigen Chef erklären müssen, dass Sie eine bestimmte wichtige Aufgabe nicht allein erledigen können und Hilfe brauchen, oder ob Sie das Thema gegenüber einem Vorgesetzten ansprechen müssen, der Sie ohnehin nicht besonders schätzt und gerade im Begriff ist, über Entlassungen aufgrund von Budgetkürzungen zu entscheiden. Es kommt hier auf die Wahlmöglichkeiten an: Sie sind in der Lage, Ihre Meinung zu äußern, nutzen aber Ihr Urteilsvermögen, um zu entscheiden, wann und wo Sie es tun. Netten Frauen bereitet es Unbehagen, selbstsicher aufzutreten, und sie leben fast immer im Schutz- oder Überlebensmodus, auch wenn es nicht mehr nötig ist.

Auf welche Weise übertreibe ich das Nettsein bei der Arbeit?

Leider gibt es davon ziemlich viele Varianten. Ich möchte Sie nochmals daran erinnern, dass die Bereitschaft, seinen fairen Anteil beizutragen und es hin und wieder vielleicht sogar einmal zu übertreiben, eine durchaus wünschenswerte Eigenschaft von Mitarbeitern ist. Hier und da eine Überstunde zu machen, freiwillig Aufgaben zu übernehmen oder gelegentlich sogar verhasste Arbeiten zu erledigen, die sich sonst niemand aufbürden will, zeugt von Eigeninitiative, Mumm, Teamgeist, Energie, Führungsqualitäten und Engagement. Wenn Sie diese Dinge aus den richtigen Gründen tun, sind Sie stolz auf sich und werden von anderen zu Recht bewundert – und möglicherweise sogar als Vorbild gesehen. Aber es ist wenig erstrebenswert, sich das Etikett eines Dummkopfs, Gutmenschen, Prügelknaben oder Heiligen anheften zu lassen.

Es folgen einige Fallen bei der Arbeit, in die nette Frauen allzu leicht tappen. Es bestehen Zusammenhänge und Gemeinsamkeiten zwischen ihnen, da alle auf falschen Annahmen und unbegründeten Ängsten basieren. Falls Sie sich darin wiedererkennen, greifen Sie bitte nicht zum Lederriemen. Es ist besser, darüber zu schmunzeln oder traurig darüber zu sein, dass Sie sich all die Jahre selbst geschadet haben. Verurteilen Sie dieses Verhalten nicht. Es war ursprünglich eine Anpassung, die Sie als Überlebensstrategie eingesetzt haben, weil Sie keine wirksameren Verhaltensweisen kannten.

Sie sind nicht in der Lage, Bitten oder Forderungen abzulehnen, ohne sich schuldig zu fühlen

Dies ist eines Ihrer Hauptprobleme, das unglaublich viel Stress verursacht. Die meisten Entscheidungen in Ihrem Leben – bei der Arbeit und außerhalb der Arbeit – sind durch Schuldgefühle oder die Angst vor Schuldgefühlen motiviert, das heißt, Sie operieren in einer Art Kamikazemodus. Sie sollten lernen, auf Bitten oder Forderungen logisch zu reagieren, indem Sie sich folgende Fragen stellen: Habe ich die Zeit, Energie, Kompetenzen oder Ressourcen beziehungsweise das Interesse daran, diese Bitte oder Forderung zu erfüllen? Welche realen Konsequenzen hat es, wenn ich sie erfülle? Welche realen (nicht imaginären) Konsequenzen hat es, wenn ich sie nicht erfülle? Sie können eine Situation nicht rational analysieren, wenn Sie mit jeder Faser Ihres Seins davor zurückschrecken, jemanden zu enttäuschen oder ihren lächerlich perfektionistischen Maßstäben nicht gerecht zu werden – und wenn Ihr Hauptantrieb darin besteht, Konflikten und emotionalem Stress aus dem Weg zu gehen.

Führen Sie sich vor Augen, in welche Lage Sie sich bringen: Wenn Sie es nicht ertragen können, sich schuldig zu fühlen, werden Sie niemals Nein sagen, bevor Sie nicht mit dem Rücken zur Wand stehen – will heißen, bevor Sie nicht völlig außer Gefecht sind, keinen Finger mehr rühren und nicht mehr sprechen können. Aber wahrscheinlich werden Sie sogar noch mit dem letzten Atemzug durch Blinzeln Ihre Zustimmung zum Ausdruck bringen. Ganz im Ernst: Wenn Sie in Ihrem eigenen Interesse handeln wollen, wenn jemand Forderungen an Sie stellt, haben Sie nur zwei Wahlmöglichkeiten: Entweder Sie lernen, Nein zu sagen, ohne sich schuldig zu fühlen, oder Sie lernen, Nein zu sagen und das Schuldgefühl zu tolerieren. Beide Möglichkeiten sind akzeptabel und funktionieren wunderbar.

Sie lernen, sich nicht schuldig zu fühlen, indem Sie Situationen rational analysieren und entscheiden, ob Schuldgefühle eine adäquate Reaktion darstellen. Und jetzt passen Sie gut auf: *Schuldgefühle sind nur dann angemessen, wenn Sie etwas Falsches getan haben.* Wenn Ihr Chef Sie bittet, Überstunden zu machen, und Sie ablehnen, weil Sie Eintrittskarten für die Oper haben, tun Sie nichts Falsches (es sei denn, es geht um die Rettung der Welt). Möglicherweise *denkt* er, dass Sie eine schlechte Mitarbeiterin oder eine Egoistin sind, aber würden die meisten anderen Menschen das auch denken? Würde ich es denken? Natürlich nicht. Sie müssen innehalten und sich folgende Frage stellen: Tue ich etwas, das die meisten normalen Menschen für falsch oder schlecht halten würden? Wenn Sie diese Frage mit Ja beantworten, dann sind Schuldgefühle angebracht. Wenn Sie mit Nein antworten, betrachten Sie die Sache als erledigt.

Die zweite Möglichkeit, Bitten und Forderungen mit einem guten Gefühl abzulehnen, besteht darin, (vorübergehende) Schuldgefühle zu tolerieren. Vielleicht fordert Ihr Chef Sie auf, Überstunden zu machen, aber Sie wollen wirklich nach Hause gehen, weil Sie schon zwei Abende hintereinander Überstunden gemacht haben. Sie lehnen ab und haben auf dem ganzen Heimweg ein schlechtes Gewissen. Nun, wie lange wollen Sie sich diesem Gefühl hingeben? Die ganze Nacht? Den Rest der Woche? Den Rest Ihres Lebens? Natürlich nicht. Sie fühlen sich ein bisschen schuldig – na und? Es wird vorbeigehen. Wir können es nicht allen Leuten recht machen, und ein bisschen Schuldgefühl wird weder Sie noch sonst jemanden umbringen.

Sie müssen herausfinden, weshalb Schuldgefühle ein so prekäres Thema für Sie sind und weshalb Sie sich so sehr davor fürchten. Es geht schließlich nicht darum, im Morgengrauen hinausgezerrt und erschossen zu werden. *Das* ist etwas, vor dem man sich zu Recht fürchten kann. Auf ein Gefühl trifft das nicht zu. Es kommt und geht. Wenn es nicht von alleine geht, geben Sie ihm einen Schubs und schieben Sie, bis es weg ist. Schuldgefühle sind weder eine tödliche Krankheit noch ein Zustand, mit dem man sich lebenslang herumschlagen muss. Es handelt sich um ein intensives Gefühl, das kommt und geht und das Sie willkommen heißen oder mit einem Fußtritt vor die Tür setzen können.

> **Denkanstoß**
> Wie schwer fällt es Ihnen wegen Schuldgefühlen oder der Angst vor Schuldgefühlen, bei der Arbeit Bitten oder Forderungen abzulehnen? Welchen anderen Grund gibt es dafür, dass Sie nicht öfter Nein sagen?

Sie glauben, alles selbst machen zu müssen

Wenn kein Cape an Ihren Schlüsselbeinen festgenäht ist, sind Sie nicht Superwoman. Warum bestehen Sie dann darauf, bei der Arbeit alles selbst zu machen? Was ist falsch daran, die Arbeitslast zu teilen, zu delegieren oder jemand anderem die Chance zu geben, das zu lernen, was Sie wissen? Falsch ist auf jeden Fall, dass diese Möglichkeit Sie so beunruhigt, dass Sie meinen, es nicht ertragen zu können. Irgendwann (genauer gesagt, während Ihrer Kindheit und Jugend) haben Sie gelernt, dass Sie sich nicht auf andere verlassen können und alles selbst machen müssen, wenn etwas erledigt beziehungsweise richtig erledigt werden soll.

Insgeheim würden Sie gern Hilfe in Anspruch nehmen, haben aber eine schreckliche Angst davor, die Kontrolle abzugeben, weil Sie glauben, dass dann die Hölle los sein wird. Möglicherweise hatten Ihre Eltern nicht immer alles im Griff, aber das war damals, und jetzt geht es um heute. Denken Sie doch einmal darüber nach: Sind Ihre Mitarbeiter, Untergebenen oder Kollegen wirklich solche Schwachköpfe, dass Sie sich nicht darauf verlassen können, dass sie ihre Arbeit erledigen? Gibt es nicht wenigstens ein paar unter ihnen, die zwei Dinge gleichzeitig tun können? Sie müssen Ihre Situation rational beurteilen, insbesondere die Frage, wer welche Kompetenzen besitzt und ob es einen realitätsbezogenen, konkreten Grund dafür gibt, dass Sie alles selbst tun. Es ist wahrscheinlicher, dass Ihre Ängste Sie daran hindern, eine Balance zwischen dem Festhalten an der Kontrolle und dem Loslassen zu finden.

Das Schlimmste, was passieren kann, wenn Sie delegieren oder die Kontrolle abgeben, ist, dass jemand eine Aufgabe nicht souverän erledigt oder sie nicht so erledigt, wie Sie selbst es tun würden. Sie malen sich möglicherweise Katastrophen aus, aber es ist unwahrscheinlich, dass Sie von Volltrotteln umgeben sind. Sollte das doch der Fall sein, arbeiten Sie am falschen Platz. Niemand sollte einen Job behalten, in dem er der Einzige ist, der kluge Entscheidungen treffen und Dinge erledigen kann. Eine solche Situation ist die ideale Voraussetzung dafür, dass Ihr Stressometer (und Ihr Blutdruck) in die Höhe schnellt. Und dafür, dass Sie sich vollstopfen.

> ### Denkanstoß
> Haben Sie bei der Arbeit das Bedürfnis, Situationen unter Kontrolle zu haben, und Angst davor, zu delegieren oder Arbeit mit anderen zu teilen? Glauben Sie, dass niemand eine Aufgabe so gut erledigen kann wie Sie?

Obwohl es eine große Belastung für Sie ist, sind Sie sehr gern die Anlaufstelle für jedermann

Natürlich hat es Nachteile, bei der Arbeit immer so gefragt zu sein – man fühlt sich erschöpft und überlastet und heitert sich mit Schokolade auf. Aber das Gute an der Sache ist, von allen Seiten zu hören, dass man so ein wunderbarer, unglaublicher Mensch ist, weil man so viel tut. Nach all diesem Lob und den dadurch ausgelösten Adrenalinstößen kann man geradezu süchtig werden. Im Ernst – wenn man sich erst einmal daran gewöhnt hat, eindimensionales Lob für übermäßiges Nettsein zu bekommen, fällt es schwer, auf die Bewunderung zu verzichten, die das Märtyrerdasein mit sich bringt. Möglicherweise liegt einem Großteil Ihres Altruismus und Ihrer Opferbereitschaft das Verlangen nach diesem guten Gefühl zugrunde. Nicht Ihr weiches Herz, sondern Ihre verzweifelte Sehnsucht nach Bewunderung macht Sie zu einem so leuchtenden Vorbild.

Wenn Sie als Kind Elternpflichten übernehmen mussten, haben Sie vielleicht durchgehalten, weil Sie Aufmerksamkeit dafür erhalten haben, dass Sie in der Schule lauter Einsen bekamen, sich um Ihre Geschwister kümmerten und das Haus tipptopp in Schuss hielten, weil Ihre Eltern Ihre Hilfe brauchten. Vielleicht wollten Sie sich manchmal ausruhen und haben es auch versucht, mussten dann aber feststellen, dass Ihnen das Lob und die Komplimente fehlten. Die Art und Weise, wie Sie sich damals verhalten haben, ist in Ordnung (Sie taten, was Sie tun mussten, um die Liebe und Anerkennung Ihrer Eltern zu bekommen), aber es läuft etwas schief, wenn Sie sich auch heute noch von dem Wunsch nach Bewunderung beherrschen lassen, obwohl Ihre übertriebenen Bemühungen Sie an den Rand eines Zusammenbruchs bringen.

Sie müssen doppelt so gut wie ein Mann sein

Wir wünschen uns manchmal, in einer nicht sexistischen (und nicht rassistischen, nicht homophoben usw.) Gesellschaft zu leben, aber das ist eben Wunschdenken. Frauen übernehmen in der Familie meist immer noch die fürsorgliche Rolle, auch wenn sie berufstätig sind. Das bedeutet, dass wir uns normalerweise mehr aufladen als Männer. Sicher, er holt die Kinder von der Schule ab oder bringt sie zu Bett, aber meist sind es die Frauen, die zu Hause bleiben, wenn die Kinder krank sind, oder die den größten Teil der Hausarbeit erledigen. Ob Fluch oder Segen – wir besitzen von Natur aus ein Talent zum Multitasking.

Es ist nicht nur unsere körperliche und geistige Energie auf mehr Aufgaben verteilt als bei Männern, wir müssen bei der Arbeit auch immer noch unsere Kompetenz unter Beweis stellen. Es wäre gut, wenn es nicht so wäre, aber es ist nun einmal so. Wenn die Zahl der männlichen und weiblichen Ärzte, Rechtsanwälte, Vorstandsvorsitzenden, Abgeordneten und Regierungschefs einmal ausgewogen sein wird, werden wir wissen, dass wir es geschafft haben und uns nicht mehr abrackern müssen, um wenigstens als gleichwertig anerkannt zu werden. Aber bis dahin werden wir wahrscheinlich unter dem inneren Druck stehen, genauso gut wie Männer oder besser als sie sein zu müssen. Wenn Sie sich für einen Beruf entschieden haben, in dem (offener oder versteckter) Sexismus an der Tagesordnung ist, werden Sie das Bedürfnis haben, von Männern als ebenbürtig betrachtet zu werden – was Ihren allgemeinen Stress noch erhöht.

Sie sollten auf jeden Fall darauf achten, dass das Bemühen, ebenso gut wie oder besser als Ihre männlichen Kollegen zu sein, nicht dazu führt, dass Sie sich völlig verausgaben. Wenn die Anforderungen, die an Sie gestellt werden, so hoch sind, dass Sie nur noch nach Hause kommen und sich auf eine Sahnetorte stürzen wollen, müssen Sie sich fragen, ob das die richtige Arbeitsstelle (oder der richtige Beruf) für Sie ist. In manchen Berufen werden – unabhängig vom Geschlecht – sehr hohe Anforderungen gestellt, sodass sie nicht für jedermann geeignet sind. Wenn es Ihnen schwerfällt, Grenzen zu setzen, und Sie den Drang verspüren, Übermenschliches zu leisten, fühlen Sie sich wahrscheinlich zu diesen Berufen hingezogen, aber das heißt nicht, dass sie gut für Sie oder Ihre Beziehung zum Essen sind.

Wenn Sie ständig zu beweisen versuchen, dass Sie die Beste, Netteste, Kompetenteste an Ihrem Arbeitsplatz sind, ist Vorsicht geboten. Ganz ehrlich – wenn Sie feststellen, dass Sie regelmäßig jedem beweisen müssen, wie gut Sie sind, ist etwas nicht in Ordnung. Der einzige Mensch, dessen Anerkennung Sie brauchen, sind Sie selbst. Wenn Sie sich verausgaben, um anderen gegenüber Ihre Fähigkeiten unter Beweis zu stellen, und gleichzeitig immer perfekt sein wollen, funktionieren Sie ständig im Überdruckmodus. Wenn Sie sich bei Ihrer Arbeit keine realistischen Ziele setzen und einhalten können, müssen Sie vielleicht darüber nachdenken, ob Ihre (oder die in Ihrer Firma geltenden) Ansprüche nicht Ihre Gesundheit gefährden. Wenn Ihr Essverhalten eine Reaktion auf Überlastung am Arbeitsplatz darstellt, kann das ein Zeichen dafür sein, dass Sie nicht nur andere Möglichkeiten der Stressbewältigung brauchen, sondern sich möglicherweise auch aus einer Arbeitssituation befreien müssen, die Ihnen zu viel abverlangt, um ein gesundes, normales Leben zu führen.

Denkanstoß

Üben Sie einen Beruf aus oder haben Sie einen Job, in dem Sie besser als ein Mann arbeiten müssen (oder glauben, besser als ein Mann arbeiten zu müssen), um die Erwartungen Ihres Vorgesetzten zu erfüllen? Welchen Preis zahlen Sie dafür? Sind die Anforderungen, die an Ihrem Arbeitsplatz gestellt werden, zu hoch oder realistisch?

Sie akzeptieren keine Würdigung Ihrer Leistungen, wenn Sie es verdient hätten

Zu nette Frauen sind meist nicht in der Lage, Komplimente und Lob unbefangen entgegenzunehmen, geschweige denn, dass sie selbst einmal ihre Leistungen erwähnen würden. Bescheidenheit ist zwar eine Zier, aber wenn man etwas Außergewöhnliches (oder einfach nur etwas verdammt Gutes) getan hat, muss man sich auch darüber freuen können. Das Problem geht auf eine frühe Prägung in Richtung Bescheidenheit und die Orientierung an weiblichen Vorbildern (in der Realität, im Kino und Fernsehen) zurück, die eine Würdigung ihrer Verdienste ablehnen und auf andere (meist Männer) verweisen, was sie wiederum nett und bescheiden erscheinen lässt. Was für ein Unsinn! Es ist zwar nichts dagegen einzuwenden, dass man sich die Anerkennung für bestimmte Leistungen mit anderen teilt oder auch gelegentlich mit »Ach, ist doch nicht der Rede wert« reagiert, aber am Arbeitsplatz generell diese Haltung einzunehmen, ist für Frauen eine Katastrophe.

Nette Frauen fürchten oft, als angeberisch, eingebildet, zu sehr von sich eingenommen und übertrieben stolz angesehen zu werden. Glauben Sie mir, nette Frauen laufen niemals Gefahr, zu aufgeblasen zu sein. Zu sehr geschrumpft, ja, aber niemals zu aufgeblasen.

In einer gesunden Umgebung lernen Kinder, eine Anerkennung ihrer Leistungen anzunehmen und sich darüber zu freuen, aber nicht, zu prahlen und sich als etwas Besseres zu fühlen. In diesen Familien ermutigen Eltern ihren Nachwuchs, sich über Erfolge zu freuen und aus Fehlern zu lernen. In manchen ungesunden Umgebungen konkurrieren Eltern mit ihren Kindern. Vielleicht war Ihre Mutter unsicher und konnte es nicht ertragen, wenn Sie mit Komplimenten überhäuft wurden, weil sie sich dadurch zurückgesetzt fühlte. Um nicht in Konkurrenz zu ihr zu treten, lernten Sie, Dinge herunterzuspielen und Erfolge als nicht erwähnenswert abzutun. Schlimmer noch: Sie lernten, sich für das Gefühl des Stolzes zu schämen. Vielleicht waren Ihre Geschwister nicht so klug wie Sie, und Sie mussten deswegen Ihr Licht unter den Scheffel stellen, um Ihre Schwester oder Ihren Bruder nicht in den Schatten zu stellen.

Wie auch immer es dazu kam, dass Sie das Annehmen von Lob als unangenehm empfinden – Sie müssen lernen, umzudenken, wenn es Ihnen gelingen soll, Ihr Nettsein und Ihre Essprobleme zu überwinden. Aus irgendeinem Grund ziehen Sie es vor, eine Beförderung nach Feierabend allein zu Hause mit einem Stück Käsekuchen statt mit Freunden in einem Restaurant zu feiern. Das ist kein gesundes Verhalten, und Spaß macht es auch nicht. Auf die eigenen Leistungen stolz zu sein ist eine der Freuden der Arbeit – und des Lebens. Sie werden zum Ausgleich noch genug Fehler machen, also weshalb nicht die Erfolge feiern, wenn sich die Gelegenheit dazu bietet?

Denkanstoß

Fällt es Ihnen schwer, Lob/Komplimente/eine Anerkennung Ihrer Leistungen anzunehmen? Wie reagieren Sie darauf? Ist Ihnen klar, wodurch dieses Unbehagen verursacht wird?

Durch welche Verhaltensweisen bringe ich mich bei der Arbeit in Schwierigkeiten?

Gute Frage. Es gibt bestimmte Verhaltensweisen und allgemeine Tendenzen, vor denen Sie auf der Hut sein müssen. Manche von ihnen kennen Sie wahrscheinlich schon, aber falls Ihnen nichts einfällt, folgt eine Liste von Fragen, die Ihnen helfen sollen, herauszufinden, was Sie falsch machen:

- Ist es Ihnen so unangenehm, wenn sich keine Freiwilligen für eine Aufgabe finden, dass Sie sich zu Wort melden und die Arbeit übernehmen?
- Nehmen Sie Ihren Kollegen regelmäßig Arbeit ab (ohne dafür Anerkennung zu verlangen)?
- Werfen Sie private Pläne oft über den Haufen, um zu arbeiten?
- Haben Sie immer das Gefühl, bei der Arbeit nicht genug zu tun?
- Fühlen Sie sich überlastet und unterbezahlt, weil Sie zu nett sind und davor zurückschrecken, eine Gehaltserhöhung oder Unterstützung bei Ihrer Arbeit zu fordern?
- Haben Sie Angst davor, um Hilfe zu bitten, weil Sie denken, Sie könnten als schwach, faul oder inkompetent wahrgenommen werden?
- Bitten Sie auf eine Art und Weise um Hilfe, durch die Sie den Eindruck erwecken, dass Sie in Wirklichkeit gar keine Hilfe wollen?
- Bitten Sie, wenn Sie eigentlich fordern sollten?
- So schwer es Ihnen auch fallen mag, es zuzugeben: Ge-

nießen Sie es, bei der Arbeit die zentrale Anlaufstelle zu sein und von Ihren Kollegen für Superwoman gehalten zu werden?
- Denken Sie den ganzen Tag ans Essen oder können es kaum erwarten, nach Hause zu kommen (oder in die Mittagspause zu gehen), um etwas essen zu können?
- Macht es Sie insgeheim wütend, wenn andere die Anerkennung für Arbeiten erhalten, die Sie erledigt hatten, aber behalten Ihre Gefühle für sich?
- Fühlen Sie sich bei der Arbeit dafür verantwortlich, dass alle Probleme gelöst werden, alle gut miteinander auskommen und alles reibungslos läuft? (Natürlich ist es etwas anderes, wenn Sie die Chefin sind.)

Weshalb nehme ich durch übertriebenes Nettsein bei der Arbeit zu?

Ich wette, dass Ihnen die Antwort auf diese Frage selbst einfällt, wenn Sie eine Weile darüber nachdenken. Malen Sie sich aus, wie Sie bei der Arbeit wegen all der fälligen Berichte und Termine total im Stress sind: Ihr Chef schaut Ihnen über die Schulter, und der Tag hat nicht genug Stunden, um alles zu erledigen. Stellen Sie sich jetzt vor, dass Sie hungrig werden oder die Mittagszeit herannaht. Lassen Sie den ganzen Druck hinter sich, gehen Sie mit Ihrem Salat oder Sandwich nach draußen oder in einen Raum, in dem Sie in aller Ruhe essen können, vielleicht mit einem Buch oder Ihrer Lieblings-CD? Verbringen Sie die Hälfte Ihrer Mittags-

Manifest wider das Nettsein bei der Arbeit

Gebote
- Denken Sie gründlich nach, bevor Sie auf Bitten und Forderungen eingehen.
- Bitten Sie andere um Hilfe, wenn es nötig ist, und verschwenden Sie keinen Gedanken daran, was sie von Ihnen halten werden.
- Freuen Sie sich über Ihre Leistungen und Erfolge, und akzeptieren Sie die Anerkennung dafür.
- Hören Sie auf, sich schuldig zu fühlen, wenn Sie Nein sagen.
- Gehen Sie das Risiko ein, auf Ablehnung zu stoßen, wenn Sie jemandem widersprechen oder einen Konflikt austragen müssen.
- Versuchen Sie, mithilfe von Außenstehenden Ihre Haltung und Verhaltensweisen bei der Arbeit realistisch einzuschätzen.
- Suchen Sie sich eine neue Arbeitsstelle, wenn Ihre jetzige zu stressig ist.
- Machen Sie sich klar, dass es nicht Ihre Aufgabe ist, die Probleme sämtlicher Kollegen zu lösen.
- Gestehen Sie sich zu, dass Sie unvollkommen sein und Fehler machen dürfen.
- Machen Sie sich klar, dass Sie Veränderungen langsam umsetzen müssen, um zu sehen, was sich daraus entwickelt.
- Suchen Sie Bestätigung bei sich selbst statt bei anderen.

- Lassen Sie andere Verantwortung für sich selbst übernehmen.
- Lassen Sie keine Urlaubstage verfallen, und bleiben Sie zu Hause, wenn Sie krank sind.

Verbote
- Sagen Sie nicht automatisch Ja, weil Sie denken, es werde von Ihnen erwartet.
- Lassen Sie nicht zu, dass sich jemand eine Arbeit, die Sie erledigt haben, als sein Verdienst anrechnen lässt.
- Lehnen Sie keine Hilfe ab, wenn Sie sie brauchen, und warten Sie nicht, bis Ihnen das Wasser bis zum Hals steht.
- Laden Sie sich nicht in der Hoffnung, Aufmerksamkeit und Anerkennung zu erhalten, immer mehr Arbeit auf.
- Scheuen Sie sich nicht, Ihre Meinung zu sagen.
- Lassen Sie sich nicht von Schuldgefühlen oder der Angst vor ihnen diktieren, was Sie zu tun haben.
- Lassen Sie nicht zu, dass Sie ständig im Stress sind, und reden Sie sich nicht ein, dass Sie nichts dagegen unternehmen können.
- Glauben Sie nicht, dass Sie unersetzlich sind, denn das sind Sie nicht und alle anderen an Ihrem Arbeitsplatz auch nicht.
- Nehmen Sie Kollegen nicht automatisch Arbeit ab, um zu verhindern, dass sie Probleme bekommen.
- Lassen Sie nicht zu, dass die Arbeit Ihnen den Schlaf raubt oder Ihr ganzes Leben beherrscht.

pause mit Essen und den Rest bei einem schönen Spaziergang oder im Gespräch mit einem netten Kollegen? Natürlich nicht. Entweder schlingen Sie das Essen während der Arbeit hinunter, oder Sie verzichten ganz darauf.

Wenn Sie den Druck kaum noch aushalten können – weil Sie sich zu viel aufgeladen haben und keine Grenzen setzen können oder weil Sie in allem perfekt sein müssen –, schaffen Sie die Voraussetzungen dafür, dass Sie das Essen und Ihren eigenen Körper missbrauchen. Wenn Sie bei der Arbeit essen, schlingen Sie wahrscheinlich alles achtlos hinunter und sind hinterher nicht satt, oder Sie essen zu viel und fühlen sich übersättigt. Wenn Sie das Essen hinausschieben, sorgen Sie dafür, dass der Hunger wächst und wächst, bis Sie am liebsten die Haare auf Ihren Armen essen würden. Und für welche Arten von Lebensmitteln werden Sie sich entscheiden, wenn Sie großen Hunger haben? Für schlechte. Und wie werden Sie die schlechten Lebensmittel essen? Sie werden sie hastig hinunterschlingen. Merken Sie, worauf ich hinauswill?

Auch können unterschwellige Gefühle wie Zorn, Ärger, Hilflosigkeit und Machtlosigkeit zu Essstörungen führen, wenn Sie bei der Arbeit unglücklich sind. (Auch wenn Sie selbst dazu beitragen!) Wenn Sie einen dauerhaften Groll gegen Ihren Chef, Ihre Kollegen oder das System, innerhalb dessen Sie arbeiten, mit sich herumtragen, sind Sie ständig angespannt und frustriert. Das Gefühl, ausgenutzt und nicht anerkannt zu werden, trägt nicht zu gesunden, angenehmen Esssituationen bei. Statt im eigenen Saft zu schmoren, könnten Sie natürlich um ein Gespräch mit Ihrer Chefin bitten und sie auf Ihre Überlastung hinweisen. Aber mal ehrlich: Ist es nicht wahrscheinlicher, dass Ihnen auf dem Weg zu ihrem Büro ein Automat auflauert und Sie am Ende lieber zwei Schokoriegel verschlingen?

Tipps zur Überwindung des Nettseins bei der Arbeit

Lassen Sie mich ein paar Bemerkungen zum Unterschied zwischen Verhaltensänderungen bei der Arbeit und Verhaltensänderungen gegenüber Angehörigen oder Freunden machen. Da Sie für Ihre Arbeit bezahlt werden, müssen Sie eine gewisse Vorsicht walten lassen, wenn es darum geht, übertriebenes Nettsein zu überwinden. Ihr Arbeitgeber ist nicht mit Ihren Angehörigen oder Freunden vergleichbar. Wenn Ihr Bruder ein Jahr lang nicht mit Ihnen spricht, werden Sie es verschmerzen. Wenn Sie einen Freund verlieren, finden Sie einen neuen. Aber Verhaltensänderungen bei der Arbeit haben im Allgemeinen ernstere Konsequenzen. Ich will nicht, dass Sie Ihre Arbeit verlieren. Wenn Sie von sich aus entscheiden, dass sie zu stressig ist oder nicht Ihre besten Eigenschaften zum Vorschein bringt – umso besser. Suchen Sie sich etwas Neues. Aber bevor Sie die Entscheidung getroffen haben, dass es in dieser Firma für Sie keine Zukunft gibt, sollten Sie Veränderungen ganz allmählich vollziehen.

Probieren Sie neue Verhaltensweisen vorsichtig aus. Sprechen Sie mit einem wohlgesinnten Vorgesetzten darüber, wie Sie am besten für Ihre Interessen eintreten können.

Sagen Sie Ihren Kollegen, dass Sie versuchen, freimütiger Ihre Meinung zu äußern, und bitten Sie Menschen, denen Sie vertrauen, um Rückmeldung. Machen Sie kleine Schritte. Suchen Sie sich Unterstützung bei einer unbeteiligten Person außerhalb der Arbeit, die nicht unmittelbar davon betroffen ist, wie sich die Dinge an Ihrem Arbeitsplatz entwickeln oder wie Sie sich verhalten. Geben Sie sich Zeit für Veränderungen, und achten Sie darauf, wie Sie sich selbst beurteilen: Wenn Sie sich selbst immer positiver sehen und mehr Selbstachtung und Selbstvertrauen haben, entwickeln Sie sich in die richtige Richtung – egal, was andere sagen.

Manchmal fangen Menschen an, Sie anders zu behandeln, sobald Sie bei der Arbeit selbstsicherer auftreten. Sie werden feststellen, dass manche kalt und distanziert reagieren, während andere Sie mehr respektieren und beispielsweise Ihre persönlichen Grenzen nicht mehr überschreiten. Kollegen, die von Ihrem übertriebenen Nettsein profitiert haben, brauchen vielleicht eine Weile, um sich umzustellen. Geben Sie ihnen Zeit, sich an Ihr neues Ich zu gewöhnen, und warten Sie ab, wie die Dinge aussehen, wenn sich der Staub gelegt hat.

Hausaufgabe
Lehnen Sie bei der Arbeit eine Bitte ab, durch die Sie sehr in Stress geraten würden.

Porträt einer netten Frau

Lyla heute

Lyla arbeitet als leitende Bibliothekarin an einer renommierten Universität, ist 51 Jahre alt und hat zwei erwachsene Töchter. Sie macht sich sorgfältig zurecht, trägt teure Kleidung und hat etwa 45 Kilo Übergewicht. Seit der Collegezeit war Ihr Körpergewicht immer wieder Schwankungen unterworfen. Mit der Aussage, dass sie es gründlich satt hat, dick zu sein, lassen sich ihr Abscheu und ihre Verzweiflung nicht einmal annähernd beschreiben. Nach zwei hässlichen Scheidungen gibt sie zu, sehr einsam zu sein. Sie würde gern wieder jemanden kennenlernen, besonders um sich anlehnen zu können, aber sie hat auch große Angst davor, sich wieder verletzlich zu machen.

Also arbeitet und arbeitet sie. Sie behauptet zwar, ihre Arbeit zu lieben, beklagt sich aber während der Therapiesitzungen oft über die Belastung und den »niemals endenden Kampf darum, die Oberhand zu behalten«. Auf entsprechende Fragen gibt sie zu, dass sie die Herausforderung, den Bibliothekskunden die gewünschten Informationen zur Verfügung zu stellen, gern annimmt und dass es sie mit großer Genugtuung erfüllt, wenn ihr gesagt wird, dass niemand anderes ihre Stelle einnehmen könnte. Sie ist auch eine gefragte Beraterin, die durch das Land reist und Probleme bei Bibliothekssystemen anderer Universitäten behebt. Aber sie kann ihre Leistungen nicht genießen, weil sie sich schuldig fühlt, sobald sie Forderungen nicht erfüllen kann, sehr besorgt ist, dass sie falsche Informationen herausgeben könnte, und über die Empfehlungen nachgrübelt, die sie als Beraterin gibt.

Wie viele meiner Klienten kam auch Lyla über meinen Workshop »Quit Fighting with Food« zur Therapie. Sie spricht unablässig über ihre Arbeit, als ob diese das Einzige sei, das man ihr zugutehalten könne. Sie versäumt immer wieder Workshop- oder Therapiesitzungen, weil sie laut eigener Aussage arbeiten muss oder zu müde ist, um noch irgendetwas anderes zu tun, als nach Hause zu gehen und ins Bett zu kriechen. Außerdem leidet sie unter heftigen Migräneanfällen, durch die sie manchmal tagelang außer Gefecht gesetzt ist.

Das Einzige, was Lyla mehr liebt als zu schlafen und das Gefühl, bei ihrer Arbeit gebraucht zu werden, ist Käsekuchen, den sie über das Internet bestellt und sich nach Hause liefern lässt. Sie hat ein besonderes Ritual für den Freitagabend entwickelt, das daraus besteht, zwei Stück Käsekuchen zu essen, um das Ende der Arbeitswoche zu feiern. Das erste Stück genießt sie, sobald sie ihre Wohnung betritt, das zweite, während sie sich vollkommen geistlose Fernsehsendungen anschaut. Zwischen den Kuchenstücken isst sie zu Abend und genehmigt sich noch ein paar Snacks. Lyla versteht zwar, dass sie bessere Möglichkeiten finden muss, für sich zu sorgen, aber es scheint eine kaum zu bewältigende Aufgabe zu sein. Sie ist einem Fitnessclub beigetreten, geht aber nicht hin, macht Verabredungen mit Freunden aus, die sie oft wegen Müdigkeit absagt, und verspricht, andere Entspannungsmethoden zu finden, die sie aber nie länger als ein paar Wochen anwendet. Sie hasst es, sich mit Essen etwas Gutes zu tun, aber ebenso die Vorstellung, es aufzugeben.

Lyla als Kind
Lyla war ein Einzelkind, das für die Zuwendung seines arbeitssüchtigen, distanzierten Vaters, eines Anwalts, lebte. Während der seltenen Augenblicke zu Hause hielt er sich oft in seinem Arbeitszimmer im Untergeschoss auf. Selbst wenn er mit Lyla zusammen war, schien er in Gedanken mit anderen Dingen beschäftigt zu sein, und Lyla hatte das Gefühl, »gar nicht zu existieren«. Er war freundlich zu ihr, aber »wie ein Phantom, da und doch nicht da«. Ihre Mutter versuchte ständig, ihren Vater dazu zu bewegen, öfter zu Hause zu sein. Dazu bereitete sie ihm und Lyla exotische Mahlzeiten und üppige Desserts zu, während sie selbst darum kämpfte, schlank zu bleiben, sich schön kleidete und sich mit Hausarbeit und ehrenamtlichen

Aktivitäten auf Trab hielt. Sie drängte Lyla dazu, ihr Ebenbild zu sein. Wenn Lyla klagte, dass sie mehr Zeit mit ihrem Vater verbringen wolle, setzte ihre Mutter ein Lächeln auf und sprach davon, dass sie den Status quo akzeptieren müssten, weil er »sie sehr gut versorge und im Grunde ein guter Mann sei«.

Lyla war ein aktives Kind und Mitglied vieler Schulclubs. Ihre Mutter machte viel Aufheben um ihre Aktivitäten, aber ihr Vater sprach sehr wenig Lob (oder Kritik) aus. Während der Collegezeit begann sie zuzunehmen, was ihre Mutter beunruhigte. Sie sagte Lyla, dass sie nie einen Mann finde werde, wenn sie nicht gut aussehe. Trotz der Warnungen ihrer Mutter fand sie zwei Ehemänner und hatte mit jedem eine Tochter, aber beide Männer waren egozentrisch und herablassend, und Lyla hatte in diesen Ehen ein sehr negatives Selbstbild. Sie gibt zu, in beiden Ehen zu lange ausgeharrt zu haben, und ist froh, dass sie den Absprung geschafft hat.

Lyla lernt, nicht mehr nett zu sein
Lyla und ich sprechen sehr viel über ihr Verhalten bei der Arbeit. Sie gibt zu, dass die Arbeit der einzige Kontext ist, in dem sie sich halbwegs kompetent fühlt, dass sie sich aber auch dort nicht *wirklich* kompetent fühlt. Genauer gesagt fühlt sie sich kompetent und auch wieder nicht. Sie beschreibt es so: »Ich mag

die Herausforderung, aber bei jeder Anfrage befürchte ich, ihr nicht gewachsen zu sein. Wenn ich schließlich die richtigen Informationen für jemanden gefunden habe, fühle ich mich etwa zwölf Sekunden lang gut – bis zur nächsten Frage. Es ist anstrengend.« Ein Großteil unserer Arbeit konzentriert sich auf ihre Versagensängste. Das ist ein Thema, zu dem wir immer wieder zurückkehren und für das wir eine Lösung finden müssen, bevor sie entspannter an ihre Arbeit herangehen kann – oder vielleicht sogar eine befriedigendere Arbeit findet.

Sie behauptet, im Hinblick auf Beziehungen eine totale Versagerin zu sein, und hat es fast aufgegeben, einen neuen Partner zu finden, weil sie davon überzeugt ist, dass sie sich wieder mit einem Mann einlassen würde, der wie ihr Vater und ihre Ex-Männer ist. Wenn wir darüber sprechen, wie sie versucht hat, die Aufmerksamkeit und Zuneigung ihres Vaters zu erringen, vergießt sie manchmal ein paar Tränen, aber dann empfindet sie es als Selbstmitleid und hört auf zu weinen. Sie klingt wie ihre Mutter, wenn sie sagt: »Er hat sein Bestes getan.«

Wenn sie von ihrem Käsekuchen-Ritual am Freitagabend spricht, lacht sie bitter und kann es kaum fassen, dass ihr Leben darauf hinausläuft, dass der Höhepunkt der Woche zwei Stück Käsekuchen sind. Sie beschreibt den Geschmack (»würzig«) und die Be-

> schaffenheit (»sahnig und leicht«), und wir versuchen etwas zu finden, das dieselben Gefühle hervorrufen könnte. Meine Interpretation ist, dass sie Würze und Leichtigkeit in ihrem Leben braucht, und dem stimmt sie zu. Sie schließt einen Pakt mit sich selbst, dass sie am Freitagabend mit Freundinnen ausgehen oder allein ins Kino gehen will, um die Gier nach Käsekuchen zu überwinden, aber es fällt ihr schwer, nach einer anstrengenden Woche die Kraft dafür zu finden. Wir probieren andere Strategien aus – Massagetermine oder Kosmetikbehandlungen oder einfach nach Hause zu gehen und schlafen. Nichts funktioniert immer, aber sie macht Fortschritte und gibt weniger Geld für Käsekuchen aus.

So geht es weiter

Im nächsten Kapitel geht es um folgende Themen:
- Wovor Sie sich fürchten, wenn Sie nicht offen und ehrlich Ihre Meinung sagen
- Was Sie in Ihrer Familie in Bezug auf Schweigen, Passivität, Selbstsicherheit und Widerspruch gelernt haben
- Wie Sie es schaffen, kein Blatt vor den Mund zu nehmen, statt Ihre Gefühle mithilfe von Essen zu bewältigen

Ist »Nein« nicht deutlich genug? – Klare Kommunikation

Es gibt im Wesentlichen zwei Gründe, den Mund zu öffnen – zum Sprechen und zum Essen. Keine der beiden Aktivitäten ist besser als die andere. Beide sind für ein angenehmes, produktives Leben erforderlich und Ausdruck eines universellen menschlichen Bedürfnisses. Sowohl der Wunsch, seine eigenen Bedürfnisse zum Ausdruck zu bringen, als auch der Wunsch, seinen Hunger zu stillen, ist angeboren und in der DNA programmiert sowie durch frühe Erfahrungen in der Familie und der Kultur geprägt. Wenn wir die beiden Aktivitäten mit etwas Distanz betrachten, werden die Unterschiede deutlich. Davon abgesehen, dass beide dieselbe Körperregion betreffen, haben Essen und Sprechen relativ wenig gemeinsam. Wie kommt es dann, dass nette Frauen diese beiden Tätigkeiten verwechseln?

Also, heben Sie die Hand, wenn es zutrifft, dass Sie ... sich meist schwer damit tun, Ihre Meinung zu äußern; lange und gründlich darüber nachdenken, bevor Sie etwas sagen; befürchten, böse, unfreundlich, egoistisch, bedürftig oder fordernd zu klingen; befürchten, mit Ihren Worten jemanden zu verletzen oder zu verärgern; meist nicht das sagen, was Sie wirklich denken oder fühlen.

Diese Verhaltensmuster sagen sehr viel darüber aus, wie Sie sich selbst sehen und von anderen gesehen werden möchten. Woher sollen Ihre Mitmenschen schließlich wissen, wie nett Sie sind, wenn Sie nicht mit Engelszungen reden?

Ich plädiere nicht dafür, dass Sie sich ab sofort keinerlei Beschränkungen mehr auferlegen. Niemand würde in einer Gesellschaft leben wollen, in der alle Versuche, vernünftig und harmonisch zu kommunizieren, durch schonungslose Offenheit niedergetrampelt würden. Jeder von uns kennt Menschen, die mit allem, was ihnen in den Sinn kommt, sofort herausplatzen – ob es andere verletzt oder nicht. Wenn wir klug sind, halten wir uns von ihnen fern. Ich hatte eine Klientin, deren Mutter zu sagen pflegte: »Soll ich etwa jedes Mal nachdenken, bevor ich den Mund aufmache?« Ja, genau das erwarten wir.

Aber nette Frauen haben aus der rücksichtsvollen Kommunikation eine Kunstform gemacht. Ihre Äußerungen sind mit Ausdrücken wie »bitte«, »danke«, »würde es dir etwas ausmachen, wenn ...« und »tut mir leid« so überfrachtet, dass es schon fast erstaunlich ist, dass überhaupt

Denkanstoß

Verwenden Sie die Wörter »bitte«, »danke« und »tut mir leid« so oft, dass diese schon fast ihren eigentlichen Sinn verloren haben? Zensieren Sie Ihre Äußerungen sorgfältig und bemühen Sie sich sehr, niemanden zu verärgern? Halten Sie unfreundliche Äußerungen auch dann zurück, wenn sie berechtigt wären und es Ihnen zustünde, diese Dinge zu sagen?

noch andere Wörter dazwischenpassen. Nette
mit schlechten Gewohnheiten behaftet, die ge
den können, aber erst, wenn sie verstanden l
sie zu diesen Gewohnheiten gekommen sind u . wie ihnen dabei ihre ehrliche, authentische Stimme abhandengekommen ist.

Schweigen scheint nicht immer Gold zu sein

Manchmal ist es Gold – und manchmal eben nicht. Nachzudenken, bevor man spricht, sich mit bestimmten Äußerungen zurückzuhalten, eine gute Zuhörerin zu sein und nach Möglichkeit freundliche Worte zu finden – das sind die Grundlagen hervorragender Kommunikation. Aber diese verbalen Fähigkeiten machen nur die Hälfte von dem aus, was für das Spiel des Lebens erforderlich ist. Die andere Hälfte besteht darin, das Schweigen zu durchbrechen und seine Meinung zu sagen, authentische Gefühle zum Ausdruck zu bringen, mit Worten seine eigenen Interessen zu vertreten, auch wenn andere daran Anstoß nehmen, und seine Stimme einzusetzen, um in seinem Leben etwas zu verbessern. Sie besitzen bereits sehr wertvolle Fähigkeiten, sollten aber um der Ausgewogenheit und Vollständigkeit willen noch ein paar weitere hinzufügen. Die gute Nachricht ist, dass diese Fähigkeiten durchaus erlernbar sind. Die schlechte Nachricht ist, dass Sie sich beim Erwerb dieser Fähigkeiten extrem unwohl fühlen werden. Tut mir leid, eine andere Möglichkeit gibt es nicht, also hören

Sie auf, darüber nachzudenken, wie schwierig Veränderungen sind, und mobilisieren Sie stattdessen Ihren Mut, Ihren Optimismus und Ihre Entschlossenheit.

Dass wir der Meinung sind, Schweigen sei Gold, liegt unter anderem darin begründet, dass uns dies in unserer Kultur vom ersten Tag an gepredigt wird. In fast jeder Gesellschaft gibt es eine entsprechende Anweisung, die dazu dient, Menschen zum Schweigen zu bringen. Es ist eine notwendige Regel für menschliche Gemeinschaften, eine großartige Lektion, aber sie gibt nur die Hälfte wieder. Selten bekommen wir die andere Hälfte zu hören – die Aufforderung, zu sprechen, wenn es nötig ist. Weil wir als Kinder zum Schweigen aufgefordert und zu Hause, in der Schule, in der Bibliothek und in der Kirche immer wieder angewiesen werden, leise zu sein, gelangen wir zu der Überzeugung, dass Schweigen besser als Reden ist. Wir lernen in unserer Kultur, dass wir nicht reden sollten, wenn wir nichts Wichtiges zu sagen haben, beziehungsweise nur reden sollten, wenn wir gefragt werden. Wir lernen, dass stille Wasser tief sind (als ob Schweigen bedeute, dass man ein großer Denker sei), dass wir den Mund halten beziehungsweise unsere Zunge hüten sollen. Es gibt unzählige Möglichkeiten, uns zum Schweigen zu bringen und uns das Gefühl zu geben, dass es falsch ist, seine Meinung zu äußern oder über seine eigenen Gefühle zu sprechen.

Natürlich würde ich ebenso wenig wie Sie in einer chaotischen Gesellschaft leben wollen, in der jeder alles ausspricht, was ihm durch den Kopf geht. Ich möchte lediglich darauf hinweisen, dass in unserer Kultur ein gewisser

Druck in Richtung verbaler Zurückhaltung ausgeübt wird und dass uns diese Botschaft von frühester Kindheit an klar und deutlich vermittelt wird. Weil wir nicht darauf programmiert sind, uns über schreiende Babys, laute Kinder oder großmäulige Erwachsene zu freuen, gelangen wir zu der Überzeugung, dass es für uns selbst und für unsere Mitmenschen von Vorteil ist, wenn wir schweigen.

Interessanterweise beginnen Frauen ihr Leben mit der Gabe des Sprechens. In ihrem bahnbrechenden Buch *Weiblichkeit* erklärt Susan Brownmiller, dass »Mädchen vom Säuglingsalter an ausgeprägte verbale Fähigkeiten besitzen ... Mädchen sprechen früher, können früher fließend Sätze formulieren ... und haben im Vorschulalter einen größeren Wortschatz als Jungen«[3]. Es ist merkwürdig und sehr traurig, dass kleine Mädchen am Anfang ihres Lebens eine so hohe sprachliche Kompetenz aufweisen und am Ende als Plappermäuler, Kratzbürsten, Wichtigtuerinnen oder Schwatztanten abgetan werden.

Die Abwärtsspirale, in die Frauen geraten (oder, genauer gesagt, in die sie hineingezwängt werden), hat sowohl biologische als auch sozialisationsspezifische Ursachen. Wie bereits erwähnt, sind die Geschlechter in vielerlei Hinsicht unterschiedlich programmiert, was in den Anfängen der Menschheit ein außerordentlich kluger und nützlicher Ansatz war, heute aber nicht mehr viel wert ist, da sich die menschliche Rasse weiterentwickelt hat und die Geschlechterrollen erweitert wurden und weniger deutlich voneinander abgegrenzt sind. An Jungen und Mädchen – und Männer und Frauen – werden sehr unterschiedliche Erwartungen gerichtet, die oft in entgegengesetzter Richtung verstärkt werden. Zur Erinnerung: Verhaltensweisen, die (besonders in der frühen Kindheit) oft wiederholt werden, aktivieren Nervenbahnen und führen zu deren Wachstum, während nicht verstärkte Verhaltensweisen ausgemerzt werden, sofern wir uns nicht aktiv um ihren Erhalt bemühen. Kurz gesagt, dass Frauen dazu neigen zu schweigen, sich zurückzuhalten und nur das zu sagen, was andere hören wollen, ist darauf zurückzuführen, wie das weibliche Gehirn zurechtgestutzt wurde.

Auf welche Weise verkümmert unsere Fähigkeit, die eigene Meinung zu äußern, in unserer Ursprungsfamilie?

Im Folgenden werde ich Ihnen erklären, wie die Familie unsere Fähigkeit beeinflusst, unsere Bedürfnisse zum Ausdruck zu bringen. Es ist eine Tatsache, das kulturelle und geschlechtsspezifische Einflüsse (wie stark sie auch sein mögen) außer Kraft gesetzt werden können, wenn wir mit Eltern aufwachsen, die intensiv zuhören (das sogenannte aktive Zuhören praktizieren), unsere Gedanken und Gefühle anerkennen und uns dazu ermutigen, uns zu äußern. Mädchen, die das Glück haben, bei solchen Eltern aufzuwachsen, entwickeln eine Schablone, die sie dafür prädisponiert, offen und direkt zu sein. Aus irgendeinem Grund haben Sie diese Botschaft nicht erhalten. Ihre verbale Schablone sieht vor, schweigend zu erdulden, darauf zu warten, bis Sie an der Reihe sind, jedem, der gewillt ist, Ihnen zuzuhören, mit unendlicher Dankbarkeit zu begegnen, Zorn hinunterzuschlucken, ein Blatt vor den Mund zu nehmen, sich durch schöne Worte aus Situationen herauszureden, mit gespaltener Zunge zu sprechen, zurückzurudern oder das zu sagen, was Ihr Überleben sichert.

Falls Sie das Bedürfnis verspüren, sich nun selbst Vorwürfe zu machen, hören Sie sofort damit auf. Sie haben weder Ihre Familie noch die Kommunikationsecke, in die Sie gedrängt wurden, selbst ausgewählt. Sie haben sich entwickelt, indem Sie Gehörtes kopiert und sich an Ihre Umgebung angepasst haben. Sie sollten auch keine Zeit darauf verschwenden, sich darüber aufzuregen, durch die Reaktionen Ihrer Eltern auf Ihre verbalen Äußerungen gelernt zu haben, nur Nettigkeiten von sich zu geben. Vielmehr sollten Sie zu verstehen versuchen, wie Sie sich entwickelt haben und dass Ihr Verhalten damals eine Anpassung darstellte (die Ihr physisches und emotionales Überleben ermöglichte), heute aber destruktiv ist.

Sprechen ist ein Nebenprodukt des Gehörtwerdens. Effektive Eltern reden manchmal zärtlich auf uns ein, aber sie nehmen sich auch die Zeit, sich unser Brüllen und Gurgeln anzuhören und in ermutigendem, positivem, spiegelndem, fürsorglichem Tonfall darauf zu antworten. Es ist eine Art Duett – manchmal setzen sie ihre Stimme gleichzeitig mit unserer ein und ahmen uns nach, manchmal sprechen sie allein und manchmal sind sie still, sodass wir unserem Mitteilungsbedürfnis freien Lauf lassen können. Ihr Reden und

Schweigen und ihre Reaktion auf unser Reden und Schweigen dienen uns als Richtlinie für die Kommunikation. Ihr Schweigen lässt Raum für unsere Stimme, und durch ihre verbalen Reaktionen bestärken sie uns darin, dass wir ein Recht haben, uns zu äußern.

Wenn das nicht nach Ihrer Familie klingt, lesen Sie das richtige Buch. Das freie und offene Reden kann auf viele Arten eingeschränkt werden, während wir mit unseren Eltern unter einem Dach leben. Vielleicht gab es einfach zu viele Kinder, um alle zu Wort kommen zu lassen und auf sie einzugehen. Wenn Sie viele Geschwister waren, hatten Ihre Eltern (auch wenn sie sich noch so vorbildlich verhielten) vielleicht einfach nicht die Zeit, jedem Kind Gehör zu schenken und ihm zu helfen, seine innersten Gedanken und Gefühle zu äußern. Wenn jeder warten muss, bis er an der Reihe ist, und viele Leute beteiligt sind, bekommt niemand sehr oft oder lang das Wort. Wenn Sie also das Wort nicht abgeben wollen, sobald Sie es einmal bekommen haben, oder nie das Gefühl haben, dass Ihnen jemand zuhört, sind Sie möglicherweise in einem Umfeld aufgewachsen, in dem es zu viele Münder und zu wenige Ohren gab.

Vielleicht haben Ihnen Ihre Eltern auch ganz unverblümt klargemacht, dass das, was Sie zu sagen haben, unwichtig sei oder dass Sie dummes Zeug reden oder dass Sie eine große Klappe hätten. Vielleicht haben sie Ihnen so oft gesagt, dass Sie den Mund halten sollen, dass Sie es irgendwann aufgegeben haben, etwas anderes als »bitte« und »danke« auszusprechen. Vielleicht haben Ihre Eltern versucht zuzuhören, waren aber zu müde oder zu sehr mit anderen Dingen beschäftigt, um richtig hinzuhören, und haben deshalb nur so getan, als ob sie aufmerksam seien. Vielleicht sind sie auch aus dem Zimmer gegangen, sobald Sie zu sprechen angefangen haben, oder haben sich einer anderen Tätigkeit zugewandt. In jedem Fall haben Sie die Botschaft erhalten, dass das, was aus Ihrem Mund kommt, das Zuhören nicht lohnt.

Vielleicht fragen Sie sich, was die Tatsache, dass Ihnen niemand zugehört hat oder Ihre Worte nicht anerkannt wurden, damit zu tun hat, dass Sie nur nette Dinge sagen. Manche Menschen, deren verbale Fähigkeiten nicht anerkannt wurden, werden wütend und nutzen jede Gelegenheit, ihrem Zorn Luft zu machen. Wir kennen alle solche Leute, die sich durch jede Kleinigkeit provozieren lassen. Solche Menschen haben selten etwas Nettes zu sagen (und – falls ich Sie daran erinnern muss – sollten am besten auf Distanz gehalten werden).

Aber andere Menschen (wie Sie) lernen, sich darauf zu beschränken, nette Dinge zu sagen, in der Hoffnung, dass das für andere akzeptabler ist als das, was sie wirklich denken und fühlen. Schließlich wollen die Leute (insbesondere Eltern) lieber schöne als schlechte Dinge hören. Deshalb bekommen Sie ihre Aufmerksamkeit oder Zustimmung, indem Sie fröhliche, tröstliche, nette Dinge sagen. Sie überhäufen andere mit Lob, das Sie nicht für angebracht halten, unterstützen sie bei Dingen, die nicht gut für sie (oder für Sie selbst) sind, oder sagen gar nichts. Ihre verbalen Äußerungen sind auf die Bedürfnisse der anderen statt auf Ihre eigenen ausgerichtet.

Auf eine ganz spezielle Art lernen Sie als Kind, nur nette Dinge zu sagen, wenn Ihre Eltern oder andere Erwachsene Ihnen zu verstehen geben, dass Sie bestimmte Gefühle nicht haben sollten. Wenn Sie beispielsweise wütend darüber sind, dass Ihr Bruder die geliebte Barbie in ihre Einzelteile zerlegt und diese an den Hund verfüttert hat, werden Sie von Mutter oder Vater getadelt: »Sag doch so was nicht. Du weißt doch, dass der kleine Dani es nicht so gemeint hat.« Sie berichten Ihrem Vater, dass Ihre Mutter so wütend auf Sie war, dass sie Sie nicht zum Ballettunterricht gefahren hat, und er meint dazu: »Mama hat es gerade ziemlich schwer. Du solltest ihr gegenüber geduldiger und verständnisvoller sein.«

Es erübrigt sich, darauf hinzuweisen, was solche Bemerkungen in einer verletzlichen, formbaren Seele anrichten. Statt Ihre Gefühle oder die Wahrheit zum Ausdruck zu bringen, lernen Sie, zu schweigen oder sich mit Lügen abzufinden. Sie leugnen authentische Gefühle und sorgen dafür, dass sie niemals laut ausgesprochen werden. Nach einer Weile vergessen Sie sogar, was die Wahrheit ist, weil Sie schon so lange die Unwahrheit gesprochen haben.

Sehen wir uns noch zwei weitere Szenarien an und lassen dann diesen Familienkram ruhen. Nehmen wir an, Sie hatten einen Elternteil, der depressiv oder in irgendeiner Weise gesundheitlich eingeschränkt war. Dann wurden Sie möglicherweise dazu erzogen, dem Betreffenden keine Last zu sein, und hatten viel Freude daran, ihn aufzuheitern und lächeln zu sehen. Das heißt, statt über die Dinge zu sprechen, die Sie wirklich beschäftigten (Hänseleien in der

Schule, schlechte Mathematiknoten, ständiger Streit mit Ihrer Schwester, Liebeskummer oder Ähnliches), sprachen Sie nur über leichte, angenehme Themen. Das wirkte Wunder: Wenn Sie Mama eine lustige Geschichte erzählten oder ihr nette Dinge sagten, hellte sich ihr Gesicht auf. Kinder verspüren einen unwiderstehlichen Drang, ihre Eltern zufriedenzustellen, aber es gefährdet eine gesunde emotionale Entwicklung, wenn jeder negative Gedanke, jedes negative Gefühl geleugnet werden muss.

Vielleicht waren Ihre Eltern aber auch nur die nettesten Menschen auf der Welt. Sie wurden nie wütend und stritten nie in Ihrer Gegenwart. Sie verloren nie ein schlechtes Wort über andere Menschen und stellten alles Negative positiv dar: Regen ruiniert nicht das Picknick, sondern ist gut für die Blumen; hungrig zu sein lehrt uns, ohne Essen auszukommen oder unsere Vorräte besser einzuteilen; schlecht von jemandem zu reden lässt uns nur selber schlecht dastehen. Wenn in Ihrer Gegenwart kaum jemals negative Gefühle oder Gedanken zum Ausdruck gebracht wurden, woher sollen Sie dann jetzt wissen, wie das funktioniert? Und wie sollen Sie auf den Gedanken kommen, dass ein solches Verhalten normal und natürlich ist?

Denkanstoß

Auf welche Weise hat Ihre Ursprungsfamilie dazu beigetragen, dass Sie nur nette Dinge sagen und Ihre wahre Meinung für sich behalten?

Was macht mich so sprachlos?

Es gibt einige Dinge, über die Sie stolpern, wenn Ihnen Nettigkeiten so leicht von der Zunge gehen. Sie sagen das Falsche, weil Sie sich schuldig fühlen, fürchten, andere Menschen zu verletzen, oder glauben, nichts Besseres verdient zu haben. Natürlich treffen auf manche von Ihnen all diese Dinge zu. Dann müssen Sie sich doppelt anstrengen, um Ihr Nettsein zu überwinden.

Sie fühlen sich schuldig

In meinem Arbeitsbuch zum Thema »Essen und Gefühle« habe ich den Schuldgefühlen ein ganzes Kapitel gewidmet. Schuld ist ein Gefühl, das Ihnen helfen soll, das zu tun, was Sie für richtig halten. Es tippt Ihnen auf die Schulter, wenn Sie Fehler machen und Ihren Ansprüchen nicht gerecht werden. Natürlich müssen diese Ansprüche vernünftig sein und der Tatsache Rechnung tragen, dass Sie unvollkommen sind und es immer sein werden.

Wenn Sie ständig mit dem Gefühl leben, Schuld auf sich geladen und Fehler gemacht zu haben, ist jedes Wort, das Sie äußern, darauf ausgerichtet, die Dinge wieder ins Lot zu bringen. Wenn Sie in dem Glauben erzogen wurden, dass Sie als Sünder geboren wurden und den Rest Ihres Lebens damit zubringen sollten, Vergebung zu erlangen, ist das eine unmögliche Mission. Ich habe nicht die Absicht, religiöse Lehren in Frage zu stellen, die Ihr Leben bereichern, aber gedankenloses Festhalten an Prinzipien, die

Ihre geistige Gesundheit gefährden, trägt dazu bei, dass Sie weiter im Gefängnis von Nettstadt schmoren. Um ausbrechen zu können, müssen Sie Ihre spirituellen Überzeugungen überdenken und schwierige Entscheidungen treffen. Nette Frauen neigen dazu, in starren Kategorien (Heilige/Sünder, Gut/Böse) zu denken. Achten Sie darauf, dass Ihre religiösen Überzeugungen der Tatsache Rechnung tragen, dass niemand von uns nur gut oder nur böse ist.

Schuld ist angebracht, wenn Sie etwas Falsches getan haben, nicht, wenn Sie etwas getan haben, das für Sie richtig ist, aber jemand anderem nicht in den Kram passt. Das Leben ist nicht fair und wird es auch nie sein. Sie werden verletzt, ich werde verletzt, wir alle werden irgendwann einmal verletzt. Und wissen Sie was? Wir überleben es alle. Ich habe es schon einmal gesagt und werde es immer wieder sagen: Wenn Sie jemanden verletzen, weil Sie gut für sich selbst sorgen, ist es in Ordnung. Das ist meine Ausnahme von der goldenen Regel. Wenn Sie also die Gewohnheit haben, immer nur Ja zu sagen, weil Sie die Schuldgefühle vermeiden wollen, die das Neinsagen mit sich bringt, müssen Sie anfangen, sich zu fragen, ob Ihre Schuldgefühle angebracht sind. Eigentlich sollten Sie sich schuldig fühlen, wenn Sie Ja sagen, obwohl Sie Nein meinen (weil Nein für Sie das Richtige ist). Wenn Sie Nein sagen, um sich selbst zu schützen, sollte das keine Schuldgefühle auslösen, sondern Sie stolz auf sich machen. Denken Sie mal eine Weile darüber nach.

Sie haben Angst davor, andere zu verletzen

Da man nicht über Schuldgefühle schreiben kann, ohne das Thema verletzte Gefühle zu berühren, haben Sie bereits einige meiner Gedanken dazu erfahren. Wenn Sie immer nett sein wollen und sich scheuen, Ihre Meinung zu sagen, weil Sie andere Menschen damit verletzen könnten, dann müssen Sie diese Angst überwinden. So einfach ist das. Mir ist klar, dass Sie fürchten, andere Menschen könnten wütend reagieren und Sie deshalb zurückweisen oder demütigen oder sich von Ihnen abwenden. Sie haben recht, das könnte passieren. Aber da Sie jetzt erwachsen sind und auf Ihren eigenen Füßen stehen, sind Sie nicht mehr an andere gebunden und müssen keine Angst vor ihnen haben. Im Kapitel »Ich hab dich lieb – wenn du tust, was ich will« (siehe S. 261) finden Sie weitere Informationen, die Ihnen helfen können, sich die Erlaubnis zu geben, die Gefühle anderer Menschen zu verletzen.

Wenn Sie körperlich oder emotional Prügel beziehen, wenn Sie Ihre Gefühle offenbaren, müssen Sie die ganze Sache natürlich etwas langsamer angehen. Solange Sie nicht in Sicherheit sind, müssen Sie mit dem, was Sie sagen, vorsichtig sein. Denken Sie daran, dass aus verbaler Aggression manchmal physische Gewalt werden kann. Wenn Sie regelmäßig Angst vor Misshandlungen haben müssen und noch keine professionelle Unterstützung haben, rufen Sie sofort jemanden an. Ich meine es ernst. Rufen Sie verschiedene Leute an, bis Sie jemanden finden, der Ihnen helfen kann. Wenn Sie physisch in Gefahr sind, sollten Sie außerdem ausziehen oder anfangen, Pläne für einen schnellstmöglichen Auszug zu machen.

Kommen wir zu denjenigen unter Ihnen zurück, die sich nur in einer imaginären Gefahr befinden, wenn sie sagen, was sie denken. Was bedeutet es schon, wenn der Vorsitzende des Obst- und Gartenbauvereins sauer auf Sie ist, weil Sie nicht schon wieder eine Gruppe von Besuchern durch die Kleingartenanlage führen wollen? Werden Sie verhungern, ohne Kleider oder ohne Dach über dem Kopf dastehen? Nein? Dann vergessen Sie ihn einfach. Was bedeutet es schon, wenn Ihr Chef es Ihnen übel nimmt, dass Sie keine Überstunden machen wollen, weil Sie Eintrittskarten für ein Musical haben? Sein Pech. Wenn er Sie deswegen abmahnt, arbeiten Sie ohnehin schon zu lange in der falschen Firma. Nette Frauen bringen sich oft in Situationen, die ihre Neigung zur verbalen Zurückhaltung fördern, indem sie sich mit Angehörigen, Freunden und Kollegen umgeben, die sie in ihrem Schweigen und ihrem Nettsein bestärken. Wenn Sie in einer solchen Situation feststecken, sollten Sie anfangen, Ihre Meinung zu sagen, und Ihren Absprung vorbereiten.

Sie glauben, nichts Besseres verdient zu haben

Es ist schwierig, wahre Gefühle zu äußern und für sich selbst einzustehen, wenn man glaubt, nicht viel wert zu sein. Menschen, die sich als Bürger zweiter Klasse fühlen, neigen dazu, sich mit dem zufriedenzugeben, was sie bekommen, und nicht mehr zu verlangen. Vielleicht sind Sie davon überzeugt, dass Sie es verdient haben, schlecht behandelt zu werden, oder dass es Ihr Schicksal ist, für andere statt für sich selbst zu sorgen. Vielleicht hegen Sie den Irrglauben, dass andere Ihnen auf wundersame Weise das geben werden, was Sie sich wünschen, obwohl Sie Ihre Wünsche nie zum Ausdruck bringen und die anderen Sie die ganze Zeit schon schlecht behandeln. Ein solcher Glaube ist Ausdruck kindlichen Wunschdenkens, nicht die rationale Einschätzung und Kommunikation eines Erwachsenen. Vielleicht denken Sie auch, dass andere Sie mehr mögen, wenn Sie den Mund halten und niemanden verärgern.

Unsichtbar zu sein und sich selbst zu entwerten ist eine Strategie, die Sie als Kind zur Bewältigung schwieriger Zeiten erlernt haben, aber heute wird niemand allzu viel von Ihnen halten, wenn Sie nicht anfangen, sich selbst wertzuschätzen. Und gibt es eine bessere Möglichkeit, andere wissen zu lassen, wie froh Sie sind, Sie selbst zu sein, als durch Äußern Ihrer Wünsche und Bedürfnisse? Was ist das für ein alter Kahn, in dem Sie durch die Gegend fahren, wenn Sie fürchten, ihn durch ein paar heftige Bewegungen zum Kentern zu bringen? Sicherlich keiner, der stark und gut gebaut ist und eine raue See überstehen kann. Wenn Sie sich selbst stärken, indem Sie klar und deutlich Ihre Meinung äußern, erhöht das nicht nur Ihre Selbstachtung, sondern führt auch dazu, dass andere Ihnen mehr Respekt entgegenbringen.

> **Denkanstoß**
>
> Vermeiden Sie es, Ihre Meinung zu sagen, weil Sie sich sonst schuldig fühlen würden? Oder weil Sie Angst davor haben, jemanden zu verletzen? Oder weil Sie sich selbst nicht genug achten, um gut für sich zu sorgen?

Was passiert, wenn jemand mich nicht mag, weil ich meine Meinung sage?

Ich weiß es nicht. Sagen Sie mir, was passieren wird. Oder was laut Ihren Befürchtungen passieren wird. Bricht eine Katastrophe über Sie herein ... oder werden Sie sich nur eine Weile extrem unbehaglich fühlen? Wenn Menschen Ihnen ihre Zuneigung entziehen, werden Sie andere finden, die Sie mögen. Wenn andere Sie emotional oder physisch verletzen, können Sie sich in den meisten Fällen wehren oder auf Distanz gehen. Wenn sie Ihnen wegen Ihrer Offenheit Schuldgefühle einreden wollen, können Sie sich daran erinnern, dass niemand, dem Sie wirklich am Herzen liegen, wollen würde, dass Sie unehrlich sind und sich selbst schaden. Wenn sie sich von Ihnen abwenden, werden Sie andere Freunde finden, die Sie unterstützen, und lernen, auf eigenen Füßen zu stehen, indem Sie sich weiterentwickeln und auf innere Ressourcen zurückgreifen.

Eines der größten Probleme, die Sie sich schaffen, indem Sie Konfrontationen vermeiden, die Wahrheit zurechtbiegen, verbal Schönwetter machen und sich den Mund verbieten lassen, besteht darin, dass Sie den Respekt vor sich selbst verlieren und sich am Ende schämen. Wenn Sie Ihre eigene Position vertreten, löst das vielleicht Ängste aus, aber am Ende können Sie – was immer auch passieren mag – stolz darauf sein, dass Sie für sich selbst eingetreten sind. Dieses Gefühl ist durch nichts zu ersetzen – nicht durch noch so viel falsche Zuneigung oder Bestätigung von anderen, nicht durch noch so viel Geld oder Sicherheit, nicht durch irgendeinen Preis, den Sie zu gewinnen glauben, indem Sie Ihre Werte, Meinungen, Wünsche und Überzeugungen verraten. Glauben Sie mir: Nichts fühlt sich so gut an wie Ehrlichkeit und Stolz.

Besteht zwischen der Unterdrückung meiner Gefühle und unkontrolliertem Essen ein Zusammenhang?

Ist das nicht offenkundig? Natürlich gibt es einen Zusammenhang, und zwar einen sehr wichtigen. Erinnern Sie sich noch, dass ich am Anfang dieses Kapitels davon gesprochen habe, dass es zwei Gründe dafür gibt, den Mund aufzumachen – zum Essen und zum Sprechen? Nun, anscheinend fällt es Ihnen schwer, die beiden Dinge auseinanderzuhalten. Man könnte sagen, dass Sie zu viel essen, weil Sie zu wenig sprechen, oder dass Sie zur Bewältigung Ihrer Gefühle essen, gewissermaßen Ihre Gefühle »in sich hineinfressen«. Wenn Sie Gefühle angemessen, wirkungs-

Manifest wider das Zurückhalten der eigenen Meinung

Gebote
- Denken Sie gründlich nach, bevor Sie auf Bitten und Forderungen reagieren.
- Hören Sie auf, sich schuldig zu fühlen, wenn Sie Nein sagen, oder lernen Sie, Schuldgefühle auszuhalten.
- Gehen Sie das Risiko ein, keine Zustimmung zu erhalten, wenn Sie jemandem widersprechen oder einen Konflikt mit jemandem austragen müssen.
- Machen Sie sich klar, dass es nicht Ihre Aufgabe ist, dafür zu sorgen, dass alle anderen sich besser fühlen.
- Machen Sie sich klar, dass Sie unvollkommen sein und Fehler machen dürfen.
- Geben Sie es anderen im selben Augenblick oder danach auf angemessene Weise zu verstehen, wenn sie Sie verletzt haben.
- Achten Sie auf Ihre Gefühle, sodass Sie wahrheitsgemäß darüber Auskunft geben können.
- Nehmen Sie sich die Zeit, zu verstehen, was Sie *wirklich* denken, bevor Sie Gefühle zum Ausdruck bringen.
- Lernen Sie, die unangenehmen Gefühle auszuhalten, die damit verbunden sein können, dass Sie ehrlich und direkt waren und vielleicht jemanden verletzt haben (in den meisten Fällen kommen die Betroffenen darüber hinweg).
- Machen Sie sich klar, dass es viel besser ist, sich gut zu fühlen, weil Sie ehrlich waren, als sich schlecht zu

fühlen, weil Sie zwecks Konfliktvermeidung gelogen haben.
- Erkennen Sie, dass Vertrauen in sich selbst auf Entscheidungen basiert, auf die Sie stolz sein können.
- Führen Sie sich vor Augen, dass niemand (außer Sadisten) gern die Gefühle anderer Menschen verletzt, dass aber gesunde Menschen es manchmal tun, um sich selbst nicht zu schaden.
- Erkennen Sie, dass Sie das Recht haben, in angemessener Weise und zum richtigen Zeitpunkt Ihre Meinung zu äußern – was immer andere Ihnen auch sagen mögen.

Verbote
- Sagen Sie nicht automatisch Ja, nur weil Sie denken, es werde von Ihnen erwartet, oder weil Sie fürchten, von Schuldgefühlen geplagt zu werden, wenn Sie Nein sagen.
- Haben Sie keine Angst davor, Ihre Meinung zu äußern.
- Lassen Sie nicht zu, dass Schuldgefühle oder die Angst vor Schuldgefühlen Ihre Entscheidungen beeinflussen.
- Belügen Sie sich nicht selbst, sonst wissen Sie am Ende nicht mehr, was Sie wirklich fühlen.
- Reden Sie sich nicht ein, dass andere Menschen verletzte Gefühle nicht ertragen können oder nicht über sie hinwegkommen können, denn das können sie.
- Versuchen Sie nicht, Konflikte nur deshalb zu vermeiden, weil sie bei Ihnen oder anderen unangenehme Gefühle verursachen.

Besteht ein Zusammenhang zwischen unterdrückten Gefühlen und Essen?

- Lassen Sie nicht zu, dass andere Sie schlecht behandeln, ohne dass Sie Ihre Gefühle zum Ausdruck bringen.
- Tolerieren Sie niemals physische, sexuelle oder verbale Misshandlungen.
- Schmoren Sie nicht im eigenen Saft, leugnen Sie nicht Ihre Gefühle und lassen Sie nicht zu, dass Ihre Belastung zunimmt, bis Sie kurz vor der Explosion stehen.
- Verhalten Sie sich nicht passiv-aggressiv (indem Sie negative Gefühle auf eine unklare, indirekte Weise zum Ausdruck bringen, für die Sie sich nicht rechtfertigen müssen), nur weil es einfacher ist, als offen seine Meinung zu sagen.
- Lassen Sie nicht andere für Sie entscheiden, was Sie sagen dürfen und was nicht.
- Gehen Sie nicht davon aus, dass andere wissen, was Sie fühlen, wenn Sie es Ihnen nicht sagen.
- Lassen Sie sich nicht zum Sündenbock machen, ohne sofort dagegen zu protestieren.
- Gehen Sie nicht davon aus, dass andere Menschen nicht mit Ihren authentischen Gefühlen umgehen können.

voll und zum richtigen Zeitpunkt offenbaren und der Meinung sind, dass Sie das Recht dazu haben und dass das, was Sie sagen, entscheidend zur Gestaltung Ihres Lebens beiträgt, dann wird das Äußern Ihrer Meinung zu einem positiven Aspekt Ihres Selbst. Wenn Sie sich aber ständig darüber Gedanken machen, dass Sie das Falsche sagen könnten oder ob Sie auch gehört und verstanden werden, wird das Sprechen zu einer Bürde und löst starke Ängste aus.

Indem Sie Ihre Gefühle hinunterschlucken, bleiben sie in Ihnen stecken. Sie wachsen und belasten Sie mehr und mehr. Stress bringt Sie immer näher an die Grenze der Belastbarkeit und verstärkt das Bedürfnis, etwas zu finden, das Ihnen Erleichterung bringt. Dass es sich bei diesem Etwas um Essen handelt, dürfte Ihnen nicht neu sein. Sie suchen im Essen nicht nur Trost und Entspannung, sondern es fühlt sich auch richtig an, weil es Ihrem Mund etwas zu tun gibt, das nichts mit Sprechen zu tun hat. Denken Sie einmal darüber nach. Wenn Sie sich nicht vollstopfen würden, könnten Sie etwas sagen, durch das Sie andere verletzen, oder Sie könnten jemanden wissen lassen, dass er sie verletzt hat. Es ist besser, wenn Sie Ihren Mund anderweitig beschäftigen, damit er Sie nicht in Schwierigkeiten bringen kann.

Noch eine letzte Bemerkung zur offenen Meinungsäußerung. Sie können nicht die Wahrheit sagen, wenn Sie *Ihre eigene* Wahrheit gar nicht kennen. Wenn Sie ständig Ihre Gefühle verleugnen und sich von anderen sagen lassen, was Sie fühlen sollen und was nicht, werden Sie irgendwann völlig verwirrt sein. Wenn andere (Freunde, Angehörige, Kollegen) ständig Ihre Gefühle entwerten und Sie daran hindern, sich frei zu äußern, sollten Sie sich ganz allmählich von ihnen lösen. Erforschen Sie oft und gründlich Ihre wahren Gefühle und fangen Sie an, sie nach außen zu tragen. Versuchen Sie, ein Gefühlstagebuch zu führen oder vor einem Spiegel mit sich selbst zu reden. Ihre eigene Stimme zu finden ist sicherlich ein beängstigender Prozess, aber es kann nicht beängstigender sein, als ein von Angst beherrschtes Leben voller Lügen zu führen. Die Wahrheit, *Ihre* Wahrheit, wird Sie befreien.

Hausaufgabe
Sagen Sie in einer Situation, in der Sie normalerweise lügen, die Wahrheit, oder sagen Sie Ihre Meinung, wo Sie normalerweise schweigen.

Porträt einer netten Frau

Alison heute
Man sieht es Alison auf den ersten Blick an, dass sie eine nette Frau ist oder es zumindest zu sein versucht. Sie hat ein nettes Lächeln, das sie in unserer ersten Sitzung schüchtern aufblitzen lässt, während Sie mit leiser Stimme sagt, dass sie sich freue, mich kennenzulernen. Sie ist ledig, 26 Jahre alt und arbeitet als Rechtsanwaltsgehilfin. Sie spricht davon, eines Tages Jura zu studieren. Sie lebt noch bei ihren Eltern und gesteht nach mehreren Sitzungen, dass sie daran denkt auszuziehen, dass aber ihre Eltern jedes Mal, wenn sie das Thema anspricht, »ausflippen« und dass

sie es deswegen dann wieder fallen lässt. Ihre Freunde sind der Meinung, dass sie sich eine eigene Wohnung suchen sollte, aber ihr Verlobter drängt sie, weiterhin daheim zu leben, um bis zur Hochzeit Geld zu sparen.

Alison gibt zu, dass sie sich sehr schwer damit tut, ihre Meinung zu sagen, und dass sie große Angst vor Konflikten hat. Es fällt ihr schwer, *irgendetwas* Unfreundliches über ihre Eltern zu sagen, aber dann wagt sie doch zu erwähnen, dass es »ärgerlich« sei, dass ihre Mutter ihr ständig sage, was sie zu tun und zu lassen habe, und dass ihr Vater im Wesentlichen allem zustimme, was ihre Mutter wolle. Alison ist stolz darauf, dass sie in der Schule immer gute Leistungen gezeigt hat und dass sie etwas aus sich gemacht hat, in Bezug auf ihre Unabhängigkeit aber ist sie hin- und hergerissen.

Alison hat zwar kein Gewichtsproblem, leidet aber unter einer Essstörung. Sie hat Fressanfälle, gefolgt von Erbrechen, worüber sie kaum sprechen kann. Sie berichtet mir, dass sie seit ihren Teenagerjahren eine Essstörung hat, dass aber niemand – nicht einmal ihr Verlobter – davon weiß. »Ich würde lieber sterben, als dass irgendjemand davon erfährt«, flüstert sie. Als sie schließlich die Verbindung zwischen ihren nicht ausgesprochenen Gefühlen und der Verwendung ihres Mundes zum Essen und Erbrechen herstellt, ist sie so erschrocken, dass sie zu weinen beginnt. Sie weint noch heftiger, als ich ihr sage, dass dies das erste Mal sei, dass ich sie ein tiefes, authentisches Gefühl habe offenbaren sehen.

Auf die Frage, in welchen Situationen sie nicht ihre Meinung sage, nennt sie folgendes Beispiel: »Ach, Sie wissen schon, ich bin immer bereit, Überstunden zu machen oder einem der Anwälte sein Mittagessen zu holen, obwohl das nicht zu meinem Aufgabenbereich gehört und zur Folge hat, dass meine Arbeit liegen bleibt.« Nach solchen Bemerkungen verzieht sie oft das Gesicht, als ob ihr Gesichtsausdruck Gefühle vermitteln könne, die sie nicht auszusprechen wagt. Traurigerweise gibt sie zu, dass sie ihren Verlobten die meisten Entscheidungen treffen lässt, ob sie derselben Meinung ist wie er oder nicht. Sie fügt schnell hinzu: »Das ist ja auch vernünftig, weil er viel klüger ist als ich.« Wenn sie mich so scheu anlächelt, sehe ich hinter ihren blitzend weißen Zähnen und ihrem rosa Lippenstift einen Hauch von Traurigkeit.

Alison als Kind
Alisons Eltern sind sehr gläubig, und die Familie lebt seit drei Generationen in derselben Gemeinde. Ihr älterer Bruder ist als Missionar in Afrika, und ihr jüngster Bruder hat vor, eine Ausbildung in Pastoralberatung zu absolvieren. Soweit sie sich erinnern kann, hat keiner von beiden jemals den Wunsch geäußert,

etwas anderes zu tun. Ihre Mutter beschreibt sie als »eine Frau der guten Taten«, und ihr Vater, leitender Angestellter in einer ortsansässigen Möbelfirma, übernimmt ehrenamtliche Aufgaben innerhalb der Kirche. Alison wurde nie ermutigt, selbständig zu denken oder ihre Meinung zu äußern. Ihre Mutter tadelte sie oft: »Sag doch so was nicht«, »Das meinst du doch nicht im Ernst« oder »Du musst lernen, schlechte Gedanken zu verscheuchen, wenn du in den Himmel kommen willst«, während ihr Vater ihr Vorträge darüber hielt, was »nette Mädchen« tun und was nicht. Beide Eltern glauben an Himmel und Hölle, nehmen die Bibel wörtlich und ließen nicht zu, dass ihre Kinder auch nur ein einziges Mal die Bibelstunde oder den Gottesdienst versäumten.

Alison hatte immer eine sehr gute Note im Betragen und war oft der Liebling der Lehrer. Unter dem Foto in ihrem Highschool-Jahrbuch steht: »Wäre doch jeder so umgänglich und freundlich wie Alison. Mit ihrem Lächeln wird sie es weit bringen.« (Sie lächelt wehmütig, als sie es mir zeigt.) Ein Teil von ihr versteht, dass sie nie etwas erreichen oder ihre Fress- und Brechanfälle überwinden wird, wenn sie nicht aufhört, so umgänglich und freundlich zu sein und ein Dauerlächeln aufzusetzen.

> *Alison lernt, nicht mehr nett zu sein*
> Dies ist einer der Fälle, bei denen der größte Teil meiner Arbeit in der sogenannten Übertragung stattfindet. (Übertragung bedeutet, dass Klienten auf mich mit denselben Gefühlen und Verhaltensweisen reagieren wie auf wichtige Personen in ihrer Kindheit, in erster Linie ihre Eltern.) Da Alison sich so sehr bemüht, mich (wie auch alle anderen Menschen, mit denen sie zu tun hat) zufriedenzustellen, ermutige ich sie, es mir zu sagen, wenn ich etwas tue, was sie verletzt oder verwirrt. Es dauert lange, aber nach einiger Zeit lernt sie, ihre Gedanken und Gefühle zu äußern (wenn auch oft erst drei oder vier Sitzungen später). Sie wundert sich darüber, dass ich mir von ihr selbstsicheres Auftreten wünsche und dass ich nicht verärgert oder wütend reagiere, wenn sie ihre Meinung sagt.
>
> Als Nächstes konzentrieren wir uns auf offene Meinungsäußerung gegenüber Freunden, denen sie vertraut, und arbeiten uns dann weiter zu Kollegen, ihrem Verlobten und ihren Eltern vor. Die Arbeit ist mühselig, und wenn Alison das Risiko eingegangen ist und ihre Meinung geäußert hat, verbringen wir meist die nächsten Sitzungen damit, zu analysieren, was passiert ist. Gleichzeitig sprechen wir über ihre Fress- und Brechanfälle – was sie für sie bedeuten, wann sie auftreten, weshalb sie dieses Verhalten auf-

> rechterhält und welche Strategien sie einsetzen kann, um es zu beenden. Das gestörte Essverhalten tritt zwar insgesamt seltener auf, aber sie hält es nicht länger als eine Woche aus, ohne das Essen oder ihren Körper zu missbrauchen. Ich weiß, dass sie auf einem guten Weg ist, als sie eines Tages zur Sitzung kommt und (ohne zu lächeln) sagt: »Ich glaube, dass ich erwachsen werden muss, statt mich zu übergeben.«

So geht es weiter

Im nächsten Kapitel geht es um folgende Themen:
- Weshalb Sie das Bedürfnis haben, perfekt zu sein, und warum Unvollkommenheit Ihnen Angst macht
- Wieso Ihrem Bedürfnis nach Perfektion Scham, Hilflosigkeit und Angst zugrunde liegen
- Wie Sie lernen können, Unvollkommenheit zu genießen und Fehler und Misserfolge zu akzeptieren

Darf ich vollkommen unvollkommen sein? – Perfektionismus überwinden

Wenn Sie Perfektionistin sind – und ich vermute, dass das auf die meisten unter Ihnen zutrifft –, dann wissen Sie es wahrscheinlich. Aber für diejenigen, die sich nicht ganz sicher sind, hier die verräterischen Symptome: Etwas schludrig zu machen kommt nicht in Frage; mit »gut genug« sind Sie nicht zufrieden; Sie halten Mittelmaß für eine Todsünde; Sie denken, dass Dinge, die nicht vollkommen richtig sind, vollkommen falsch sind; Ihnen wird häufig geraten, langsamer zu arbeiten und die Dinge entspannter anzugehen; Sie befürchten, dass andere eine Aufgabe nicht so gut wie Sie erledigen, und empfinden Delegieren als ebenso schmerzhaft wie Zähneziehen; Sie sind von der Angst beherrscht, zu versagen oder Fehler zu machen; Sie unterscheiden nicht zwischen Dingen, die Sie außerordentlich gut machen wollen, und Dingen, die Sie aufgrund fehlender Zeit, Energie, Kompetenz oder Ressourcen beziehungsweise aufgrund anderer Verpflichtungen halbherzig erledigen können.

Also, heben Sie die Hand, wenn Sie sich wiedererkannt haben. Oh, ein paar von Ihnen heben ja beide Hände. Und einige haben ihre Schuhe ausgezogen und winken auch noch mit den Füßen. Falls einige von Ihnen immer noch nicht sicher sind, ob sie sich zu den Perfektionistinnen zählen sollen, möchte ich Ihnen erklären, was nicht unter Perfektionismus zu verstehen ist. Es ist kein Perfektionismus, wenn Sie bestimmte Dinge bestmöglich erledigen wollen; wenn Sie Träume und Ziele haben, auf deren Erfüllung Sie mit aller Kraft hinarbeiten; wenn Sie den Wunsch haben, besser als andere zu sein und nach oben zu kommen. *Perfektionismus bedeutet, einen intensiven inneren (oft unbewussten) Druck zu verspüren, alles richtig oder gut zu machen, auch wenn man sich dabei selbst Schaden zufügt.* Die wichtigen Wörter sind hier »Druck«, »alles« und »selbst Schaden zufügen«. Perfektionismus ist zum Teil Besessenheit (Ihr Geist verbeißt sich in einen Wunsch und lässt nicht mehr los) und zum Teil Zwanghaftigkeit (Ihr Körper stürzt sich in Aktivitäten, um den Wunsch Wirklichkeit werden zu lassen).

Wo Perfektionismus herrscht, haben objektive Analyse und rationales Beurteilen keine Chance. Sie halten nicht inne und fragen sich: »*Habe ich Zeit dafür? Könnte ich Hilfe brauchen? Was würde passieren, wenn ich jetzt aufhören würde und alles so ließe, wie es ist? Was würde passieren, wenn ich die ganze Sache sein ließe und mir stattdessen eine Pediküre genehmigen würde? Inwieweit trägt das, was ich tue, zur Verbesserung oder Verschlechterung meiner Lebensqualität bei? Gibt es – außer dem offenkundigen Wunsch – noch etwas anderes, das mich antreibt, etwas Düsteres, Zwanghaftes, Komplexes?*« Von Perfektionismus beherrscht zu sein hat etwas von dem Gefühl, das Sie befällt, wenn Sie etwas einfach aufessen *müssen,* auch wenn es Ihnen schon fast wieder hochkommt. Das Verhalten ergibt keinen Sinn. Trotzdem verhalten Sie sich so, denn wenn Sie es nicht tun würden, wäre es quälend für Sie (oder zumindest fürchten Sie, dass es so wäre).

Wegen Ihres ständigen Bestrebens, es allen recht zu machen, niemals jemanden zu enttäuschen und immer alles perfekt zu erledigen, ist die Wahrscheinlichkeit hoch, dass es Ihren Lippen schwerfällt, das Wort Nein zu formen. Merkwürdigerweise kommt Ihnen das Wort Ja aber ganz leicht über die Lippen. Vielen netten Frauen ist es unmöglich, Bitten oder Forderungen abzulehnen, weil das bedeuten würde, dass sie zu schwach oder faul oder inkompetent oder, noch schlimmer, egoistisch sind und lieber etwas für sich selbst als für andere tun wollen. Wie oft Ihnen auch gesagt wird, dass das Streben nach Perfektion ein fruchtloses, undankbares Unterfangen ist – es passiert immer wieder, dass Ihr Autopilot den Steuerknüppel übernimmt und Sie über das Ziel hinausschießen.

Das Tückische am Perfektionismus ist, dass er sich erstens so verdammt befriedigend anfühlt und zweitens so hoch geschätzt und belohnt wird. In einer Gesellschaft, in der Exzesse an der Tagesordnung sind und Funktionsstörungen bewusst ignoriert werden, wird Perfektionismus oft als etwas Erstrebenswertes gesehen. Sich noch mehr ins Zeug legen, bis an die Schmerzgrenze gehen, opferbereit sein, je mehr, desto besser, ohne Fleiß kein Preis. Auch hier tragen kulturelle Einflüsse dazu bei, ein ungesundes Verhalten zu einer äußerst wünschenswerten Eigenschaft zu stilisieren.

Auf welche Weise geschieht das? Denken Sie zunächst an die Schule und den Leistungsdruck, den Kampf um gute Noten, das Konkurrenzdenken. Was für eine Genugtuung, das Abitur mit Auszeichnung zu bestehen, den Numerus clausus für ein begehrtes Studienfach zu schaffen. Dabei stellt sich die Frage: Warum sollte es nicht in Ordnung sein, in manchen Fächern gut, in anderen weniger gut zu sein? Was ist schlimm daran, in Mathe herausragende und in Französisch nur durchschnittliche Leistungen zu zeigen, ein Ass in Kunst zu sein und Biologie nur mit Ach und Krach zu bestehen? Wir sind einzigartige Individuen, keine programmierten Maschinen. In unseren Schulen wird der Wunsch gefördert, besser als andere zu sein, und manchmal schlechte Leistung durch Beschämung bestraft. Wenn wir keine guten Leistungen zeigen, bemühen wir uns nicht genug oder bringen eben nicht die erforderlichen Voraussetzungen mit. Auf diese Weise lernen wir, uns über ein gesundes Maß hinaus selbst unter Druck zu setzen. Manchmal haben wir Erfolg (wodurch Perfektionismus verstärkt wird), manchmal nicht.

Muss ich den Sport und andere Arten von wettbewerbsorientierten Aktivitäten (Ballettunterricht, Debattierklub, Schwimmtraining, Fußball, Kampfsport) erwähnen? Das ganze Hin-und-her-Gerenne zwischen Training und Kursen und Unterricht vermittelt Kindern den Eindruck, dass sie alles tun müssen und in allem gut sein müssen. Jede dieser Aktivitäten ist für sich allein genommen etwas Positives, aber in ihrer Gesamtheit bestärken sie Jugendliche in dem Irrglauben, *dass wir möglichst viel tun und überall gute Leistungen zeigen müssen.* Wir können nicht einfach nur Softball spielen, weil es Spaß macht, draußen in der Sonne mit Freunden auf den Ball einzudreschen, oder auf Omas verstimmtem Klavier eine Melodie zusammensuchen. Nein, wir müssen Unterricht nehmen und den richtigen Lehrer haben und üben, üben, üben.

Dann gibt es da noch die Religion, die uns auffordert, nur reine Gedanken zu hegen und nur gute Taten zu vollbringen. Muss ich Sie an die Zehn Gebote erinnern? Ich bin der Meinung, dass wir erweiterte Gebote brauchen, die nicht ganz so diktatorisch sind und uns ermutigen, selbst kritisch zu denken und im Gleichgewicht zu bleiben. Ja, es ist bewundernswert, wenn wir hart arbeiten, für andere sorgen und versuchen, freundlich und großzügig zu sein (und nicht den Ehemann der Nachbarin begehren), aber alle anderen Eigenschaften dürfen deshalb nicht ausgeschlossen werden. Wo erhalten wir spirituelle Anleitung, die uns hilft, uns selbst an die erste Stelle zu setzen und unseren Nächsten zu lieben *wie uns selbst*? Schon der Gedanke daran kann sich wie Blasphemie anfühlen.

Je mehr Sie religiöse Vorschriften verinnerlicht haben, desto stärker ist möglicherweise Ihr Bedürfnis, an den netten Anteilen Ihrer Persönlichkeit festzuhalten und die anderen loszuwerden – aus Angst, Sie könnten den spirituellen Idealen nicht gerecht werden. Immer nur nett zu sein ist ein hehres Ideal, das sich aber nicht verwirklichen lässt. Menschen sind unvollkommen, und einem perfektionistischen Vorbild nachzueifern ist ungesund. Wenn Sie daran Anstoß nehmen, dass ich religiöse Prinzipien in Frage stelle, können Sie dieses Kapitel überspringen. Wenn Sie meine kritische Haltung tolerieren können, ist die Chance höher, dass Sie Ihren Perfektionismus überwinden und die

Probleme in Bezug auf übertriebenes Nettsein und Essgier über Bord werfen können.

> **Denkanstoß**
>
> Wie haben Ihre Erfahrungen in der Schule Ihr Bedürfnis nach Perfektion geprägt? Inwieweit haben wettbewerbsorientierte Freizeitaktivitäten dazu beigetragen, dass Sie besser als die Besten sein wollen? Auf welche Weise wurde das Konzept, nicht zu sündigen, gut und nett zu sein und unerreichbaren Idealen nachzueifern, durch Ihre religiöse Erziehung und Unterweisung verstärkt?

Hängt mein Perfektionismus mit meiner Erziehung zusammen?

Unsere Erziehung entscheidet in hohem Maße darüber, ob wir zu Perfektionistinnen werden. Wie psychische Erkrankungen und Suchterkrankungen liegt auch Perfektionismus in der Familie. Wenn ein Elternteil perfektionistisch veranlagt ist und der andere nicht, haben Sie eine faire Chance. Wenn beide Eltern zum Perfektionismus neigen, wäre es erstaunlich, wenn Sie dem P-Wort entkommen würden. Natürlich ist das Vorbild unserer Eltern in Bezug auf das Streben nach Perfektion nur ein Element, das aus uns Musterbeispiele an Vollkommenheit macht. Aber es ist ein wichtiger Einfluss.

Und das geschieht so: Wir sehen, wie Papa oder Mama Überstunden macht und Mahlzeiten und Familienaktivitäten auslässt, um verbissen die Karriereleiter hochzuklettern. Wir beobachten, wie die Eltern obsessiv putzen und sich fast zu Tode schuften, um den Garten tipptopp in Ordnung zu halten. Vielleicht lehnen sie es ab, Gäste zu empfangen, solange das Haus nicht von oben bis unten aufgeräumt ist, gehen an ihre Grenzen, um beim Sport oder anderen angeblichen Freizeitaktivitäten Höchstleistungen zu bringen, müssen perfekte Gastgeber sein (und lassen Gäste nie einen Finger rühren) oder würden niemals das Haus verlassen, ohne perfekt gestylt zu sein. Oft verwenden sie viel Energie darauf, sich einen Idealkörper anzutrainieren oder durch einen strengen Diätplan anzuhungern.

Herumliegende Schmutzwäsche und Unordnung werden nicht toleriert. Wie Sie und Ihre Eltern aussehen, ist von großer Bedeutung, und wie die Dinge nach außen hin wirken, ist wichtiger als die Frage, wie sie sich im Innersten anfühlen. Es bedeutet den Eltern viel, was die Nachbarn denken, sie wollen keinen Anstoß erregen und niemanden enttäuschen, und sie schuften, bis sie krank werden oder vor Erschöpfung zusammenbrechen. Egoismus ist das Allerschlimmste. Ihre Ideale sind unerreichbar, aber das hindert Mama oder Papa nicht daran, es zu versuchen. Und sie üben ständig Druck auf Sie aus, sich anzupassen und Höchstleistungen zu bringen, auch wenn es für alle anderen offenkundig ist, dass dies nicht in Ihrem Interesse ist.

Es ist diese Kombination aus perfektem Vorbild und an Sie gerichteten Erwartungen, durch die Sie in Ihrem perfektionistischen Sarg eingeschlossen werden. Sie teilen die Überzeugung Ihrer Eltern, dass man andere niemals enttäuschen sollte. Wie könnten Sie also auch nur im Traum daran denken, ihre Anweisungen nicht zu befolgen oder nicht danach zu streben, ihren hohen Maßstäben gerecht zu werden? Manchmal müssen Eltern nicht einmal aussprechen, was sie von ihren Kindern erwarten – es steht ihnen ins Gesicht geschrieben. Es ist die unausgesprochene Familienbotschaft, dass Perfektion erwartet und nichts Geringeres toleriert wird, und Ihre Eltern werden schrecklich enttäuscht sein, wenn Sie die Erwartungen nicht erfüllen.

Fairerweise sei gesagt, dass die meisten Eltern sich der Tatsache nicht bewusst sind, dass sie durch unvernünftige Erwartungen an sich selbst und ihren Nachwuchs die Chancen ihrer Kinder auf ein glückliches Leben ruinieren. Sie tun das, was schon ihre Eltern getan haben, oder versuchen einfach nur, Sie zu unterstützen und das Beste für Sie zu erreichen. Sie haben keinerlei Vorstellung davon, was unfairer und unangemessener Druck anrichten kann, weil sie ihre eigenen Gefühle so sehr verdrängen und in ihrem eigenen Leben ein so großes Ungleichgewicht herrscht. Vielleicht umgeben sie sich mit Menschen, die wie sie selbst sind. In unserer Kultur finden sie sicherlich Bestätigung. Jedenfalls können sie sich nicht vorstellen, dass sie anders leben könnten oder dass es überhaupt eine andere Lebensweise gibt.

Aber der Antrieb, der hinter dem Perfektionismus steht, kann komplexer und subtiler als elterliche Vorbilder und Erwartungen sein. Wenn es in Ihrer Familie sehr viel gestörtes und Scham auslösendes Verhalten gab, war Perfektionismus das Gegenmittel. Wenn die Dinge nach außen hin einen guten Eindruck machen, wird niemand etwas von Papas Alkoholismus, Mamas Depressionen, Opas Episoden als Spanner oder Omas Ladendiebstählen ahnen. Wenn emotionaler, sexueller oder physischer Missbrauch stattfindet und nichts dagegen unternommen wird, kann er hinter der perfekten Fassade versteckt werden. Wenn Menschen ihre Energie darauf verwenden, die Illusion eines perfekten Lebens entstehen zu lassen, können sie sich selbst einreden, dass die Welt in Ordnung sei.

So kann Perfektionismus eine direkte Reaktion auf das Aufwachsen in einer Familie darstellen, in der Scham auslösendes Verhalten auftritt. Und dann ist da noch die Hoffnung, durch eigenes Wohlverhalten bewirken zu können, dass Mama nicht mit Gegenständen um sich wirft und Papa nicht die ganze Nacht wegbleibt oder wieder verhaftet wird. *Wir versuchen Situationen, über die wir im Grunde keine Kontrolle haben, unter Kontrolle zu bekommen, indem wir »gut« sind,* weil die meisten von uns in dem Glauben erzogen werden, dass guten Menschen gute Dinge und schlechten Menschen schlechte Dinge widerfahren. In Wirklichkeit ist das natürlich überhaupt nicht so. Aber wenn es Mama oder Papa beruhigt, wenn Sie manchmal »gut« sind, ist es durchaus vernünftig, anzunehmen, dass ständiges Gutsein (also ständige Perfektion) die Lösung aller Probleme ist. Sie gelangen zu der Überzeugung, dass nichts Schlimmes passieren wird, wenn Sie immer gute Noten haben, Ihr Zimmer aufräumen, nicht mit Ihren Geschwistern streiten und alle Ihre Aufgaben perfekt erledigen.

Wenn doch etwas Schlimmes passiert (und das ist immer irgendwann der Fall), geben Sie sich selbst die Schuld daran und verdoppeln Ihre Anstrengungen, statt sich klarzumachen, dass Ihr Einfluss als Kind auf Ihre Eltern oder sonstige Verwandten gering oder gleich null ist. Dass die Erwachsenen von ihren eigenen inneren Impulsen getrieben werden, liegt jenseits Ihres Begriffsvermögens, insbesondere, wenn sie Ihnen die Schuld an ihrem Verhalten geben und Ihnen so das Gefühl vermitteln, für ihr eigenes Fehlverhalten verantwortlich zu sein. Als Kind glauben Sie, dass die Erwachsenen recht haben und Sie sich irren. Leider bauen Sie Ihr Leben auf der Überzeugung auf, dass Sie ganz allein andere Menschen und die Welt in Ordnung bringen können, wenn Sie es nur immer wieder versuchen und nie aufgeben. Es ist ein aussichtsloser Wettlauf, eine einsame Tretmühle, ein trauriges Beispiel für einen Hund, der seinem Schwanz hinterherjagt.

Denkanstoß

Welche von Ihren Eltern vorgelebten Verhaltensweisen und Einstellungen haben eine Perfektionistin aus Ihnen gemacht? Welche Art der Interaktion zwischen Ihren Eltern und Ihnen hat bei Ihnen die Vorstellung geweckt, perfekt sein zu müssen? Können Sie erkennen, dass Perfektionismus in Wirklichkeit dazu dient, Schamgefühle zu vermeiden?

Warum quälen mich schmerzliche Gefühle, wenn ich meinen Erwartungen nicht gerecht werde?

Sie sind Ihr eigener schlimmster Feind. Nicht genug damit, dass Sie herumrennen und unangemessene Forderungen erfüllen, haarsträubenden Verpflichtungen nachkommen, verletzliche Egos stützen und jedermanns kühnste Träume in Erfüllung gehen lassen – und sich dabei immer noch unzulänglich fühlen –, nein, Sie werden dazu auch noch von vielen anderen schmerzhaften Gefühlen geplagt. Wenn Sie Nein sagen (und sei es aus gutem Grund), fühlen Sie sich schrecklich schuldig und es fällt Ihnen schwer, dieses Gefühl abzuschütteln. Selbst eine völlig unbedeutende Kooperationsverweigerung kann Sie zu tagelangem Grübeln veranlassen. Wie oft Sie sich auch entschuldigen mögen oder wie oft Ihre Entschuldigungen auch angenommen werden – Sie können sich des Gefühls nicht erwehren, dass Sie den sofortigen Tod durch den Strang verdient hätten.

Sie konnten Ihre Mutter nicht zum Arzt fahren, weil Sie Ihrer Tochter bei deren Theateraufführung zusehen wollten, oder Sie schafften es nicht rechtzeitig zur Aufführung, weil Sie Ihre Mutter in die Notaufnahme bringen mussten. Es ist Ihnen nicht gelungen, alle 67 Dinge zu tun, die Sie für diesen Tag zugesagt hatten (sondern nur 43), und deswegen würden Sie sich am liebsten in einem Erdloch verkriechen oder Asche auf Ihr Haupt streuen. Wie viel Sie auch tun mögen, Sie fühlen sich immer schuldig, weil noch mehr zu tun gewesen wäre. Und wenn nicht mehr zu tun gewesen wäre, dann hätten Sie doch zumindest das, was Sie getan haben, viel, viel besser machen können.

Die meisten Ihrer Aktivitäten sind von der Angst geprägt, andere zu enttäuschen (als ob diese anderen niemals zuvor in ihrem Leben enttäuscht wurden). Sie glauben, dass diese es nicht ertragen könnten und auf der Stelle zusammenbrechen würden. Sie denken an das schreckliche Leben, das die anderen hatten, und möchten keinen zusätzlichen Schmerz verursachen. Oder Sie meinen zu erkennen, dass diese niemals Enttäuschungen erlitten haben, und können die Vorstellung nicht ertragen, die Erste zu sein, die nicht für sie da ist. Sie glauben (fälschlicherweise), dass andere unter Enttäuschungen ebenso leiden wie Sie oder dass diese Ihnen nie verzeihen werden, dass Sie für sich selbst statt für andere gesorgt haben.

Manche dieser Vorstellungen sind wahr, andere sind reine Hirngespinste. Es gibt Menschen, die viel Aufhebens um kleine Enttäuschungen machen, die das kleinste Zeichen von Zurückweisung als Judaskuss deuten und die einem erlittene Enttäuschungen ein Leben lang nachtragen. Irgendwie schaffen Sie es, sich mit dieser Art von Menschen zu umgeben – und auch mit Menschen, die nicht viel für sich selbst tun wollen oder können, die ständig Bestätigung und Anerkennung brauchen und die Sie als den Messias oder zumindest als ihren persönlichen Heilsbringer sehen. Sie würden sich lieber vor einen Bus werfen, als die Hoffnungen und Träume dieser Menschen zu zerstören.

Wenn Sie sich nicht schuldig fühlen oder von der Angst gequält werden, dass Sie andere enttäuschen oder verletzen könnten, leiden Sie unter Ihrer eigenen Unzulänglichkeit. Sie können nicht glauben, dass Sie so große Hoffnungen in sich selbst gesetzt hatten. Wie konnten Sie bei all Ihrem Talent und Ihrer Energie so weit hinter Ihren Zielen zurückbleiben? Sie wissen, dass es vollkommen unrealistisch ist, aber irgendwo tief drinnen glauben Sie, dass Sie die Welt oder zumindest die meisten der darin lebenden Menschen retten können. Sie messen sich ständig an anderen oder an Ihrem idealisierten Selbstbild, das eine Mischung aus Duracell-Hase, Superwoman und Mutter Teresa darstellt. Ihr Gefühl der Unzulänglichkeit ist überwältigend und niederschmetternd. Sie fühlen sich gestresst und deprimiert. Was für eine Enttäuschung Sie für sich sind!

Ein merkwürdiges Gefühl, das gelegentlich aufkommt und Ihnen mit Sicherheit so viel Unbehagen verursacht, dass Sie geradewegs zum Kühlschrank eilen, ist Verärgerung. Während Sie mitten in Ihren Aktivitäten stecken, meldet es sich plötzlich zu Wort. Für einen kurzen Augenblick sehen Sie sich klar und deutlich – wie Sie alles für jeden tun und sich nie Zeit für sich selbst nehmen, und plötzlich sind Sie Rambo in Stöckelschuhen. Weshalb können die anderen nicht anerkennen, wie viel Sie für sie tun? Warum nehmen sie Ihnen nicht ein wenig Arbeit ab? Warum können sie nicht mehr für sich selbst und vielleicht sogar hin und wieder etwas für Sie tun? Diese Art von negativem Gefühl ist Ihnen sehr unangenehm, und Sie würden sich viel lieber schuldig und unzulänglich fühlen, denn das sind vertraute Empfindungen. Deshalb schieben Sie die Ressentiments beiseite oder sagen sich, dass Sie ein schlechter Mensch sind, weil Sie diese Gefühle haben – oder Sie essen.

All das ist sehr deprimierend – gibt es einen Ausweg?

Gut, dass Sie fragen. Natürlich gibt es einen Ausweg. Hier einige bewährte Methoden zur Ent-Perfektionierung.

Schrauben Sie Ihre Erwartungen an sich selbst herunter

Werfen Sie einen objektiven Blick auf das, was Sie von sich erwarten, und entscheiden Sie, ob es rational, vernünftig und gesund ist. Beobachten Sie, wie viel andere gesunde Menschen tun, und finden Sie heraus, wie sie es schaffen, Dinge sein zu lassen, mittelmäßige Leistungen zu bringen und nicht so hart zu arbeiten, dass sie davon krank werden. Erstellen Sie eine Liste von Bereichen, in denen Sie weiterhin hohe Erwartungen aufrechterhalten wollen (beispielsweise in Bezug auf Ihre Aufgaben als Mutter), in denen eine mittelmäßige Leistung ausreichend ist (zum Beispiel bei Arbeiten im Haushalt oder ehrenamtlichen Tätigkeiten in der Gemeinde) beziehungsweise in die Sie wirklich nicht mehr viel Energie investieren müssen (beispielsweise das Bemuttern von Kollegen, das Bemühen, jedermanns Freundin zu sein). Sobald Sie realistische Erwartungen formuliert haben, fühlen Sie sich nicht mehr so unter Druck gesetzt.

Fangen Sie an, Fehler und Misserfolge zu akzeptieren

Niemand macht gern Fehler oder bringt schlechte Leistungen, aber manchen Leuten ist es wirklich nicht so wichtig, Erfolg zu haben. Sie sagen sich, dass manche Aktivitäten es einfach nicht wert sind, dass sie ihr Bestes geben, dass sie manche Dinge mit geringem Einsatz erledigen können, um sich dann wieder Aktivitäten zuzuwenden, die ihnen Spaß machen. Sie wissen auch, dass es nicht das Ende der Welt bedeutet, wenn sie versagen. Sie erwarten, aus Fehlern zu lernen und auf lange Sicht Fortschritte zu erzielen. Sie sind nicht von Scham überwältigt, besonders wenn sie über ihre Defizite sprechen, anstatt sie geheim zu halten, weil sie wissen, dass Schamgefühlen durch das Offenlegen der Boden entzogen wird.

Freuen Sie sich über die menschliche Unvollkommenheit

Statt von sich selbst Perfektion zu erwarten, erwarten gesunde Menschen, unvollkommen zu sein – und damit haben sie immer recht! Sie lachen über ihre eigenen Macken und Patzer und bemühen sich nicht, sie zu verstecken. Sie wissen, dass alle Menschen Fehler machen, und haben sogar ihre Freude an der menschlichen Unzulänglichkeit.

Weil sie nicht auf Perfektion fixiert sind, nehmen sie das Leben nicht so ernst und haben viel mehr Spaß. Wenn man das Leben als Abenteuer betrachtet, gibt es viel weniger Anlass für Trübsal wegen Misserfolgen. Außerdem lassen sich Missgeschicke wunderbar »ausschlachten«, indem man sie später einmal als unterhaltsame Anekdoten zum Besten gibt.

Verlangen Sie weniger von sich selbst und mehr von anderen

Steigen Sie von Ihrem hohen Ross herunter und bitten Sie um Hilfe. Niemand mag wirklich Märtyrer oder Menschen, die in allem so perfekt sind, dass sie nicht einmal hin und wieder Hilfe brauchen. Eine »Ich mache es am besten selbst«-Haltung weckt in anderen das Gefühl, überflüssig und inkompetent zu sein. Menschen mögen es, gebraucht zu werden und anderen eine Hilfe zu sein. Seien Sie zugänglich, sodass andere nicht davor zurückschrecken, Ihnen Hilfe anzubieten, weil sie fürchten müssen, dass Sie sofort versichern werden, auch allein zurechtkommen. Niemand versucht, Ihre Selbstachtung oder Ihre Unabhängigkeit zu untergraben. Und hier eine schockierende Wahrheit: Die Menschen in Ihrer Umgebung mögen Sie und würden Ihnen gern helfen.

Vermeiden Sie Alles-oder-nichts-Denken

Wenn Sie in extremen Gegensätzen (entweder/oder) denken, stürzen Sie sich selbst ins Unglück, weil Sie sich für eine Versagerin halten, wenn Sie etwas nicht perfekt erledigen. Aber wie kann das denn sein? Wenn Sie für das Amt der Bundeskanzlerin kandidieren und verlieren, aber 23 Jahre lang als Parteivorsitzende fungieren, sind Sie dann eine Versagerin? Das ist doch nicht Ihr Ernst! Woher kommt diese aberwitzige Vorstellung? Messen Sie Erfolg in kleinen Schritten und Leistung auf einer kontinuierlichen Skala. Schrauben Sie bitte Ihre exorbitanten Ansprüche etwas runter. Statt zu jammern, weil Sie etwas nicht ganz richtig ausgeführt haben, sollten Sie lieber daran denken, dass Sie der Sache ziemlich nahe kamen. Statt sich mit den Dingen aufzuhalten, die Ihnen misslungen sind, sollten Sie sich lieber auf Ihre Erfolge konzentrieren. Denken Sie daran, dass es auch Bruchzahlen gibt: ein Halbes, ein Viertel, drei Viertel ...

Messen Sie sich nicht an anderen

Wir haben im Leben unterschiedliche Ausgangspositionen – aufgrund unserer unterschiedlichen Erbanlagen und unserer Sozialisation. Manche Menschen haben viele Talente, andere ein erstaunliches einzelnes Talent. Die meisten von uns entsprechen dem Durchschnitt. Wettbewerb ist in Ordnung, solange Sie sich nicht selbst niedermachen, weil Sie irgendwelchen Maßstäben nicht entsprechen. Betrachten Sie die Fortschritte, die Sie gegenüber Ihrer eigenen Ausgangsposition erzielt haben, anstatt sich mit anderen Menschen zu vergleichen. Vielleicht war Ihre Startlinie weiter hinten als die eines anderen, vielleicht hatten Sie auf Ihrem Weg mehr Hindernisse zu überwinden als er, vielleicht richtet er sich durch seine Höchstleistungen selbst zugrunde.

Lernen Sie, Schuldgefühle und Angst auszuschalten

Wenn Sie merken, dass Sie in Schuldgefühle und Gefühle der Unzulänglichkeit oder Angst davor, jemanden zu verletzen oder zu enttäuschen, hineinrutschen, halten Sie inne und boykottieren Sie das Gefühl. Obwohl ich den größten Teil meines Berufslebens damit zubringe, Menschen zu ermutigen, Gefühle zuzulassen und zu erforschen, gibt es doch Empfindungen, die unproduktiv sind und in einem gesunden Leben nichts zu suchen haben. Unberechtigte Schuldgefühle, Ängste und Gefühle der Unzulänglichkeit sind Gefühle, von denen Sie sich verabschieden sollten. Sie werden nicht sofort verschwinden – Sie müssen ihnen immer wieder die Tür weisen. Je öfter Sie sich erlauben, sich darin zu suhlen, desto länger bleiben sie.

Falls Sie allerdings Verärgerung empfinden, sollten Sie diesem Gefühl Beachtung schenken. Vielleicht bedeutet es, dass Sie sich nicht genügend geschätzt fühlen, was wiederum darauf hindeuten könnte, dass Sie entweder weniger tun oder mehr Anerkennung verlangen sollten. Verärgerung könnte Ihnen Impulse in Richtung Realität und Gesundheit geben, also weisen Sie sie nicht zurück, bevor Sie verstanden haben, worum es geht.

Macht der Perfektionismus eine unvollkommene Esserin aus mir?

Ein offenkundiger Zusammenhang zwischen Perfektionismus und übermäßigem Essen besteht darin, dass Sie Essen zur Stressbewältigung einsetzen. Gibt es irgendjemanden, der Perfektionismus nicht stressig findet? Und so läuft es ab: Je mehr Sie sich anstrengen, perfekt zu sein, desto überlasteter fühlen Sie sich, und je überlasteter Sie sich fühlen, desto mehr wollen Sie essen. Sie essen, um sich zu entspannen, um Zeit für sich selbst zu finden, um Ihre Batterie aufzuladen, Ihren Körper zu nähren, sich selbst zu belohnen und sich wie ein menschliches Wesen zu fühlen. Natürlich könnten Sie all das auch ohne Essen erreichen, aber Sie wissen nicht, wie man das macht.

Perfektionismus hat noch zwei weitere Auswirkungen auf das Essverhalten. Vielleicht wollen Sie auch im Zusammenhang mit Essen alles richtig machen. Sie wollen sich die richtigen Nährstoffe und eine bestimmte Kalorienzahl zuführen, das heißt, Sie achten auf ausgewogene Nahrungsmittelgruppen und geringen Fettgehalt, Sie verzichten auf konventionell angebautes Gemüse und alles, was nicht vollwertig ist. Und was passiert? Können Sie Ihre Idealdiät über längere Zeit aufrechterhalten? Natürlich nicht. Früher oder später (meistens früher) wird es Sie nach ungesundem Essen gelüsten. Diese Gelüste sind zum Teil mentaler Natur (auf psychische Entbehrung zurückzuführen) und zum Teil physiologischer Natur, das heißt, die Bandbreite der Nahrungsmittel, unter denen Sie wählen, ist nicht groß genug, und Ihr Körper will im Gleichgewicht sein.

Die zweite Auswirkung von Perfektionismus auf das Essverhalten beruht darauf, dass wir alle einen Bereich brauchen, in dem wir uns gehen lassen, und Ihr (unbewusst) ausgewählter Bereich ist das Essen. Niemand kann sich ständig an der kurzen Leine halten, und der Bereich, in dem Sie völlig über die Stränge schlagen, ist das Essen. Man könnte sagen, dass die Fressorgien Sie menschlich machen und Ihnen vor Augen führen wollen, dass Sie den Perfektionismus aufgeben sollten. Wenn Sie nicht so sehr darauf versessen wären, immer alles richtig zu machen, müssten Sie nicht einen Ausgleich finden, indem Sie »Essfehler« begehen. In gewisser Weise sorgt die Natur dafür, dass sie zu ihrem Recht kommt, auch wenn die Mittel, derer sie sich bedient, Ihnen etwas unfreundlich erscheinen mögen.

Und das ist noch nicht alles. Das Streben nach Perfektion ist eine Umschreibung dafür, dass Sie nicht wissen, wann etwas genug ist. Statt sich bewusst für das Aufhören zu entscheiden, erreichen Sie das Limit immer erst dann, wenn Sie gegen eine Wand laufen, völlig erschöpft sind oder nichts mehr zu tun ist, weil Sie alles erledigt haben! Wie eine Blinde, die sich durch das Leben tastet, verlassen Sie sich beim Bestimmen des Punktes, an dem Sie genug getan haben, auf äußere Hinweise anstatt auf ein intuitives Gefühl der Vollständigkeit und des Fertigseins.

Sie sagen immer noch Ja, während Sie darauf warten, dass Sie sich gut, zufrieden, gesättigt oder komplett fühlen, aber dieser Fall tritt nicht ein, weil es immer noch mehr zu tun gibt – es gibt Aufgaben oder Aktivitäten, Menschen, die Hilfe brauchen, Ziele, die zu erreichen sind, Essen, das noch übrig ist. Tatsächlich bedeutet »genug« nicht, dass ein vorgegebener Endpunkt erreicht ist, sondern dass ein selbst definiertes Gefühl der Zufriedenheit oder Akzeptanz vorhanden ist, ein intuitives Gefühl des »Gutseins«, der Angemessenheit und Vollständigkeit, das innerlich als Ja spürbar ist (und nach außen hin als »Mehr nicht!« zum Ausdruck kommen sollte). »Genug« ist eine innere Wahrnehmung, die Sie dazu bewegen sollte, *basta* zu sagen – ganz gleich, was andere denken, sagen oder tun.

Nach Perfektion zu streben und nicht zu wissen, wann man genug hat, ähnelt auf unheimliche Weise der Unfähigkeit, zu erkennen, wann man aufhören sollte zu essen. Sie kauen und schlucken immer weiter, bis Sie kein Geld,

Denkanstoß

Welche Gefühle treiben Sie zum Essen? Die Angst davor, andere zu enttäuschen? Schuldgefühle? Gefühle der Unzulänglichkeit? Verärgerung? Von allem etwas? Verstehen Sie, dass eine gestörte Selbstregulierung sowohl zu Perfektionismus als auch zu Essproblemen führt?

keine Zeit oder kein Essen mehr haben – nicht, bis Sie satt und zufrieden sind. Perfektionismus und übermäßiges Essen sind beide Ausdruck einer gestörten Selbstregulierung und stellen eine Art Farbenblindheit in Bezug auf den Zustand des Genugseins dar.

Manifest wider den Perfektionismus

Gebote
- Achten Sie auf Fortschritte, nicht auf Perfektion.
- Lachen Sie über Ihre Fehler und lernen Sie aus ihnen.
- Akzeptieren Sie Misserfolge als Beweis für Ihre Menschlichkeit.
- Sprechen Sie mit anderen über Ihre Fehler und Missgeschicke, um ihnen ihre Wirkung zu nehmen.
- Reagieren Sie auf Misserfolge mit Neugier und Mitgefühl für sich selbst.
- Verabschieden Sie sich von der Vorstellung, dass Sie es allen recht machen können.
- Machen Sie sich klar, dass gesunde Menschen darüber hinwegkommen, dass sie gelegentlich von Ihnen enttäuscht werden.
- Halten Sie sich von Menschen fern, die Ihre Energie aufzehren.
- Weigern Sie sich, mehr zu tun, nur weil jemand anders zu wenig tut.
- Erinnern Sie andere daran, dass Sie nicht perfekt sind und auch nicht erwarten, perfekt zu sein.
- Entscheiden Sie, in welchen Bereichen Sie Höchstleis-

tungen bringen wollen und in welchen Sie mit Mittelmaß oder bescheidenen Ergebnissen zufrieden sind – und halten Sie sich daran.
- Denken Sie in kontinuierlichen Skalen, und machen Sie sich klar, dass das Gegenteil von Erfolg nicht gleichbedeutend mit Misserfolg ist.
- Weisen Sie andere darauf hin, wenn ihre Erwartungen unrealistisch sind, und weigern Sie sich, unrealistische Forderungen zu erfüllen.
- Bitten Sie um Hilfe und nehmen Sie sie dankbar an, wenn sie angeboten wird.
- Freuen Sie sich über Unvollkommenheit!

Verbote
- Lassen Sie nicht zu, dass andere Menschen Ihnen Schuldgefühle einreden, um Sie dazu zu bewegen, unvernünftige Dinge zu tun.
- Lassen Sie sich nicht von Schuldgefühlen, Ressentiments, Gefühlen von Unzulänglichkeit oder der Angst, andere zu verletzen oder zu enttäuschen, überwältigen.
- Lassen Sie nicht zu, dass andere Menschen Erwartungen festlegen, die Sie zu erfüllen haben.
- Verstecken Sie Ihre Fehler und Misserfolge nicht, und lassen Sie das Gefühl der Scham nicht überhandnehmen.
- Lehnen Sie Hilfe nicht ab, wenn Sie sie brauchen.
- Konzentrieren Sie sich nicht auf Erfolge, sondern auf das Tun im Augenblick.

Darf ich vollkommen unvollkommen sein?

- Erwarten Sie nicht von anderen Menschen Perfektion.
- Lassen Sie nicht zu, dass Sie zur Märtyrerin oder zum Opfer werden.
- Trösten Sie sich nicht mit Essen, wenn Sie Ihre Ziele nicht erreichen.
- Ignorieren Sie nicht Körpersignale, die Sie darauf hinweisen, dass Sie müde oder krank sind oder zu viel getan haben.

Und was werden Perfektionistinnen wie Sie damit anfangen? Sie werden versuchen, alle Ge- und Verbote perfekt einzuhalten. Aber das ist nicht der Sinn der Sache. Entspannen Sie sich. Perfektionismus ist eine Eigenschaft, die man nur schwer ablegen kann. Und Sie werden sehr viel Übung brauchen und sehr viel Unbehagen ertragen müssen, um wie ein menschliches Wesen und nicht wie eine Göttin denken und handeln zu lernen. Eine Weile schaffen Sie es, aber dann bricht der Perfektionismus wieder durch. Manchmal denken Sie realistisch über Ihre selbst formulierten Erwartungen nach, und manchmal verstricken Sie sich wieder in alte, vertraute Idealvorstellungen. Ich kann Ihnen versprechen, dass Sie keine lineare Entwicklung durchlaufen werden. Beglückwünschen Sie sich zu jedem positiven und negativen Schritt, und feuern Sie sich an weiterzumachen. So nehmen Sie alle Hürden. Ihr neues Ziel sollte es sein, ein Mensch mit allen Fehlern und Schwächen zu werden, anstatt einem fantastischen Ideal zu entsprechen.

> **Hausaufgabe**
> Machen Sie einen Fehler und lachen Sie darüber, oder erzählen Sie jemandem auf humorvolle Weise davon.

Porträt einer netten Frau

Faith heute

Faith ist 37 Jahre alt und äußerte sich während unserer ersten Sitzung voller Freude und Dankbarkeit über ihr glückliches, perfektes Leben. Sie hat sich als Raumgestalterin einen Namen gemacht und hat jetzt einige gut zahlende Kunden. Sie liebt ihren Ehemann, einen Chirurgen, und hat vier reizende Kinder (ich habe Fotos gesehen!) vom Kindergarten- bis zum Teenageralter. Ein paar Sitzungen später räumte sie ein, dass ihr Leben nicht ganz so perfekt sei, es aber sein könnte, wenn sie nur aufhören würde, mit dem Essen und ihrem Körper zu kämpfen, den sie ablehnt. Wie die meisten Menschen teilt sie Nahrungsmittel in »gute« und »schlechte« ein und kann keine Diät einhalten, ohne früher oder später »richtig schlimmes Zeug zu essen und mich dann so mies zu fühlen, dass ich mich am liebsten umbringen würde«. Sie hasst es, dick zu sein (sie hat etwa 20 Kilo Übergewicht) und nicht in ihre teuren, maßgeschneiderten Kleider zu passen, fühlt sich aber fast genauso schlecht, wenn sie dünner ist und hungert. Sie hat endlich beschlossen, dass sie diesen Teufelskreis durchbrechen muss, und ist bereit, ihre Essprobleme zu überwinden, indem sie lernt, »normal« zu essen.

Eines von Faiths Hauptproblemen ist das Treffen von Entscheidungen. Leider tut sich auch ihr Ehemann schwer damit. Ihr vorheriges Auto gab während der Fahrt (mit der ganzen Familie) den Geist auf, weil sie sich nicht für einen neuen Wagen hatten entscheiden können. Sie machen sich über alles Sorgen (darüber, wie sich falsche Entscheidungen auf sie selbst, ihre Kinder, ihre Finanzen und ihre Zukunft auswirken könnten). Und sobald sie eine Entscheidung getroffen haben, kommen ihnen Zweifel. Ein weiteres Problem ist Faiths Sorge, dass andere ihre Schwächen entdecken könnten. Sie ist eine äußerst penible Hausfrau und lädt gern Freunde und die Kollegen ihres Mannes zu üppigen Dinnerpartys ein. Andererseits spielt sie ihre Leistungen herunter. Einmal erzählte sie einer Freundin, dass sie ein Kleid, das in Wirklichkeit 335 Dollar gekostet hatte, in einem Secondhand-Laden gekauft habe!

Faith weiß, dass Perfektionismus ein großes Problem für sie ist, aber es fällt ihr schwer, Dinge nur halbherzig zu tun und nicht jeden Bereich ihres Lebens durchzuorganisieren. Sie erklärt mir, dass ihr Erfolg als Raumgestalterin auch auf ihre Detailversessenheit und die Tatsache, dass sie nicht ruhe, bis sie genau das richtige Accessoire gefunden habe, zurückzuführen sei. Sie ist davon überzeugt, dass Perfektionismus die Grundlage ihres beruflichen Erfolgs ist. Sie drängt mich oft, ihr zu garantieren, dass sie durch die Therapie ihre Essprobleme überwinden und ein gesundes Gewicht erreichen wird, das sie ihr Leben lang wird halten können. Es ärgert sie, »dass ich diese eine Sache an mir, die so völlig verkorkst ist, nicht in den Griff bekomme, denn wenn ich das schaffen würde, wäre mein Leben wirklich perfekt!«

Faith als Kind
Die Familie, in der Faith aufwuchs, ähnelte sehr ihrer jetzigen. Finanzieller Erfolg und materielle Güter wurden sehr hoch bewertet, und der eigene Wohlstand wurde gern zur Schau gestellt. Obwohl ihr inzwischen klar ist, dass ihre Eltern »sich wenig zu sagen hatten«, sah die Familie (Faith und ihre zwei Brüder), von außen betrachtet, ideal aus. Niemand (nicht einmal die Jungs!) durfte sich schmutzig machen, und Unordnung musste sofort beseitigt werden. Jedes Kind musste bestimmte Aufgaben erledigen, und Faiths Eltern überprüften das Ergebnis sehr genau. Wenn in ihrem Schrank ein Durcheinander herrschte und sie trotzdem zum Spielen rausging, suchte ihre Mutter in der Nachbarschaft nach ihr

und sagte ihr (ruhig, aber bestimmt), dass sie nach Hause kommen und aufräumen müsse, bevor sie wieder spielen gehen könne.

Im Nachhinein wird Faith klar, dass sie die ganze Zeit eine unterschwellige Angst bei ihren Eltern wahrnahm, aber nicht verstand, woher sie kam. Sie waren beide gesund, hatten keine finanziellen Probleme und schienen viele Freunde zu haben und insgesamt ein glückliches Leben zu führen. Sie weiß jetzt, dass sie Angst davor hatten, dass etwas passieren könnte, das ihre Bilderbuchwelt zerstören würde, und übertrugen ihre Ängste auf die Kinder. Einer ihrer Brüder hat eine ähnliche Persönlichkeit wie sie und bringt in allen Bereichen Höchstleistungen. Der andere ist »ein Chaot, aber von ihm spricht niemand. Alle tun so, als ob er nicht existieren würde«. Faith gibt zu, dass es ihr wie ihrem chaotischen Bruder ergehen könnte, wenn sie jemals aufhören würde, so extrem auf der Hut zu sein.

Faith lernt, nicht mehr nett zu sein
Perfektion ist ein Thema der Therapie, genauer gesagt, *das* Thema. Faith hat immer einen Scheck in der Hand, wenn sie (absolut pünktlich) eintrifft. Sie behält die Uhr im Auge, damit sie keine Minute überzieht, und gibt sich viel Mühe, herauszufinden, »weshalb ich meinem Körper diese schrecklichen Dinge antue und weshalb ich ihn so hasse«. Sie macht sich

während der Sitzung zwanghaft Notizen und geht sehr ungern ohne eine Art Hausaufgabe, die sie natürlich immer erledigt.

Da Faith so auf ihre Essprobleme konzentriert ist, beschäftigen wir uns in jeder Sitzung eine Zeitlang mit diesem Thema. Sie beginnt allmählich zu verstehen, dass das Essen der einzige Bereich ist, in dem sie sich erlaubt, sich gehen zu lassen, und dass sie zwanghaft ein Chaos anrichtet (zu viel isst) und es wieder in Ordnung bringt (indem sie ein schlechtes Gewissen hat). Sie ist sich auch darüber im Klaren, dass sie nicht genau weiß, was sie an der Vorstellung, sie und ihr Leben könnten nicht perfekt sein, so ängstigt. Aber sie beginnt ganz langsam, ihre Kontrollgedanken loszulassen und sich vorzustellen, wie es sein könnte, einfach nur sie selbst zu sein. Das ist eine sehr schmerzhafte Arbeit, und der Versuch, herauszufinden, wer sie wirklich ist, löst heftige Ängste aus. Vor Kurzem ist sie zu der Erkenntnis gelangt, dass ihre Eltern innerlich/emotional leer sind, und sie fürchtet, dass dies auch auf sie zutreffen könnte. Sie fragt sich, ob es diese Entdeckung ist, vor der sie Angst hat. Tatsächlich ist es wunderbar, mit Klientinnen wie Faith zu arbeiten, weil ihr Perfektionismus sie dazu treibt, Antworten zu finden – was ihnen oft auch gelingt.

So geht es weiter

Im nächsten Kapitel geht es um folgende Themen:
- Weshalb Sie sich so sehr bemühen, die Anerkennung anderer Menschen zu gewinnen
- Woher der Wunsch kommt, andere zufriedenzustellen
- Wie Sie aufhören können, aus emotionalen Gründen zu essen, indem Sie es sein lassen, es anderen recht zu machen

Ich hab dich lieb – wenn du tust, was ich will – Aufhören, es anderen recht zu machen

Vor langer Zeit waren Sie einmal ein winziger Organismus, für den nur seine eigenen Bedürfnisse zählten. Sie weinten, wenn Ihnen danach zumute war, aßen, wenn Sie hungrig waren und Ihnen Nahrung angeboten wurde, schliefen, wenn Sie müde waren, machten in die Windeln, brüllten, wenn Sie hochgenommen werden wollten, und nahmen generell keinerlei Rücksicht auf die Bedürfnisse und Terminpläne der Menschen um Sie herum. Die Wünsche anderer waren Ihnen ebenso gleichgültig wie das, was diese von Ihrer totalen Ich-Bezogenheit hielten. Sie waren zwar von Ihren Mitmenschen abhängig, aber das war Ihnen nicht bewusst. Was zählte, war allein die Befriedigung Ihrer Bedürfnisse. Ach, die gute alte Zeit.

Während Ihres ersten Lebensjahres begannen Sie eine starke Präsenz außerhalb Ihrer selbst wahrzunehmen – Mama oder Papa. Wenn Sie essen wollten, erhielten Sie Nahrung. Wenn Sie nach Berührung und Zuwendung verlangten, wurden Sie geherzt und gestreichelt. Wenn Sie Ihr Unbehagen hinausbrüllten, wurden Sie auf magische Weise getröstet. Allmählich lernten Sie, dass es in Ihrem Interesse war, den zauberhaften Flaschengeist bei Laune zu halten, damit er in Ihrer Nähe blieb und auch weiterhin für die Erfüllung Ihrer Wünsche sorgte. Alles lief ziemlich gut, und das Leben war angenehm.

Mit der Zeit begannen Ihre Reaktionen auf die betreuende Person eine Rolle zu spielen. Sie hörten auf zu weinen, wenn Ihr Betreuer Sie mit strenger Stimme dazu aufforderte. Sie jammerten nicht mehr, sobald Sie von einem vernichtenden Blick getroffen wurden. Sie hörten auf herumzuzappeln, wenn Ihnen ein Lutscher für das Stillsitzen versprochen wurde. Es entstand eine Verbindung zwischen der Zustimmung dieser anderen Person und Ihrem Wohlbefinden (obwohl Sie diesen Zusammenhang natürlich nicht bewusst herstellten). Sie begannen zu begreifen, dass Ihre Bezugsperson zufrieden war, wenn ihr das gefiel, was Sie taten, und dass die Zufriedenheit der anderen Person deren Neigung verstärkte, Ihre Bedürfnisse zu erfüllen – was wiederum Ihre eigene Zufriedenheit erhöhte. Umgekehrt wurde Ihnen klar, dass Ihre Bezugsperson unzufrieden war, wenn ihr Ihr Verhalten nicht gefiel, und dass sie dann weniger geneigt war, Ihre Wünsche zu erfüllen.

Sie merken, worauf all das hinausläuft: Wir haben alle gelernt, es anderen mehr oder weniger recht zu machen, um ihre Zustimmung zu erhalten und auf diese Weise zu überleben. Der Wunsch zu überleben ist uns allen angeboren, und wir würden so gut wie alles tun, um dieses Ziel zu erreichen. Es ist kein Zufall, dass wir mit diesem angeborenen Überlebenswillen ausgestattet sind. Wenn wir nicht wüssten, wie wir als Babys und Kinder das Wohlwollen unserer Betreuungspersonen erlangen können, wäre die menschliche Rasse nach der ersten Generation ausgestorben. Damit will ich nicht sagen, dass es immer gesund ist, sich jemanden zum Freund machen zu wollen. Ich möchte nur darauf hinweisen, dass unser Bedürfnis, nach der Anerkennung anderer Menschen zu streben, so tief in uns verwurzelt ist, dass den meisten von uns nicht bewusst ist, was für einen wichtigen Antrieb dies für uns darstellt.

Was ist falsch daran, Menschen zufriedenzustellen?

Es anderen recht machen zu wollen, um ihre Zustimmung zu erhalten, hat dann seine Berechtigung, wenn unser Überleben von unseren Betreuungspersonen abhängt. Schließlich verdanken wir unser Überleben ihrer Großzügigkeit (was eine ziemlich beängstigende Vorstellung ist – wenn man sich manche Eltern ansieht). Während der Kindheit ist es buchstäblich eine Frage von Leben und Tod, ob wir die Zustimmung unserer Eltern finden. Daher stellt es eine erfolgreiche Anpassung dar, wenn wir in der Lage sind, sie zufriedenzustellen. Die Frage ist, ob Ihnen dieses Verhalten irgendwann so sehr zur zweiten Natur geworden ist, dass Sie es anderen auch dann recht machen wollen, wenn es nicht nur unnötig ist, sondern sich sogar nachteilig auf Ihr eigenes Leben auswirkt. Viele adaptive Verhaltensmuster aus der Kindheit bleiben uns zu lange erhalten und bedrohen im Erwachsenenalter unsere Gesundheit und Zufriedenheit. Dazu gehört auch die Neigung, es anderen recht zu machen.

Verhaltensweisen lassen sich auf einer kontinuierlichen Skala einordnen: Wir lächeln oder runzeln die Stirn, lachen oder weinen, sind aktiv oder ruhen, beeilen uns oder trödeln, verhalten uns aggressiv oder passiv. Ein emotional ausgeglichener Mensch erlebt das gesamte Gefühlsspektrum (hoffentlich nicht alle Gefühle gleichzeitig) und kann ganz nach den Erfordernissen der Situation ein breites Spektrum überlebensfördernder Verhaltensweisen anwenden. Wir können nicht nur das eine oder andere Extrem, sondern auch all die raffinierten Zwischentöne auswählen. Wenn wir jung und von unseren Bezugspersonen abhängig sind, mag ein bestimmtes einzelnes Verhalten, wie beispielsweise das Zufriedenstellen anderer Menschen, der einzige Weg zum Wohlbefinden sein. Aber wenn wir heranwachsen und unabhängig werden (oder genauer gesagt, uns in gegenseitige Abhängigkeiten begeben), stellt es eine schlechte Anpassung dar, nur eine einzige Strategie anzuwenden. Anpassung bedeutet, flexibel zu sein und eine breite Palette von Verhaltensweisen einzusetzen. Das Zufriedenstellen anderer Menschen ist als eine von vielen Methoden des Zurechtkommens in der Welt durchaus akzeptabel, aber wenn alle anderen Verhaltensweisen dadurch ausgeschlossen werden, ist es ungesund. Alles klar?

Andere Menschen aufgrund des Bedürfnisses nach Anerkennung zufriedenzustellen – damit ist das Nettsein auf den Punkt gebracht. Darin kommt die Grundhaltung netter Frauen zum Ausdruck: Wenn ich nett zu anderen bin, ist die Welt in Ordnung. Das mag in vielen Fällen auch zutreffen. Die meisten Menschen reagieren tatsächlich freundlich, wenn sie von anderen Rücksichtnahme und Fürsorge erfahren. Aber darum geht es nicht. Dass es *den anderen* gefällt, wenn Sie nett zu ihnen sind, bedeutet nicht, dass das Nettsein in *Ihrem* Interesse ist. Ich vermute, dass Sie das bereits verstanden haben und deshalb dieses Buch lesen.

> **Denkanstoß**
>
> Glauben Sie, dass die Welt in Ordnung ist, wenn Sie nett zu anderen sind? Wie ausgeprägt ist dieser Glaube, und worauf gründet er sich?

Welches Verhalten meiner Eltern hat dazu geführt, dass ich es allen recht machen will?

Was immer es war – die meisten Eltern schaden ihren Kindern nicht absichtlich und haben keine Vorstellung davon, dass sie irgendetwas falsch machen. Sie tun das, was schon ihre Eltern getan haben, oder versuchen als Reaktion darauf genau das Gegenteil zu tun. Die Mehrzahl der Eltern verhält sich so, wie sie es für richtig hält, und glaubt, ihren Kindern damit zu helfen, ein glückliches und erfolgreiches Leben zu führen. Es gibt zwar Eltern, die so auf sich selbst konzentriert sind, dass sie sich kaum Gedanken darüber machen, was aus ihren Kindern wird, und die es sich in puncto Erziehung so einfach wie möglich machen. Aber die meisten Mütter und Väter stehen morgens nicht auf und sagen sich: »*Wie kann ich denn heute die kleine Susi verkorksen? Am besten mache ich mir eine Liste!*«

Trotzdem kann die Sache schiefgehen. Sehen wir uns einige Möglichkeiten an. Wenn wir uns mit unserer frühen Sozialisation beschäftigen, lohnt es sich immer, bei den Vorbildern zu beginnen. Wenn Ihre Mutter bemüht war, es allen recht zu machen, haben Sie einfach ihr Verhalten nachgeahmt, ohne zu ahnen, dass Sie sich dadurch selbst in die Bredouille bringen. Viele Mütter netter Frauen sind die sanftmütigsten, liebenswürdigsten, freundlichsten Frauen der Welt. Sie tun alles mit Leib und Seele – außer, wenn es um Selbstfürsorge geht. Oft müssen sie mit keinem Wort erklären, wie man andere Menschen zu behandeln hat – ihr Verhalten spricht Bände. Manchmal tadeln sie »egoistisches« Verhalten bei ihren Kindern und unterstützen fürsorgliches Verhalten. Mädchen werden eher in dieser Richtung beeinflusst als Jungen, daher ist es kein Wunder, dass wir uns für etwas ganz Besonderes halten, wenn wir ein Herz aus Gold haben.

Wie hat Ihre Mutter ihre Botschaft vom Nettsein übermittelt? Indem sie sich selbst angenehme Dinge verwehrte (sich keine Zeit für sich selbst einräumte, keine Hilfe akzeptierte, sich keine hübschen Sachen kaufte oder Dinge unternahm, die ihr Spaß machten), Papa nicht widersprach, die Wünsche ihrer Kinder erfüllte (ob sie angemessen waren oder nicht), in der Familie und in der Gemeinde die fürsorgliche Rolle übernahm und niemals ein abfälliges Wort über andere äußerte. Sie ließ alles stehen und liegen, um die Bedürfnisse von Familienmitgliedern zu erfüllen, und schuftete bis zur Erschöpfung oder bis sie krank wurde. Sie sprach vielleicht mit sanfter, leiser Stimme, versuchte, fortwährend fröhlich und lustig zu sein, und klagte nie, auch wenn sie schlecht behandelt wurde. Vielleicht trug sie ständig ein Lächeln zur Schau, auch wenn Sie spüren konnten, dass sie sich elend fühlte und ihr Leben hasste.

Vielleicht versuchte sie, bei Streitigkeiten in der Familie die Wogen zu glätten, und bat alle, sich zu vertragen. Vielleicht war sie übertrieben höflich, sah über verletzendes Verhalten hinweg, konnte ihre eigenen negativen Gefühle nicht ertragen und konzentrierte sich darauf, nur das Beste in anderen zu sehen, um sich selbst gut zu fühlen. Sie brauchte die Anerkennung und Liebe ihrer Kinder, um sich nicht wie eine schlechte Mutter zu fühlen, und strebte ebenso sehr danach, geliebt zu werden, wie sie danach strebte, liebevoll zu sein.

Leider versuchen nicht alle Mütter, nett zu sein. Manche waren zu sehr von ihren eigenen Problemen (Depressionen, anderen psychischen Erkrankungen oder Suchterkrankungen) in Anspruch genommen, um noch Energie für Fürsorglichkeit innerhalb und außerhalb der Familie übrig zu haben. Sie kümmerten sich, so gut es ging, um Ihre körperlichen Bedürfnisse, aber allzu viel Liebe und Zuwendung erhielten Sie nicht. Vielleicht war Ihre Mutter launisch, kontrollierend, fordernd, kritisch, egozentrisch, manipulativ oder sogar grausam. Nettsein war jedenfalls nicht ihre Stärke. Vielleicht war Papa der Heilige, oder er war genauso schlimm wie Mama (oder noch schlimmer). Wenn er derjenige war, der durch besänftigendes und freundliches Verhalten versuchte, ihr Wohlwollen zu erlangen, dann nahmen Sie sich vielleicht (bewusst oder unbewusst) ihn zum Vorbild.

> **Denkanstoß**
>
> Versuchen Sie, es allen recht zu machen, weil Sie wie Ihre Eltern oder weil Sie anders als Ihre Eltern sein wollen?

Wie äußert sich mein Bemühen, es allen recht zu machen?

Da Sie es gewohnt sind, sich auf andere zu beziehen und sich auf deren (externe) statt auf Ihre eigene (interne) Anerkennung zu konzentrieren, haben Sie wahrscheinlich keinerlei Vorstellung davon, auf wie viele Arten Sie versuchen, das Wohlwollen anderer Menschen zu gewinnen. Können Sie erraten, woran ich sofort erkenne, dass eine neue Klientin es allen recht zu machen versucht? Ich achte darauf, wie oft sie »bitte«, »danke« und »tut mir leid« sagt, wie sie den Blick senkt, wenn sie um etwas bittet, und wie sie lächelt, wenn sie sich für etwas entschuldigt. Ich muss gestehen, dass die therapeutische Arbeit mit netten Frauen eine Freude ist, weil sie so sehr bestrebt sind, mich zufriedenzustellen, und es mir so leicht machen. Außerdem muss ich mich nicht besonders anstrengen, um herauszufinden, worin ihr Problem besteht. Es tritt offen zutage. (Falls Sie gerade eine Therapie machen: Fragen Sie Ihren Therapeuten doch mal, ob er oder sie Sie von Anfang an als eine Frau erkannt hat, die es jedem recht zu machen versucht.)

Aber Sie sind ja nicht nur zu Therapeuten nett. Ganz und gar nicht – Sie sind zu allen nett! Es folgen einige Szenarien und Fragen, über die Sie nachdenken sollten.

In der Familie

Ordnen Sie sich meist Ihrem (Ehe-)Partner unter? Befürchten Sie, dass Ihre Kinder Sie nicht mehr lieben, wenn Sie sie bestrafen oder ihre Wünsche nicht erfüllen? Versuchen Sie die Bedürfnisse Ihrer Angehörigen zu erahnen, sodass sie sie nicht direkt äußern müssen? Ist es für Sie unerträglich, wenn Ihre Kinder streiten, sodass Sie sich automatisch einmischen, um den Frieden wiederherzustellen, anstatt sie die Sache allein austragen zu lassen? Sind Sie extrem beunruhigt, wenn zwischen Ihnen und Ihrem Partner Spannungen auftreten, und bemühen sich, alles wiedergutzumachen?

Versuchen Sie, sich selbst einzugestehen, wie sehr Sie die Liebe und Anerkennung Ihres Partners und Ihrer Kinder brauchen. Vielleicht fällt es Ihnen schwer, Ihre Bedürftigkeit und Verletzlichkeit zu akzeptieren, aber wenigstens beantworten Sie die Fragen authentisch (vielleicht sogar, um es mir recht zu machen!). Ich habe nie eine nette Frau kennengelernt, die in ihren Partnerbeziehungen gleichberechtigt ist, und selten eine, die sich nicht schwer damit tut, ihre Kinder (falls sie welche hat) zu disziplinieren, weil sie fürchtet, ihre Zuneigung zu verlieren. Wenn Sie in der

Nähe Ihres Partners oder Ihrer Kinder wie auf Eiern gehen, bei negativen Reaktionen zusammenzucken, Ihre Meinung für sich behalten, weil sie sonst beleidigt reagieren oder sich aufregen, oder meistens Ihre eigenen Bedürfnisse verdrängen, um die der anderen zu erfüllen, dann schießen Sie in Bezug auf das Zufriedenstellen anderer Menschen weit über das Ziel hinaus. Es ist nichts falsch daran, geliebt und akzeptiert werden zu wollen, aber wenn dieser Wunsch alles beherrscht und den Hauptantrieb für Ihr Verhalten darstellt, verhindert er, dass Sie Ihre Persönlichkeit voll entfalten (ganz zu schweigen davon, dass Sie Ihren Kindern ein schlechtes Vorbild sind).

Die Menschen, deren Anerkennung Ihnen am wichtigsten ist, sind im Allgemeinen Ihre Eltern sowie Ihr Partner und Ihre Kinder. Deshalb bemühen Sie sich sehr, deren Probleme zu lösen. Ihre Angehörigen wissen, wie unangenehm Ihnen chaotische Situationen sind und wie sehr Sie es lieben, Anerkennung dafür zu bekommen, dass Sie jedes Problem beheben. Wahrscheinlich ist Ihren Angehörigen nicht klar, wie wichtig diese Rolle im Hinblick auf Ihr Bedürfnis nach Anerkennung ist. Sie wissen, womit Sie sich die Goldmedaille verdienen, und legen sich auf diese Rolle fest – nicht, weil es Ihnen Spaß macht, und bestimmt nicht, weil es gut für Sie ist, sondern weil Sie hören wollen, wie wunderbar und wertvoll Sie sind und wie sehr Sie von allen geliebt werden, weil Sie so gut für sie sorgen.

Wenn Sie mir nicht glauben, versuchen Sie doch einmal, sich aus einem Streit herauszuhalten oder anderen zu sagen, dass sie Sie nicht mit ihren Problemen belästigen sollen. Versuchen Sie, sie dafür zu kritisieren, dass sie ein Chaos verursachen, und nehmen Sie sie dafür in die Verantwortung, dass Sie sich wie ein Opfer oder wie ein Trottel benehmen. Mal sehen, wie viel Anerkennung und Liebe Sie dann noch von ihnen bekommen. Ich will darauf hinaus, dass Ihnen vielleicht nicht bewusst ist, dass Sie in Ihrer Familie die fürsorgliche Rolle spielen, um Anerkennung zu bekommen und alle zufriedenzustellen, dass *dies* Ihre zugrunde liegende Motivation ist. Natürlich ist nichts dagegen einzuwenden, dass Sie in manchen Situationen eingreifen, solange Sie sich Ihre Betätigungsfelder selbst aussuchen und andere ihren fairen Anteil übernehmen lassen. Wenn das nicht der Fall ist, sollten Sie darüber nachdenken, ob Sie sich die Rolle ausgesucht haben, damit Ihr Heiligenschein regelmäßig aufpoliert wird.

> **Denkanstoß**
>
> Was glauben Sie, was passieren wird, wenn Sie aufhören, es anderen recht zu machen, und anfangen, Ihre eigenen Bedürfnisse zu erfüllen?

Im Freundeskreis

Vielleicht fragen Sie sich, was falsch daran ist, es Freunden recht zu machen. Ihre Freunde sind nett zu Ihnen, und Sie sind nett zu Ihren Freunden, und alles ist in bester Ordnung. Es ist absolut nichts dagegen einzuwenden, dass man versucht, Freunden eine Freude zu machen. Ich befürworte es ausdrücklich – sofern es keine einseitige Angelegenheit ist und Sie absolut ehrlich zu ihnen sein können, das heißt, solange Sie auch die Möglichkeit haben, den Wünschen Ihrer Freunde *nicht* nachzukommen. Können Sie ihnen beispielsweise sagen, dass Sie dieses Mal nicht an der alljährlichen Silvesterfeier teilnehmen werden, weil Ihr neuer Verehrer Sie auszuführen gedenkt? Ist es vorstellbar, dass Sie sich dieses Mal nicht freiwillig bereit erklären, die Geburtstagsparty einer Freundin zu organisieren, da Sie es schon die letzten sechs Jahre getan haben? Können Sie zur Abwechslung einmal schreien oder weinen, statt Witze zu machen und die Komikerin zu spielen, um alle anderen aufzuheitern? Können Sie (mit rechtzeitiger Ankündigung) von einer Verpflichtung zurücktreten und stattdessen ins Kino gehen, weil Sie die ganze Woche extrem viel Stress hatten und sehr erschöpft sind? Können eine Zeitlang andere Eltern ihr Zuhause für die Spielverabredungen der Kinder zur Verfügung stellen, weil Sie eine Operation hinter sich haben und Ruhe brauchen? Können Sie 40 Minuten Redezeit in Anspruch nehmen, um Ihr Herz auszuschütten, und Ihre Freundin 5 – statt umgekehrt, wie es sonst immer der Fall ist?

Merken Sie, worauf ich hinauswill? Es geht nicht darum, dass Sie Ihren Freunden keine Freude mehr machen dürfen, sondern dass Sie Ihr Verhaltensrepertoire erweitern und andere Seiten von sich zeigen, beispielsweise Ihre Verletzlichkeit, Unzulänglichkeit, Albernheit, fehlende Motivation, schlechte Laune, Traurigkeit, Ichbezogenheit oder Wut.

Eine echte Freundin ist ebenso sehr bemüht, Sie zufriedenzustellen, wie Sie bemüht sind, es ihr recht zu machen. Sie lässt Sie so sein, wie Sie wirklich sind. Sie richtet keine unrealistischen Erwartungen an Sie und erwartet nicht, dass Sie sie bemuttern. Wenn Sie immer versuchen, es Ihren Freunden recht zu machen, woher wissen Sie dann, dass sie echte Freunde sind? Das wissen Sie erst, wenn Sie sich so zeigen können, wie Sie wirklich sind, und Ihre Freunde Sie immer noch mögen. Wenn sie Sie dann nicht mehr mögen, sind es keine guten Freunde. So einfach ist das.

> **Denkanstoß**
>
> Sind Ihre Freundschaften einseitig, weil immer nur Sie sich bemühen, die anderen zufriedenzustellen? Was würde passieren, wenn Sie aufhören würden, sich so sehr um Anerkennung zu bemühen? Was würde passieren, wenn Sie Ihr ganzes authentisches Selbst mit allen seinen Schwächen zeigen würden?

Bei Verabredungen

Wenn wir Menschen kennenlernen, ist es nur natürlich, dass wir uns von der besten Seite zeigen wollen. Es wäre unklug, sofort alle Schwächen zu präsentieren, in der Hoffnung, dass andere darüber hinwegsehen und uns trotzdem mögen. Am Anfang einer Beziehung lassen Sie vielleicht Ihre Verabredung das Restaurant oder den Film auswählen, versuchen, flexibel in Bezug auf Termine zu sein, und offenbaren keine allzu schrecklichen Dinge über sich selbst. Dabei sollten Sie allerdings darauf achten, ob Ihre Verabredung dieselben Zugeständnisse macht. Sind Sie sehr unehrlich, um zu gefallen, während es Ihrem Gegenüber vollkommen gleichgültig zu sein scheint, was Sie von seiner Unhöflichkeit oder seinen Monologen halten? Bemühen Sie sich so sehr, ihn zufriedenzustellen, dass er Sie ausnutzt und sich schnell an Ihre Unterwürfigkeit gewöhnt? Ist Ihnen aufgefallen, dass Sie sich bei Meinungsverschiedenheiten so sehr unter Druck gesetzt fühlen, dass Sie meinen, sich verteidigen zu müssen oder einen Rückzieher zu machen, während der andere kein Problem damit hat, bei seiner Auffassung zu bleiben?

Vielleicht haben Sie davon gehört, dass wir in Liebesbeziehungen alles, was wir wissen müssen, zu einem sehr frühen Zeitpunkt erfahren. Dem kann ich nur zustimmen. Wenn Sie mit jemandem ausgehen, in dessen Gegenwart Sie Ihr wahres Gesicht zeigen können, wenn ein gleichberechtigter Austausch zwischen Ihnen stattfindet, dann haben Sie zumindest jemanden ausgewählt, der Ihr wahres Ich tolerieren und genießen kann. Aber wenn Sie das Gefühl haben, dass der andere wütend werden oder Sie ablehnen könnte, wenn Sie etwas Falsches sagen, sollten Sie auf der Hut sein! Diese Art von Verhalten wird sich nicht mehr ändern. Vertrauen Sie Ihrem Instinkt und versuchen Sie nicht, es jemandem recht zu machen, der gleichgültig zu sein scheint. Wenn sich der andere am Anfang einer Beziehung so verhält, wird es nur noch schlimmer werden, wenn etwas Ernsteres daraus wird und mehr auf dem Spiel steht.

> **Denkanstoß**
> Können Sie bei einer Verabredung Sie selbst sein, oder ist Ihnen bewusst, dass Sie ständig versuchen, das zu tun, was der andere von Ihnen erwartet? Was passiert, wenn Sie in einer Beziehung Ihrem Partner widersprechen?

Bei der Arbeit

Wie wir unsere Eltern nicht auswählen, so suchen wir uns im Allgemeinen auch unseren Chef nicht aus. Wir müssen mit der Person auskommen, die uns vorgesetzt wird. In einer idealen Welt hätten Sie eine Chefin, die Ihnen ein Mitspracherecht einräumt, Ihnen Gelegenheit gibt, Ihre Gefühle zum Ausdruck zu bringen, Sie nach Ihrer Meinung fragt und Sie mit Lob und Komplimenten überhäuft. (Sagen Sie mir Bescheid, wenn Sie so eine Chefin gefunden haben. Ich möchte für sie arbeiten!) Die meisten Chefs sind keine Monster, aber sie sind auch nicht darauf aus, einen Beliebtheitswettbewerb zu gewinnen. Sie werden dafür bezahlt, ihre Arbeit zu tun, und wenn Sie Glück haben, sind sie tolerierbar und nicht gemein. Ein typischer Chef hat sowohl angenehme als auch unangenehme Eigenschaften.

Aber es gibt da draußen auch ein paar Exemplare, die echten Psychoterror ausüben und mit denen nicht zu spaßen ist. Wenn Sie das Gefühl haben, dass Ihr Chef psychisch gestört ist und dieser Eindruck von anderen (innerhalb und außerhalb des beruflichen Umfelds) bestätigt wird, dann sollten Sie so schnell wie möglich das Weite suchen. Wenn Sie nicht sofort gehen können, sollten Sie versuchen, die Abteilung zu wechseln oder an einem anderen Standort oder für einen anderen Vorgesetzten zu arbeiten. Das ist für jeden Berufstätigen zum Schutz seiner seelischen Gesundheit empfehlenswert, aber für Menschen, die ständig versuchen, es anderen recht zu machen, ist es geradezu überlebenswichtig. Sie erkennen psychisch gestörte Menschen und Vorgesetzte, die ihre Macht missbrauchen, oft nicht, und könnten sich bei dem Versuch, einen solchen Chef zufriedenzustellen, zu Tode schuften. Das Problem ist, dass der Chef entweder nicht zufriedenzustellen ist oder dass Sie dabei Ihre Seele verkaufen. Wenn Sie sich in einer solchen Situation befinden, sollten Sie schnellstmöglich nach einem Ausweg suchen.

Von Psychopathen einmal abgesehen, sind die meisten Chefs einfach gestresste, kritische Menschen, die ihre Arbeit gut machen, aber über sehr geringe soziale Kompetenzen verfügen. Manchen können Sie aus dem Weg gehen, anderen nicht. Sie kommen zurecht, solange Sie Wohlverhalten zeigen. Aber sobald Sie ihnen widersprechen und sie wütend werden, sind Sie niedergeschmettert. Sie fühlen sich verraten, ängstlich und hilflos und wissen nicht, wohin mit Ihren Gefühlen. Manchmal raubt es Ihnen vielleicht buchstäblich den Schlaf und macht Sie krank. Menschen, die nicht ständig darauf aus sind, es anderen recht zu machen, betrachten eine solche Situation objektiv und legen sich eine Strategie zurecht. Aber Menschen, denen das Wohlwollen anderer sehr wichtig ist, macht die verlorene Zustimmung und Anerkennung so unglücklich, dass sie emotional beinahe gelähmt sind. Wenn Sie sich in einer solchen Situation befinden, brauchen Sie externe, objektive Hilfe – nicht nur, um Ihr Bedürfnis nach Anerkennung zu überwinden, sondern auch, um herauszufinden, was zu tun ist.

Ähnliche Situationen ergeben sich mit Kollegen und Untergebenen. Bei manchen Kollegen haben Sie das Gefühl, sie schon Ihr ganzes Leben lang zu kennen, während andere zurückhaltender sind und Distanz wahren. Menschen, die ständig Anerkennung brauchen, müssen unter solchen Umständen darauf achten, eine distanzierte Haltung und ein Bedürfnis nach Privatsphäre nicht mit Ablehnung zu verwechseln. Sie müssen nichts falsch gemacht haben, wenn jemand nicht Ihr Kumpel sein will oder Ihnen nicht viel Beachtung schenkt. Sehen Sie es als das Problem dieser

Denkanstoß

Versuchen Sie ständig, die Anerkennung Ihres Chefs, Ihrer Kollegen, Ihrer Untergebenen oder Kunden zu gewinnen? Sehen Sie sich herabsetzenden oder beleidigenden Äußerungen Ihres Chefs ausgesetzt, sodass Sie sich aus der Situation befreien sollten? Worauf warten Sie noch?

Person, und machen Sie sich klar, dass Sie nicht den Rest Ihrer Tage damit zubringen müssen, um Anerkennung zu kämpfen.

Soziales Engagement

Ich hatte das Glück, in meinem Leben erstaunlichen Frauen (und Männern) zu begegnen, die sich in jedem Gemeinwesen herausheben würden. Das sind die Menschen, die Dinge in Gang bringen, die Leserbriefe schreiben, die zu Demos gehen und als Streikposten fungieren, die sich für sozial Benachteiligte und Entrechtete einsetzen und ihre moralischen und politischen Überzeugungen in Taten umsetzen. Manche Aktivisten arbeiten für das Wohl der Allgemeinheit und sind aufrichtig motiviert, für sich selbst, ihre Kinder und zukünftige Generationen eine bessere Welt zu schaffen. Diese Menschen sind von Altruismus getrieben und scheren sich nicht darum, ob sie für das, was sie tun, Anerkennung erhalten.

Und dann gibt es Menschen, die soziales Engagement zeigen, weil sie es für ihre Pflicht halten oder Anerkennung dafür bekommen wollen. Vielleicht hat Ihre Mutter Ihnen eingetrichtert, dass Sie sich für die Unterdrückten einsetzen *müssen,* um Ihren Bürgerpflichten nachzukommen, oder Ihr Vater hat darauf bestanden, dass Sie Ihr Taschengeld den Bedürftigen spenden. Wenn die Missachtung dieser Forderungen ernste Missbilligung (oder sogar Strafen) oder extreme Enttäuschung darüber, dass (unrealistische) Maßstäbe nicht erfüllt wurden, nach sich zog, suchen Sie als Erwachsene möglicherweise immer noch die Anerkennung von Eltern, die längst unter der Erde sind (oder zumindest keine Macht mehr über Sie haben). Engagement in Ihrem Wohnviertel, in der Gemeinde oder in größerem Rahmen ist natürlich eine gute Sache, und ich möchte Sie nicht davon abhalten – es fühlt sich gut an, sich für andere einzusetzen. Aber wenn Sie dazu neigen, nach externer Anerkennung zu streben, sollten Sie Ihre Motivation prüfen und sicherstellen, dass Sie soziales Engagement zeigen, weil es Ihnen ein gutes Gefühl gibt, und nicht, damit Sie mehr Anerkennung erhalten.

> ### Denkanstoß
> Welche Motivation steckt dahinter, wenn Sie ehrenamtliche Aufgaben in Ihrem Umfeld übernehmen oder sich als Aktivistin betätigen? Hoffen Sie, dafür bewundert oder anerkannt zu werden, oder tun Sie es, weil Sie selbst es für richtig halten?

Macht mich mein Streben nach Anerkennung zur Königin der Kohlenhydrate?

Emotional ausgeglichene Menschen genießen den Augenblick und freuen sich über Komplimente und Lob. Sie brauchen nicht die Anerkennung ihrer Partner, Freunde, Kinder, Angehörigen, Nachbarn oder Vorgesetzten, um das Richtige zu tun und Aktivitäten nachzugehen, die ihnen

Spaß machen. Wenn sie Anerkennung dafür bekommen, umso besser, wenn nicht, macht es auch nichts. Ausgeglichene Menschen sind möglicherweise irritiert, wenn ihnen nicht genügend Wertschätzung oder Anerkennung entgegengebracht wird, aber sie können das Fehlen äußerer Anerkennung in hohem Maße dadurch ausgleichen, dass sie sich selbst Anerkennung geben. Externe Anerkennung ist nur das Tüpfelchen auf dem i. Wenn sie regelmäßig unterbewertet werden, fragen sie nach, woran es liegt, und geben ihren Mitmenschen zu erkennen, dass sie sich über etwas mehr Wertschätzung freuen würden.

Wenn aber Ihr gesamtes Leben darauf aufbaut, Anerkennung von außen zu erhalten, ist es niederschmetternd, wenn sie ausbleibt. Es kann sie in ein seelisches Tief stürzen, von dem Sie sich nur schwer wieder erholen. Es kann Ängste und Depressionen auslösen und bis hin zu Selbstmordgedanken führen. Wenn Sie sich sehr bemüht haben, die Gunst anderer Menschen zu erringen, und gescheitert sind, fühlen Sie sich vielleicht zutiefst enttäuscht, wertlos, leer und verraten, und das Leben erscheint Ihnen sinnlos. Das ist das Problem, wenn Sie sich ausschließlich auf externe Anerkennung verlassen: Wenn Sie sie nicht bekommen, sind Sie völlig am Ende. Vielleicht sind Sie sogar verärgert und wütend und wissen nicht, woher dieser Gefühlsansturm kommt.

Und was tun Sie, um diese Gefühle zu vermeiden oder abzumildern? Natürlich essen Sie. Sie denken sich: »*Wenn niemand mich belohnt, dann belohne ich mich eben selbst.*« Wenn Sie nicht von Komplimenten zehren können, dann zehren Sie von Kalorien. Menschen können Sie enttäuschen, aber Essen nicht, also, was soll's? Sie sagen sich, dass Sie etwas Leckeres verdient haben, was natürlich der Wahrheit entspricht, aber keine gute Grundlage für die Entscheidung für oder gegen eine Pizza darstellt. Sie verdienen Liebe und Lob, aber das hat nichts mit Essen zu tun. Wenn Sie wirklich davon überzeugt sind, dass Sie Anerkennung verdient haben, kommt Essen überhaupt nicht ins Spiel, weil Ihre Belohnung Ihre positive Selbsteinschätzung ist.

Essen füllt die Leere, die durch fehlende Anerkennung entstanden ist, nur vorübergehend aus. Wenn Sie Ihre Mahlzeit beendet haben, bleiben immer noch Gefühle der Leere, Unzulänglichkeit und Unsicherheit zurück, die durch mangelndes Vertrauen in sich selbst (wegen Ihres Essanfalls) noch verschlimmert werden. Sie sehnen sich immer noch nach externer Bestätigung und haben das Problem verschlimmert, weil Sie sich nicht auf das konzentriert haben, was Sie aktiv tun können, um sich wieder besser zu fühlen – sich an Ihren eigenen Wert erinnern, sich klarmachen, dass Ihr eigenes Urteil wichtiger als das der anderen ist, und akzeptieren, dass das Streben nach äußerer Anerkennung generell ein fruchtloses Unterfangen ist.

Denkanstoß

Was tun Sie, wenn Sie die erstrebte Anerkennung, Liebe oder Bestätigung nicht erhalten? Auf welche Weise missbrauchen Sie in solchen Situationen das Essen? Was suchen Sie im Essen?

Es war mir schon oft vergönnt, zu erleben, dass nette Frauen ihr Streben nach externer Anerkennung innerhalb kurzer Zeit aufgeben konnten. Es ist nicht einfach, aber auch nicht so schwer, wie man vermuten könnte. Es erfordert Reflexion, eine bewusste Wahrnehmung, das Durchschauen von Zusammenhängen und ein sogenanntes beobachtendes Ich, das heißt die Fähigkeit, gleichzeitig zu handeln und das eigene Handeln zu bewerten. Ihr beobachtendes Ich bei einer Verabredung einzusetzen könnte Sie zum Beispiel erkennen lassen, wie Sie zu gefallen versuchen oder Ihre Meinung für sich behalten, weil Sie spüren, dass Ihr Begleiter Widerspruch nicht schätzt. Sie könnten es nutzen, um sich der Tatsache bewusst zu werden, dass Sie Ihren Sohn nicht auf sein Zimmer geschickt haben, weil Sie es nicht ertragen können, wie wütend er wird, wenn Sie ihn bestrafen. Oder um sich klarzumachen, dass Sie es sich nicht verkneifen konnten, Ihrem drogenabhängigen Bruder mit Geld auszuhelfen, weil er so sehr darauf vertraut, dass seine große Schwester seine letzte Rettung ist. Andere Menschen zufriedenzustellen ist so Sucht erzeugend wie jedes andere Verhalten, durch das das Belohnungszentrum in Ihrem Gehirn angesprochen wird. Die Verhaltensänderung wird aber einfacher, wenn Sie sich darauf konzentrieren, sich selbst Anerkennung zu geben. Arbeiten Sie daran, Ihr eigenes Lustzentrum zu aktivieren!

Manifest wider das Streben nach äußerer Anerkennung

Gebote

- Offenbaren Sie Menschen, denen Sie vertrauen, Ihre wahren Gefühle.
- Pflegen Sie Beziehungen zu Angehörigen und Freunden, von denen Sie so akzeptiert werden, wie Sie sind, und mit denen Sie offen und ehrlich sprechen können.
- Versuchen Sie zu verstehen, wo in Ihrer Kindheit die Wurzeln Ihres Strebens nach äußerer Anerkennung liegen.
- Analysieren Sie Ihre Situation bei der Arbeit, und stellen Sie fest, ob Sie exzessiv nach Anerkennung suchen und Konflikten aus dem Weg gehen.
- Lassen Sie zu, dass Ihre Kinder wütend auf Sie sind, damit sie lernen können, dass man, auch wenn man wütend ist, noch geliebt wird.
- Erklären Sie Ihrem Partner, weshalb Sie Angst davor haben, ehrlich zu sein (es sei denn, Sie müssen damit rechnen, dass Ihr Partner mit verletzendem Verhalten reagiert – dann sollten Sie entweder eine Beratungsstelle aufsuchen oder die Beziehung beenden).
- Erwarten Sie, dass Freunde Sie mit allen Fehlern und Schwächen mögen.
- Stellen Sie sicher, dass Sie sich ehrenamtlich engagieren, weil Sie sich gut dabei fühlen, und nicht, weil Sie sich dazu verpflichtet sehen oder weil Sie eine Belohnung dafür erwarten.

- Erwarten Sie Anerkennung, Lob und Bestätigung für das, was Sie tun, nicht von anderen, sondern von sich selbst.
- Hören Sie auf, anderen nette Dinge zu sagen, damit sie Sie mögen oder nicht wütend auf Sie sind.
- Gehen Sie davon aus, dass Menschen darüber hinwegkommen, wenn Sie ihre Gefühle verletzen.
- Üben Sie, öfter Nein zu sagen, und denken Sie gründlich nach, bevor Sie Ja sagen.

Verbote
- Nehmen Sie es sich nicht zu Herzen, wenn jemand, den Sie gerade kennengelernt haben, Sie nicht mag.
- Erwarten Sie nicht für alles, was Sie tun, Lob und Komplimente, als ob Sie ein Kind seien, das ständige Ermutigung braucht.
- Lächeln Sie nicht, um andere aufzuheitern, wenn Ihnen gar nicht danach ist.
- Sagen Sie nicht Ja, wenn es in Ihrem eigenen Interesse wäre, Nein zu sagen.
- Bleiben Sie nicht in einer Beziehung oder einem Arbeitsumfeld, wo Sie ständig auf jemanden Rücksicht nehmen müssen, der herablassend, gewalttätig oder in anderer Weise gewohnheitsmäßig verletzend ist.
- Überanstrengen Sie sich nicht, um andere zufriedenzustellen, wenn es für Sie selbst nicht richtig ist.
- Bewahren Sie nicht Stillschweigen, und erfinden Sie nicht Ausreden für Menschen, die sich regelmäßig schlecht benehmen.

- Fressen Sie Ihren Groll wegen erlittener Verletzungen nicht in sich hinein, weil Sie Angst davor haben, über negative Gefühle zu sprechen.
- Malen Sie sich keine Katastrophenszenarien aus, wenn Sie die Gefühle anderer Menschen verletzt haben – diese Menschen werden darüber hinwegkommen.
- Sagen Sie »bitte«, »danke« und »tut mir leid« nur, wenn es angebracht ist.

Hausaufgabe

Wenn Sie das nächste Mal etwas tun, auf das Sie stolz sind, fragen Sie niemanden, was er davon hält, sondern konzentrieren Sie sich darauf, wie Sie Ihr eigenes Verhalten bewerten.

Porträt einer netten Frau

Maura heute

Maura wurde vor kurzem 22 und kam zu mir in die Praxis, weil sie nicht wie ihre vier Geschwister enden will, die sie als »erbärmliche Wracks« beschreibt, die zu psychischen Problemen und zu Suchtverhalten neigen. Laut ihrer Aussage ist sie selbst im Zustand tiefster Depression das gesündeste Familienmitglied, was sie mit grimmiger Hoffnungslosigkeit erfüllt.

Sie ist künstlerisch begabt und hat gerade ein Kunststudium abgeschlossen. Den Fotos ihrer Gemälde nach zu urteilen, die ich gesehen habe, besitzt sie viel Talent. Sie hält sich mit allerlei Gelegenheitsjobs (Hundesitterin, Putzfrau, Assistentin eines Fotografen) über Wasser, die ihr genug Zeit lassen, ihre erstaunlichen Wandgemälde (größtenteils von Frauen, die starke Gefühle zum Ausdruck bringen) zu erschaffen.

Sie liest viel Ratgeberliteratur und nimmt Antidepressiva ein, die ihre dunklen Stimmungen abmildern, aber nicht verhindern, dass sie auf Essen und Alkohol zurückgreift, um sie zu beeinflussen. Sie gesteht ein, dass sie Ess- und Alkoholprobleme hat, kann sich aber ein Leben ohne »etwas, das mir Leben einhaucht« nicht vorstellen. Sie hat versucht, vom Alkohol loszukommen, hat es aber nie länger als drei Monate ausgehalten. Seit ihrem Examen hat sie den Alkoholkonsum etwas eingeschränkt, weil sie glaubt, angesichts ihrer »verrückten Arbeitsaufteilung« etwas verantwortungsbewusster sein zu müssen. Sie pendelt zwischen Diäten und Fressanfällen hin und her, hat Kleidung in vier Größen im Schrank und möchte den Sprung vom Essenskarussell schaffen.

Als Maura (15 Minuten zu spät) meine Praxis betrat, erkannte ich sie sofort als »nette Frau«. Sie hatte mich vor ihrem Termin mit dem Handy angerufen und sich atemlos mehrmals entschuldigt, weil es ein Problem mit einem der ihr anvertrauten Hunde gegeben hatte. Ich hatte sogar hören können, wie sie sich im Hintergrund bei der Hundebesitzerin dafür entschuldigte, dass sie einen Termin wahrnehmen muss. Die ersten fünf Minuten unserer Sitzung verbrachte sie damit, sich noch einige Male zu entschuldigen und mir dafür zu danken, dass ich sie trotzdem empfing, obwohl sie zu spät gekommen war. Natürlich versicherte sie mir am Ende der Sitzung, dass es nicht wieder vorkommen werde. Schuldgefühle und Dankbarkeit drangen ihr aus jeder Pore.

Als ich eine Bemerkung darüber machte, was für eine nette Frau sie sei, war sie ironischerweise geschockt. »Ich – nett?«, rief sie aus. »Sie machen Witze, nicht wahr?«

Maura als Kind
Beide Eltern sind Alkoholiker, und alle ihre älteren Geschwister sind entweder suchtkrank, psychisch krank oder beides. Ihr Vater war ein Alkoholiker, der ein geregeltes Leben führte. Er machte auf dem Heimweg von der Arbeit (als Maschinenschlosser) oft einen Zwischenstopp in einer Bar, bis ihre Mutter anfing, mit ihm zusammen Cocktails zu trinken, um ihn zu Hause zu halten. Maura schwört, dass ihre Mutter keine Alkoholikerin geworden wäre, wenn sie nicht

ihren Vater hätte unter Kontrolle halten wollen, der ein notorischer Frauenheld war und während der gesamten Ehe Affären hatte. Wenn ihre Eltern nüchtern waren, kamen sie ganz gut miteinander zurecht, aber sobald sie ein paar Gläser getrunken hatten, warfen sie sich gegenseitig alle angestauten Ressentiments an den Kopf. Maura und ihre Geschwister verließen dann entweder das Haus oder verbarrikadierten sich in ihren Zimmern, sobald die Streitereien anfingen.

Mauras zwei ältere Schwestern konnten es kaum erwarten, das Elternhaus zu verlassen, und heirateten früh, ließen sich später scheiden und heirateten erneut. Einer der Brüder ist heroinabhängig und lebt noch bei den Eltern, während der andere eine manisch-depressive Störung hat, mehrfach abhängig ist und in einer betreuten Wohngruppe lebt. Maura erklärt, dass ihre Geschwister »in ihrer eigenen Welt« aufwuchsen. Als sie noch jünger war, unternahmen sowohl ihre Schwestern als auch ihre Brüder viel zusammen, sodass sie selbst meist allein zurückblieb. Sie fing mit zwölf an, Alkohol zu trinken und Marihuana zu rauchen, und während ihre Eltern sich im Erdgeschoss den Kopf vernebelten, tat sie es oben. In gewisser Weise ist sie dankbar dafür, dass ihre Eltern sie meist in Ruhe ließen, denn so fand sie die Gelegenheit, zu zeichnen und zu malen und ihren »Schmerz zu Papier zu bringen«.

> *Maura lernt, nicht mehr nett zu sein*
> Eine meiner wiederkehrenden Interventionen besteht darin, Maura darauf aufmerksam zu machen, wenn sie sich unnötigerweise entschuldigt oder es mit »bitte« und »danke« übertreibt. Das hilft ihr, zu erkennen, wie oft sie diese Formulierungen benutzt, und meistens führt es dazu, dass wir darüber sprechen, wie dankbar sie ist, wenn jemand nett zu ihr ist. Sie weint fast immer, wenn sie von dieser Dankbarkeit spricht, was uns zu der Frage führt, wie defekt sie sich fühlt und wie sehr sie sich bemüht, sich ständig dankbar zu erweisen, indem sie nett zu anderen ist. Das Gefühl, »defekt« zu sein, ist für nette Frauen ein wichtiges Thema, und wir kommen immer wieder darauf zurück, dass es sich dabei um den Kern ihres Problems handelt.
>
> Nach vielen Diskussionen und viel Überzeugungsarbeit meinerseits beginnt Maura, an Treffen der Anonymen Alkoholiker teilzunehmen, und stellt zu ihrer Überraschung fest, dass es ihr dort gefällt und dass sie sich in Gesellschaft der Menschen, die sie dort trifft, wohlfühlt. Sie kann kaum glauben, dass sie ihr so ähnlich sind. Durch die AA-Sitzungen lernt sie einen Mann kennen, der seit drei Jahren trocken ist und sein Leben im Griff zu haben scheint. Maura ist glücklicher, hat aber das Gefühl, diesen Mann nicht verdient zu haben. Sie zieht sich zurück, bis er aufgibt und die Beziehung beendet.

> Dieses Muster wiederholt sich mehrmals während der Therapie und hat seine Wurzeln in ihrem Gefühl des »Defektseins« und der daraus resultierenden geringen Selbstachtung. Dasselbe Muster zeigt sich auch in ihrem Verhältnis zum Essen und zum Alkohol. Sie isst eine Zeitlang normal und gesund, stopft sich dann eine Woche lang voll und beginnt an einem Montagmorgen mit der nächsten Diät. Sie bleibt monatelang nüchtern und geht dann auf Sauftour. Wir sprechen über ihre genetische Disposition für Drogen und ihre Neigung, sich selbst zu sabotieren, wenn es ihr gutgeht. Sie versteht allmählich die Zusammenhänge und weiß, dass es Jahre dauern kann, bis sie in der Lage sein wird, mit dem Essens- und Alkoholmissbrauch aufzuhören und ihr Leben in Ordnung zu bringen.

So geht es weiter

Im nächsten Kapitel geht es um folgende Themen:
- Wie Sie zu der Überzeugung gelangt sind, dass Egoismus etwas Verwerfliches ist
- Wie Sie Ihre Überzeugungen ändern und Egoismus zulassen können
- Weshalb Sie nicht befürchten müssen, dass Sie sich in einen total egoistischen Menschen verwandeln könnten

Ich, ich, ich ... – einfach immer weiterüben! – Lernen, egoistisch zu sein

Na, sind Sie schon zur Egoistin geworden? Haben Sie Ihren netten Alltagskittel abgelegt und angefangen, sich mit Pelzen und Diamanten zu schmücken? Ich bezweifle es. Veränderungen erfordern Zeit, quälend viel Zeit. Aber nachdem Sie mit der Lektüre so weit gekommen sind, wäre zu erwarten, dass sich Ihre Vorstellungen in Bezug auf das Ausmaß an Egoismus, das Sie sich leisten können, zu verändern beginnen, und dass Ihre netten, verschwommenen Konturen allmählich etwas schärfer werden. Wahrscheinlich haben Sie verschiedene Gedanken aus den vorherigen Kapiteln aufgegriffen, aber Ihr Vorgehen in Bezug auf die Überwindung übertriebenen Nettseins ist noch immer etwas planlos.

Da Veränderungen so beängstigend und überwältigend sind, lege ich meinen Klientinnen nahe, die Dinge langsam anzugehen und zu experimentieren, anstatt eine breit angelegte Offensive zur Umstrukturierung ihrer Persönlichkeit zu starten. In den meisten Fällen führen auf schnelle Erfolge ausgerichtete Strategien dazu, dass Menschen in großen Stress geraten, Alles-oder-nichts-Modelle (genau die Art von Denken, die Sie überwinden wollen) zur Anwendung kommen und alle mit Veränderung verbundenen

Ängste gleichzeitig mobilisiert werden. Ich bevorzuge es, einen Vorgeschmack auf das Mögliche zu geben und Empfehlungen auszusprechen. Es ist nicht meine Aufgabe, Ihnen zu sagen, was Sie tun oder lassen sollen (dass Sie Anweisungen *zu* genau befolgen, ist ja der Grund dafür, dass Sie dieses Buch überhaupt lesen). Es ist Ihre Aufgabe, Ihren eigenen Weg aus Nettstadt heraus zu finden.

Dennoch gibt es einige Aufgaben, die Sie erledigen müssen, bevor Sie Ihre zuckersüßen Ketten ablegen. Kein Grund zur Panik – Ihnen bleibt der Rest Ihres Lebens, um in kleinen Schritten voranzukommen, also entspannen Sie sich und nehmen Sie eine langfristige Perspektive ein. Jeder kleine Schritt, der Sie davon wegführt, nach Perfektionismus zu streben, es anderen recht zu machen, sich selbst den Mund zu verbieten und Ihre eigenen Bedürfnisse hintenan zu stellen, senkt Ihren Stresspegel, macht Sie zufriedener und durchtrennt die Verbindung zwischen Ihnen und dem Essen. Stellen Sie es sich so vor: Was passiert, wenn ein Kleinkind rennt? Meist wird es so schnell, dass es strauchelt und auf seinen kleinen Hintern fällt. Aber wenn es vorsichtig einen Fuß vor den anderen setzt, kommt es oft wohlbehalten ans Ziel. Während Sie sich zu einer besseren Version Ihres alten Ichs weiterentwickeln, sind Sie dieses Kleinkind – also, binden Sie die rosa Schnürsenkel und gehen Sie los.

Am Anfang sollten Sie sich nicht (wie Sie vielleicht vermutet hätten) auf Ihr Verhalten konzentrieren. Erinnern Sie sich, dass ich am Anfang zwischen Überzeugungen, Gefühlen und Verhaltensweisen unterschieden habe? Das Verhalten ist oft der letzte Aspekt des Ichs, der sich verändert.

Als Erstes müssen sich die Überzeugungen ändern. In der kognitiven Verhaltenstherapie gehen wir davon aus, dass Überzeugungen Gefühle und Verhaltensweisen hervorbringen und dass sich durch das Verändern von Überzeugungen die Gefühle und das Verhalten ändern. Sie werden zwar an drei Fronten gleichzeitig arbeiten, aber am Anfang sollten sich Ihre Bemühungen darauf konzentrieren, gesunde, rationale Überzeugungen zu entwickeln, die wiederum die Entwicklung gesunder, angemessener und wirkungsvoller Verhaltensweisen und Gefühle fördern.

Kehren wir noch einmal zu den Überzeugungen, Gefühlen und Verhaltensweisen netter Frauen zurück.

Ihre Überzeugungen

- Ich bin dafür verantwortlich, dass es anderen Menschen gutgeht.
- Ich muss immer fröhlich und zufrieden sein und dafür sorgen, dass andere sich gut fühlen.
- Ohne meine Hilfe kommen die anderen nicht zurecht.
- Wenn ich meine Gefühle zum Ausdruck bringen würde, wären die anderen gekränkt und würden mich nicht mehr mögen.
- Wenn ich aufhöre, übertrieben nett zu sein, werde ich nicht mehr akzeptiert.
- Ich muss perfekt sein. Das betrifft sowohl mein Aussehen als auch mein Verhalten und das, was ich sage.
- Ich brauche Lob von anderen, um mich selbst gut zu finden.

- Ich bin egoistisch, wenn ich die Anliegen anderer zurückweise.
- Ich bin egoistisch und gleichgültig gegenüber anderen Menschen, wenn ich mich selbst an die erste Stelle setze.
- Ich bin nur dann ein guter Mensch, wenn ich anderen helfe oder produktiv bin.

Ihre Gefühle

- Ich kann es nicht ertragen, wenn es anderen schlechtgeht.
- Ich fühle mich schuldig, wenn ich Menschen enttäusche oder ihre Bedürfnisse nicht erfülle.
- Ich spüre den Drang, andere Menschen bei guter Laune zu halten und zu verhindern, dass sie leiden.
- Ich kann es nicht ertragen, die Gefühle anderer Menschen zu verletzen.
- Ich habe Angst davor, dass andere mich nicht mehr mögen, wenn ich nicht mehr übertrieben nett bin.
- Ich bin entschlossen, perfekt zu sein/auszusehen/zu handeln, weil ich Misserfolge oder Fehler hasse.
- Ich fühle mich unsicher und unzulänglich, wenn ich nicht ständig von anderen Menschen Lob und Komplimente erhalte (auch wenn ich ihnen meist gar nicht glaube).
- Ich hasse die Vorstellung, dass ich egoistisch sein könnte, und fühle mich schrecklich, wenn ich das Gefühl habe, es zu sein.
- Ich fühle mich schuldig, wenn ich für mich selbst statt für andere sorge.

- Ich fühle mich verloren und nutzlos, wenn ich nicht etwas für andere tue oder mich nützlich mache.

Ihr Verhalten

- Ich höre mir endlos die Sorgen anderer Leute an, biete Lösungen und gebe Ratschläge.
- Ich erweise anderen Gefälligkeiten, auch wenn ich eigentlich keine Zeit oder Energie dafür habe und sie es nicht erwidern.
- Ich zeige immer ein lächelndes Gesicht und unterdrücke negative Gefühle, um optimistisch zu erscheinen.
- Ich sage Dinge, die ich nicht meine, und tue Dinge, die ich nicht tun will – einfach nur, um niemanden zu verletzen.
- Ich vermeide Konfrontationen und Konflikte und bin eine Jasagerin.
- Ich verwende sehr viel Mühe darauf, perfekt auszusehen sowie das Richtige zu sagen und zu tun, und ich würde lieber sterben, als einen Fehler zu machen.
- Es passiert selten, dass ich für mich selbst eintrete, klare Grenzen setze und einhalte oder mich an die erste Stelle setze.
- Da ich nicht weiß, wann es genug ist, übertreibe ich es, auch wenn ich mich dadurch extrem verausgabe.
- Mein Verhalten ist oft durch Schuldgefühle motiviert, und das läuft so automatisch ab, dass ich mir nicht einmal dessen bewusst bin.
- Ich weiß nicht, wie ich aufhören kann, ständig so nett zu anderen zu sein.

> **Denkanstoß**
> Sind das immer noch Ihre Überzeugungen, Gefühle und Verhaltensweisen, oder haben Sie sich schon verändert? Welche Veränderungen gibt es, und welcher der drei Kategorien sind sie zuzuordnen?

Gehen wir davon aus, dass Sie noch keine vollständige Verwandlung durchlaufen haben, und sehen wir uns Ihre Überzeugungen an, um festzustellen, an welcher Stelle Sie auf dem richtigen Weg sind und wo Sie noch feststecken. Die oben stehende Liste der Überzeugungen erhebt zwar keinen Anspruch auf Vollständigkeit (Sie dürfen gern Ihre eigenen, individuellen Punkte hinzufügen), deckt aber doch die meisten Denkfehler netter Frauen ab. Das Ziel besteht darin, die eigenen Überzeugungen als irrational zu entlarven und in rationale Überzeugungen zu überführen, die gesunde Gefühle und Verhaltensweisen nach sich ziehen. So weit einleuchtend? Gut. Sehen wir uns die irrationalen Überzeugungen im Einzelnen an, und formulieren wir sie in rationale Überzeugungen um.

Ich bin dafür verantwortlich, dass es anderen Menschen gutgeht

Tatsächlich? Gilt das für alle Menschen auf der Welt oder nur für die, die Sie persönlich kennen? Gilt es auch für mich? Falls ja, wann können Sie vorbeikommen? Und wenn Sie von »verantwortlich« reden, bezieht sich das auf alles, was ein Mensch jemals tut, oder nur auf bestimmte Dinge? Verstehen Sie, worauf ich hinauswill? Ich weiß nicht, wie es Ihnen geht, aber ich bin völlig damit ausgelastet, die Verantwortung für mich selbst – und gelegentlich noch für meine Katze – zu übernehmen. Alle anderen müssen selber sehen, wie sie klarkommen.

Wenn Sie wirklich davon überzeugt sind, dass Sie für das Wohlergehen anderer Menschen verantwortlich sind, dann lassen Sie sich – wie Superwoman – auf einen niemals endenden Kampf gegen die Kräfte des Bösen ein. Natürlich ist es völliger Unsinn, dass Sie für das Wohlergehen anderer Menschen verantwortlich sind. Ausnahmen sind Kinder, Tiere oder Menschen, die aufgrund kognitiver Einschränkungen oder gesundheitlicher Probleme nicht in der Lage sind, rationale Entscheidungen für sich selbst zu treffen. Menschen, die klar denken *können*, es aber *vorziehen*, es nicht zu tun, sind etwas völlig anderes. Ihnen können Sie gelegentlich beistehen, insbesondere, wenn sie hart daran arbeiten, sich besser um ihre eigenen Angelegenheiten zu kümmern, und nur ausnahmsweise vom Weg abgekommen sind – aber selbst dann sind Sie nicht für sie verantwortlich. Andere Menschen sind für sich selbst verantwortlich.

Hier ein paar Vorschläge für rationale Umformulierungen des Satzes *Ich bin dafür verantwortlich, dass es anderen Menschen gutgeht:*
- Ich bin für mein eigenes Wohlergehen verantwortlich.
- Jeder ist für sein eigenes Wohlergehen verantwortlich.

- Ich bin nicht dafür verantwortlich, was andere tun oder sagen.
- Wenn ich die Verantwortung für das Wohlergehen anderer Menschen übernehme, nehme ich ihnen die Möglichkeit, selbst Verantwortung zu übernehmen.

Ich muss immer fröhlich und zufrieden sein und dafür sorgen, dass andere sich gut fühlen

Wer sagt das? Habe ich diese Lektion im Gemeinschaftskundeunterricht verpasst? Zunächst einmal *müssen* Sie gar nichts sein. Das Einzige, was Sie im Leben wirklich müssen, ist sterben. Manchmal sind Sie spontan fröhlich und gut gelaunt. Zu anderen Zeiten sind Sie ebenso spontan schlecht gelaunt, trübsinnig, unleidlich und verärgert. So ist das Leben. Denken Sie an Yin und Yang, Hoch und Tief, Komplementarität und Ausgewogenheit. Wenn es etwas gibt, das Sie tun *sollten,* dann ist es, ein komplettes Spektrum von Gefühlen zuzulassen. Manche Menschen sind ausgesprochene Frohnaturen, hauptsächlich aufgrund einer entsprechenden Veranlagung und manchmal trotz einer schlimmen Kindheit. Andererseits gibt es Menschen, die ein ganz anständiges Leben zu führen scheinen, aber Berufspessimisten sind.

Und wieso müssen Sie überhaupt Ihre Gefühle und Ihr Verhalten ändern, damit andere sich besser fühlen? Wenn Ihre miese Stimmung tagelang anhält, sollten Sie vielleicht einmal ein Wörtchen mit sich reden und sich einen Schubs geben, aber das reicht auch schon als Aufgabe für einen

Menschen. Jeder muss sich selbst in gute Stimmung versetzen, und wenn ihm das nicht gelingt – tja, so ist das im Leben. Und weshalb *müssen* sich andere gut fühlen? Es gibt viele Situationen, in denen es ganz gesund und normal ist, sich schlecht zu fühlen – nach dem Tod eines nahestehenden Menschen, bei einer schweren Erkrankung, bei katastrophalen Ereignissen in der Familie oder in der Welt. Wahrscheinlich besteht das Problem nicht darin, dass sich jemand anders schlecht fühlt, sondern es besteht in den Gefühlen, die das bei Ihnen auslöst: Hilflosigkeit, Unbehagen, das Bedürfnis einzugreifen.

Versuchen Sie es statt mit *Ich muss immer fröhlich und zufrieden sein und dafür sorgen, dass andere sich gut fühlen* mit einer der folgenden rationalen Überzeugungen:
- Ich muss keine bestimmten Gefühle haben.
- Meine Gefühle basieren nicht auf meinen Reaktionen auf andere, sondern auf inneren Auslösern.
- Andere Menschen sind selbst dafür verantwortlich, ihre Laune zu verbessern.
- Manchmal ist es ganz normal und gesund, sich schlecht zu fühlen, und es gehört zu den Erfahrungen, die Menschen in ihrem Leben machen müssen.

Ohne meine Hilfe kommen die anderen nicht zurecht

Was genau meinen Sie mit »nicht zurechtkommen«? Werden sie bettlägerig, müssen in eine Klinik eingewiesen werden, bekommen Schreianfälle, werden krank und sterben?

Ich, ich, ich ... – einfach immer weiterüben!

Vielleicht haben Sie ein klares Bild davon, wie sich »nicht zurechtkommen« äußert, vielleicht aber auch nicht. Wahrscheinlich haben Sie nur die vage Vorstellung, dass es für jemanden nicht gut laufen wird. Sie befürchten, dass Sie auf irgendeine Weise leiden werden, wenn die andere Person »zusammenbricht« – dass Sie ihren Anfeindungen ausgesetzt sein werden, dass Sie sich unter Druck gesetzt fühlen, besser für diese Person zu sorgen, dass Sie weniger Aufmerksamkeit oder Liebe von ihr bekommen oder dass Ihnen ihre Versäumnisse angelastet werden.

Diese Überzeugung impliziert auch, dass Sie der einzige Mensch sind, der andere vor dem endgültigen Zusammenbruch bewahren kann. Ist das wirklich so? Falls ja, liegt es vielleicht daran, dass Sie in Ihrer Familie/im Freundeskreis/bei der Arbeit/in der Gemeinde die Rolle des »menschlichen Superklebers« übernommen haben, der alles zusammenhält? Tut mir leid, es Ihnen sagen zu müssen, aber in vielen Fällen, in denen Sie sich für unersetzlich halten, sind Sie es nicht. Wenn Sie morgen sterben, wird wahrscheinlich jemand anders Ihren Platz als »Klebefrau« einnehmen und sich um alle kümmern, die Hilfe brauchen.

Folgende rationale Überzeugungen sind viel sinnvoller als *Ohne meine Hilfe kommen die anderen nicht zurecht:*

- Andere Menschen werden einspringen, um denen zu helfen, denen ich nicht helfen kann.
- Andere Menschen kommen auch ohne meine Hilfe zurecht. Sie brechen nicht zusammen und finden Stärken in sich, von denen sie zuvor nichts geahnt haben.

- Menschen, die zusammenbrechen, kommen im Allgemeinen auch wieder auf die Beine.
- Auch wenn jemand zusammenbricht, bedeutet das nicht, dass ich darunter leiden werde.

Wenn ich meine Gefühle zum Ausdruck bringen würde, wären die anderen gekränkt und würden mich nicht mehr mögen

Na, gut, spielen wir das einmal durch. Sie sprechen aus, was Sie denken, und jemand nimmt daran Anstoß. Bedeutet das automatisch, dass er Sie nicht mag? Vielleicht hat er ganz neutrale Gefühle oder ist dankbar für Ihre Offenheit. Vielleicht ist er auch gekränkt, kommt aber darüber hinweg. Der schlimmste Fall wäre, dass er Sie tatsächlich nicht mehr mag. Was bedeutet das? Wird er mit der Machete auf Sie losgehen oder Sie in einen Fluss stoßen? Wenn Sie in einer Beziehung leben, in der keine emotionale, sexuelle oder physische Gewalt ausgeübt wird, droht Ihnen keine Gefahr, auch wenn Ihr Partner Sie vorübergehend hasst. Ja, manche Leute rächen sich oder ziehen sich von Ihnen zurück, aber das ist eine Minderheit. Es ist die Art von Menschen, zu denen Sie ohnehin ganz allmählich auf Distanz gehen wollen, nicht wahr?

Worum es hier geht, ist Ihre Angst vor den Auswirkungen, die es auf Ihr Leben hat, wenn jemand Sie nicht mag. Sie malen sich Katastrophenszenarien aus und verlieren jegliche Perspektive. Außer in Fällen hochgradiger Abhängigkeit (wie beispielsweise während der Kindheit) hat es wirklich keine gravierenden Konsequenzen, wenn jemand (eine Kassiererin, der Freund der Schwester Ihrer Nachbarin, der Rektor der Schule Ihres Kindes, der Golfpartner Ihres Mannes, Onkel Fred, den Sie nur an Weihnachten sehen, die Sekretärin Ihrer Therapeutin, Ihr Automechaniker) Sie nicht mag. Sie müssen sich folgende Frage beantworten: Wird es erhebliche Auswirkungen auf mein Leben haben, wenn Soundso mich nicht mag? Selbst wenn Ihre Eltern oder Ihre Kinder Sie nicht mögen, werden Sie es überleben, und wenn Ihr Partner Sie nicht mehr mag – nun ja, andere Mütter haben auch nette Söhne.

Probieren Sie es einmal mit folgenden rationalen Überzeugungen anstelle von *Wenn ich meine Gefühle zum Ausdruck bringen würde, wären die anderen gekränkt und würden mich nicht mehr mögen:*

- Wenn ich meine Gefühle zum Ausdruck bringe, sind andere Menschen verletzt oder auch nicht.
- Wenn ich meine Gefühle zum Ausdruck bringe, werde ich von anderen gemocht oder auch nicht.
- Ich werde es überleben, wenn ich andere kränke, und sie werden es auch überleben.
- Ich werde es überleben, wenn andere mich nicht mögen, weil ich meine Gefühle zum Ausdruck gebracht habe.

Wenn ich aufhöre, übertrieben nett zu sein, werde ich nicht mehr akzeptiert

Diese Überzeugung erinnert an Ihre Angst, nicht mehr gemocht zu werden. Hier kommen einige Fragen, die Sie sich stellen müssen: Weshalb ist es so wichtig, akzeptiert zu werden, dass Sie bereit sind, deswegen völlig gestörte Interaktionsmuster zu entwickeln? Haben Sie Angst davor, ausgeschlossen zu werden? Was würde dann passieren? Würde Ihnen etwas Schreckliches widerfahren, weil Sie allein oder ausgeschlossen sind? Den meisten von uns wäre es am liebsten, von allen Menschen akzeptiert zu werden, aber das ist ein Wunschtraum. Schließlich können Sie vom Ku-Klux-Klan nicht genauso geschätzt werden wie von einem schwarzen Bürgerrechtler. Als Erwachsene können Sie wählen, wessen Wertschätzung Ihnen wichtig ist – und wie gesagt, das kann gar nicht jedermanns Wertschätzung sein.

Der Wunsch, akzeptiert zu werden, resultiert oft aus dem Wunsch, geliebt, wertgeschätzt und einbezogen zu werden. Möglicherweise fällt es Ihnen schwer, Menschen zu akzeptieren, die nicht nett sind, und möglicherweise akzeptieren Sie sich selbst nicht, wenn Sie nicht nett sind, aber anderen ist das vielleicht ziemlich egal, und sie mögen Sie trotzdem. Denken Sie darüber nach und achten Sie darauf, Ihre Gefühle für andere oder für sich selbst nicht mit den Gefühlen anderer für Sie zu verwechseln (in der Psychologie spricht man in diesem Fall übrigens von Projektion).

Es gibt verschiedene Möglichkeiten, *Wenn ich aufhöre, übertrieben nett zu sein, werde ich nicht mehr akzeptiert,* so umzuformulieren, dass es viel mehr Sinn ergibt:
- Wenn ich aufhöre, übertrieben nett zu sein, werden mich manche Leute akzeptieren und andere nicht, und das ist ganz in Ordnung.
- Ich kann es ertragen, nicht akzeptiert zu werden.

- Ich muss nicht von jedem akzeptiert werden, um ein glückliches, erfülltes Leben führen zu können.
- Es ist wichtig, dass ich mich akzeptieren kann, wenn ich nicht nett (aber aufrichtig) bin.

Ich muss perfekt sein. Das betrifft sowohl mein Aussehen als auch mein Verhalten und das, was ich sage

Sie wissen schon eine ganze Menge über die Gefahren des Perfektionismus. Jetzt bekommen Sie die Chance, Ihre Überzeugungen dem Praxistest zu unterziehen. Eine treibende Kraft hinter dem Perfektionismus ist der Wunsch, Kontrolle auszuüben: »Wenn ich perfekt aussehe, perfektes Verhalten zeige und perfekte Dinge sage, kann mir nichts Schlimmes passieren.« Es ist Zeit, diese Annahme in Frage zu stellen. Hat das Streben nach Idealen wirklich verhindert, dass Ihnen schlimme Dinge zugestoßen sind? Wohl kaum. Jedem von uns passieren unangenehme Dinge, ob wir gut oder schlecht sind, unser Bestes oder etwas Schlimmes tun, ob wir Heilige, Bösewichte oder Chaoten sind.

Der Zwang, den Sie empfinden, ist das Bedürfnis, Ihr Leben unter Kontrolle zu haben. Manche Bereiche unseres Lebens können wir steuern. Wir sollten auf jeden Fall wohlüberlegte Entscheidungen treffen und, wann immer es möglich ist, die Konsequenzen unseres Handelns berücksichtigen. Aber auch dann können wir nicht verhindern, dass wir mit Stürmen und Gewittern konfrontiert werden, wenn wir uns eitel Sonnenschein erhofft haben. Statt zu glauben, perfekt sein zu müssen, sollten Sie sich lieber darauf konzentrieren, Ihre Gefühle wahrzunehmen, klar zu denken, ein gesundes Urteilsvermögen anzuwenden und sich mit emotional ausgeglichenen Menschen zu umgeben. Es ist wichtig, sich auf das zu konzentrieren, was Sie jetzt tun können, um positive Ergebnisse zu erzielen. Dadurch wird sich in Ihrem Leben vieles verbessern, und Sie werden sich nicht mehr so sehr nach Perfektion sehnen müssen. Wenn Sie daran glauben, dass Sie mit allem umgehen können, was auf Sie zukommt, sind Sie *immer* gut vorbereitet.

Hier einige positive Umformulierungen von *Ich muss perfekt sein. Das betrifft sowohl mein Aussehen als auch mein Verhalten und das, was ich sage:*
- Ich muss niemals perfekt sein und kann aussehen, wie ich will, und tun und sagen, was ich will.
- Menschliche Perfektion gibt es nicht.
- Ich muss innere Ressourcen und äußere Unterstützung aufbauen, um schlechte Zeiten gut zu bewältigen, statt nach Perfektion zu streben, um sie abzuwenden.
- Es ist gesünder, mein mit Schwächen behaftetes Ich zu mögen und zu akzeptieren, als perfekt sein zu wollen.

Ich brauche Lob von anderen, um mich selbst gut zu finden

Woher auch immer Sie diese Vorstellung haben – Sie sollten sie zurückbringen und Ihr Geld zurückverlangen. Sie müssen sich in diesem Zusammenhang die Frage stellen, was Ihrer Meinung nach passieren wird, wenn Sie sich selbst nicht positiv sehen: Fühlen Sie sich dann unzulänglich, unsicher, ungeliebt, deprimiert, lebensmüde? Durch die Abhängigkeit von der Zustimmung anderer haben Sie Gelegenheiten versäumt, Ihre eigene Reserve an guten Gefühlen aufzubauen oder Ihre Fähigkeit zu stärken, sich ohne äußere Einflüsse positiv zu sehen. Wenn Sie darauf bestehen, dass Sie Lob von anderen brauchen, untergraben Sie Ihr Vertrauen in Ihre eigenen emotionalen Ressourcen. Genau diese Ressourcen brauchen Sie aber, um schwierige Zeiten im Leben durchzustehen.

Wenn Sie glauben, Lob zu brauchen, werden Sie sich darum bemühen, es zu bekommen. Aber es reicht nie aus, um Sie auszufüllen (das können Sie nur selbst tun), und außerdem weckt es den Wunsch nach mehr. Bald fühlen Sie sich wie ein Hamster im Laufrad, das sich endlos dreht. Den Absprung finden Sie nur, indem Sie lernen, Ihre negativen Gefühle aus eigener Kraft zu überwinden, indem Sie nach innen schauen, um Ihre Stimmung zu heben, und indem Sie gute Dinge tun, um stolz auf sich sein zu können. Durch das Streben nach Bestätigung von außen untergraben Sie ein authentisches, dauerhaftes positives Selbstbild.

Versuchen Sie es einmal mit folgenden rationalen Überzeugungen, anstatt zu sagen *Ich brauche Lob von anderen, um mich selbst gut zu finden:*
- Ich kann mich selbst positiv sehen, ohne von anderen gelobt zu werden.
- Ich kann mich selbst loben, um mich besser zu fühlen.
- Nichts fühlt sich so gut an wie die Anerkennung, die man sich selbst gibt.

- Ein positives Selbstbild habe ich nur dann, wenn ich Selbstvertrauen besitze und auf meine eigenen Fähigkeiten vertraue.

Ich bin egoistisch, wenn ich die Anliegen anderer zurückweise

Irgendwann wurden in Ihrer Welt zwei Dinge, die nicht zusammengehören – nämlich Neinsagen und Egoismus – miteinander verknüpft, und es ist Ihnen nicht gelungen, Sie wieder voneinander zu trennen. Wenn Sie zu anderen *ständig* Nein sagen, bedeutet das, dass Sie sich nur für sich selbst interessieren. Aber gelegentlich Nein zu sagen ist gesund, normal und ausgewogen! Niemand kann, ohne Schaden zu nehmen, zu allem Ja sagen, worum andere ihn bitten. Sehen Sie es so: Wenn Sie zu anderen Nein sagen, sagen Sie Ja zu sich selbst.

Es gibt Menschen, die vernünftige Forderungen stellen, und Menschen, deren Anliegen so absurd sind, dass man darüber lachen sollte. Manche Leute wissen gar nicht, wie unmöglich sie sind, andere sind sich dessen bewusst, aber es ist ihnen gleichgültig. Sie sind wie Kinder, die alles immer sofort haben wollen. Pech für sie! Merken Sie sich Folgendes: Die meisten Menschen, die Ihnen vorwerfen, egoistisch zu sein, versuchen entweder von der Tatsache abzulenken, dass sie selbst egoistisch sind, oder finden die Vorstellung, sich selbst an die erste Stelle zu setzen, schrecklich und fühlen sich durch Ihr stärkeres Selbstwertgefühl bedroht.

Wenn eine Bitte oder Forderung an Sie gerichtet wird, sollten Sie sich als Erstes fragen, ob sie rational, fair und erfüllbar ist. Als Zweites sollten Sie darüber nachdenken, welche *realen* Auswirkungen es für Sie, die andere Person und Ihre Beziehung zu ihr haben wird, wenn Sie Ja sagen. Und als Drittes sollten Sie sich überlegen, welche Konsequenzen eine Ablehnung haben wird. Wenn Sie nicht alle diese Faktoren berücksichtigen, besteht die Gefahr, dass Sie zu viel tun.

Ich bin egoistisch, wenn ich die Anliegen anderer zurückweise lässt sich folgendermaßen hervorragend umformulieren:

- Die Anliegen anderer zurückzuweisen bedeutet nicht, dass ich egoistisch bin, denn nur ich selbst kann entscheiden, ob ich es bin.
- Zu anderen Nein zu sagen bedeutet, zu mir selbst Ja zu sagen.
- Ich kann unmöglich jedermanns Forderungen und gleichzeitig meine eigenen Bedürfnisse erfüllen.
- Ich bin nicht egoistisch, wenn ich unvernünftige, unfaire Forderungen zurückweise.

Ich bin egoistisch und gleichgültig gegenüber anderen Menschen, wenn ich mich selbst an die erste Stelle setze

Da bringen Sie schon wieder etwas durcheinander. Sie sind nicht egoistisch, wenn Sie sich selbst an die erste Stelle setzen. Ich wiederhole es noch einmal: Das ist ein ganz normales, gesundes Verhalten. Egoismus lässt sich auf einer Skala zwischen extremer Ichbezogenheit und extremer

Bezogenheit auf andere einordnen. Keine der beiden Extrempositionen ist auf Dauer empfehlenswert. Es ist wünschenswert, in einem fließenden Gleichgewicht zu sein und sowohl für sich selbst als auch für andere da sein zu können. Menschen, die Angst davor haben, für egoistisch gehalten zu werden (oder sich selbst für egoistisch zu halten), gehen zu sehr in das andere Extrem.

Die Tatsache, dass einem andere Menschen etwas bedeuten, kann man auf vielerlei Arten zeigen, nicht nur dadurch, dass man ihren Bedürfnissen Priorität einräumt. Oft muss man liebevolle Strenge anwenden und hart bleiben, gerade weil man erkennt, was das Beste für jemanden ist – auch wenn er selbst es nicht weiß. In diese Situation kommt man natürlich oft bei der Kindererziehung oder bei der Betreuung betagter Eltern, deren geistige Fähigkeiten schon etwas eingeschränkt sind. Das sind schwierige Situationen, in denen man sich schäbig vorkommen kann, wenn man etwas tut, das Nachteile für die anderen mit sich bringt, aber für einen selbst das Beste ist – beispielsweise, wenn man einen pflegebedürftigen Elternteil in einem Heim in der Nähe des eigenen Wohnorts unterbringt oder mit der ganzen Familie umzieht, weil man einen tollen Job in einem anderen Teil des Landes bekommen hat.

Folgende rationale Überzeugungen sind ein guter Ersatz für *Ich bin egoistisch und gleichgültig gegenüber anderen Menschen, wenn ich mich selbst an die erste Stelle setze:*
- Mich selbst an die erste Stelle zu setzen bedeutet, dass ich mir wichtig bin.
- Nur ich selbst kann entscheiden, ob ich egoistisch bin.

- Ich kann mich selbst an die erste Stelle setzen und trotzdem auch für andere da sein.
- Ich wäre egoistisch, wenn ich mich selbst immer an die erste Stelle setzen würde, aber das tue ich nicht.

Ich bin nur dann ein guter Mensch, wenn ich anderen helfe oder produktiv bin

Was ist überhaupt ein guter Mensch? Meine Vorstellung von einem guten Menschen muss nicht notwendigerweise mit Ihrer Vorstellung oder der anderer Leserinnen übereinstimmen. Wir müssen alle in unseren eigenen Augen akzeptabel sein. »Gut« zu sein könnte bedeuten, präsent zu sein, das Leben zu genießen, kreativ und voller Freude zu sein. Es kann auch bedeuten, hilfsbereit oder produktiv zu sein. Aber niemand kann ständig nur eines davon sein. Hilfsbereitschaft und Produktivität sind wunderbare Eigenschaften, aber sie rund um die Uhr auszuleben lässt Ihnen keine Chance, Ihre Batterien aufzuladen und sich selbst etwas Gutes zu tun.

Diese Überzeugung lässt eine Sozialisation erahnen, bei der es positiv bewertet wurde, immer zu geben und niemals zu nehmen, ständig aktiv zu sein und niemals zu ruhen oder immer zu produzieren, anstatt in sich aufzunehmen. Menschen, die bestrebt sind, immer hilfsbereit und produktiv zu sein, sind auf dem falschen Weg. Ihre Ideale sind zu hoch – und wahrscheinlich auch ihr Stresspegel. Es ist erstrebenswert, eine Balance zwischen Hilfsbereitschaft gegenüber anderen und Hilfsbereitschaft gegenüber sich selbst, zwischen produktivem Tun und entspannter Freizeitgestaltung, zwischen Arbeit und Spiel, zu finden. Sie genehmigen sich oft nur im Zusammenhang mit Essen Auszeiten. Hören Sie auf, so hilfsbereit und produktiv zu sein, und entdecken Sie Möglichkeiten, sich durch echte Freude, Lust und Befriedigung selbst zu nähren.

Es ist Zeit, *Ich bin nur dann ein guter Mensch, wenn ich anderen helfe oder produktiv bin* in folgende Formulierungen umzuändern:

- Ich bin ein guter Mensch, ob ich hilfsbereit und produktiv bin oder nicht.
- Hilfsbereitschaft und Produktivität machen mich weder gut noch schlecht.
- Ich kann auch dann ein guter Mensch sein, wenn ich nichts tue und niemandem helfe.
- Ich muss eine Balance zwischen der Fürsorge für andere und der Selbstfürsorge finden.

Denkanstoß

Welche Überzeugungen klingen für Sie am glaubwürdigsten? Welche werden Ihrer Meinung nach am schwersten zu verändern sein?

Die Arbeit des Umformulierens von Überzeugungen ist zur Überwindung des Nettseins unerlässlich. Sie werden bald feststellen, dass neu formulierte, rationale Überzeugungen dazu führen, dass Sie sich weniger schuldig, unzulänglich, unsicher, ängstlich, ärgerlich und unterbewertet fühlen. Sie stellen die Grundlage eines gesünderen Selbstwertgefühls dar. In dem Maß wie sich Ihre Gefühle verändern, verändert sich auch Ihr Verhalten. Wenn Sie es nicht mehr für egoistisch halten, Zeit für sich selbst zu finden, fühlen Sie sich auch nicht mehr schuldig, wenn Sie es tun, und lassen sich selbst mehr Fürsorge angedeihen. Wenn Sie davon überzeugt sind, dass es in Ordnung ist, die Gefühle anderer Menschen zu verletzen, wenn es die Rücksichtnahme auf Ihre eigenen Gefühle erfordert, haben Sie nicht mehr so viel Angst davor, Ihre Meinung zu äußern, und können reifere, gesündere Beziehungen zu anderen aufbauen. Wenn Sie nicht mehr der Meinung sind, dass Sie andere vor dem Zusammenbruch bewahren müssen, sind Sie weniger gestresst, und weniger Stress führt zur Reduzierung von Fressanfällen. Wenn Sie sicher sind, dass Sie nicht perfekt sein müssen, spüren Sie weniger inneren Druck und haben mehr Zeit, das Leben zu genießen.

Ist es in Ordnung, egoistisch zu sein?

Das werden Sie selbst entscheiden müssen. Vielleicht hilft es, wenn wir herausfinden, wie Ihre Angst vor dem E-Wort entstanden ist. Dazu müssen wir natürlich in der Zeit zurückreisen und uns ansehen, was Sie während Ihrer Kindheit im Hinblick auf Egoismus gelernt haben. Wahrscheinlich gibt es auf der ganzen Welt keine Familie, in der nicht zu irgendeinem Zeitpunkt ein Elternteil einem Kind den Vorwurf macht, egoistisch zu sein, denn Kinder sind es nun einmal! Es ist ganz natürlich, dass für sie ihre eigenen Bedürfnisse im Mittelpunkt stehen. Wir müssen erst lernen, auch an die Bedürfnisse anderer zu denken und mit ihnen zu teilen, auf ihre Gefühle Rücksicht zu nehmen und ein Gleichgewicht zwischen ihren und unseren Bedürfnissen zu finden. Obwohl uns die potenzielle Fähigkeit, kooperativ und in gegenseitiger Abhängigkeit zu leben, sicherlich angeboren ist, entfaltet sie sich im Allgemeinen nicht ohne äußeres Zutun. Und hier kommt wirkungsvolle Erziehung ins Spiel.

Wenn Ihre Eltern Ihnen nur Vorhaltungen gemacht haben, wenn Sie wirklich egoistisch waren (wenn Sie beispielsweise Ihre Freunde mit *keinem* Ihrer Stofftiere spielen ließen oder Ihrer Schwester *niemals* Ihr Fahrrad liehen), dann haben Sie gelernt, dass Sie die Missbilligung Ihrer Eltern ernten, wenn Sie nur an sich selbst denken. Wenn Ihre Eltern außerdem noch Vorbilder in Bezug auf Güte, Fürsorglichkeit und Freigiebigkeit waren und Sie für solches Verhalten gelobt haben, haben Sie positive Verstärkung erhalten. Wenn Ihre Eltern darüber hinaus Ihre Schwester aufgefordert haben, Ihr Fahrrad nicht zu lang in Beschlag zu nehmen, und Ihre Freunde gebeten haben, sorgsam mit Ihren Stofftieren umzugehen, haben Sie gelernt, dass es im Leben ein natürliches Geben und Nehmen gibt und dass alle besser zurechtkommen, wenn niemand egoistisch ist.

Sind Sie aber beschuldigt worden, egoistisch zu sein, wenn Sie etwas tun wollten, das Ihren Eltern gerade nicht gepasst hat (wenn Sie beispielsweise zum Spielen hinausgehen wollten und Ihre Eltern verlangt haben, dass Sie stattdessen Staub saugen, weil sie selbst gerade keine Lust dazu hatten), haben Sie die Botschaft erhalten, dass es egoistisch ist, eigene Bedürfnisse zu haben. In gestörten Familien werden in Bezug auf viele Dinge falsche Botschaften übermittelt, unter anderem in Bezug darauf, wer welche Bedürfnisse hat. Gesunde Familien sind in hohem Maß kinderzentriert, nicht elternzentriert. In ungesunden Familien haben die Bedürfnisse der Eltern meist Vorrang vor denen der Kinder.

Wahrscheinlich wurden Sie egoistisch genannt, waren es aber selten. Oft sind Eltern, die regelmäßig ihren Kindern (und einander) vorhalten, egoistisch zu sein, selbst narzisstische Persönlichkeiten. Um dieses Persönlichkeitsmerkmal nicht bei sich selbst sehen zu müssen, schieben sie die Schuld auf ihre Kinder. Tatsächlich bringen sehr auf sich selbst bezogene Eltern oft Kinder hervor, die vollkommen auf andere bezogen sind, weil sie fürchten, des Egoismus beschuldigt zu werden. Oder Kinder bemühen sich, selbstlos und altruistisch zu werden, weil sie die Vorstellung nicht ertragen können, wie ihre narzisstischen Eltern zu sein.

Narzissmus ist ein Charakterzug, der beinhaltet, dass Menschen ein so geringes Selbstwertgefühl besitzen, dass sie in das andere Extrem verfallen und aufgeblasen und angeberisch wirken. Narzissten sind schnell gekränkt oder verletzt, müssen immer recht haben, äußern sich sehr kritisch über andere und halten sich heraus, wenn sie Verantwortung übernehmen sollen. Sie investieren so viel Energie in die Abwehr von Bedrohungen für ihr Selbst und in die Aufrechterhaltung eines positiven Selbstbildes, dass wenig für andere übrig bleibt. Anders ausgedrückt: Sie sind so sehr damit beschäftigt, sich um ihr eigenes Selbst zu kümmern, dass kein Raum für andere Menschen bleibt, es sei denn, die Interaktion mit anderen führt zur Steigerung ihres Selbstwertgefühls.

Narzisstische Eltern bringen oft nette Mädchen (und Jungen) hervor. Wenn Sie bei zwei narzisstischen Elternteilen aufwuchsen, hatten Sie das doppelte Pech, authentischen Egoismus und all seine begleitenden destruktiven Einstellungen und Verhaltensweisen zu erleben. Das ist schwer abzuschütteln, besonders, wenn Ihre Eltern noch am Leben sind und Sie mit ihrer egozentrischen, anmaßenden Selbstüberhöhung umgehen müssen. Es geht nicht darum, ihnen Ihre Erziehung vorzuwerfen (sie haben ihr Bestes getan, auch wenn es nicht gut genug war), sondern zu verstehen, wo die Ursprünge Ihres falschen Egoismuskonzepts liegen.

Eine Sache noch. Oft sind eklatant narzisstische Eltern gleichzeitig unermüdliche Wohltäter der Menschheit: Sie laden die Nachbarn, deren Haus abgebrannt ist, zum Abendessen ein, nehmen streunende Tiere auf, erwerben durch ehrenamtlichen Einsatz ein hohes Ansehen innerhalb des Gemeinwesens und investieren viel Zeit in gemeinnützige Aktivitäten. Aber mit diesen guten Taten (und gute Taten sind es wirklich) geht das Bedürfnis einer zu prahlen. Narzissten sind keine selbstlosen, bescheidenen Menschen, die nie ein Wort darüber verlieren würden, dass sie zur Mutter beziehungsweise zum Vater des Jahres gewählt wurden oder dass sie 20000 Euro für einen Anbau an der Schule ihres Sohnes gespendet haben. Darum wird der positive Eindruck, den sie durch ihre guten Taten hinterlassen, oft durch Angeberei und das Bedürfnis nach Anerkennung getrübt, was eher abstoßend ist. Kinder haben ein Gespür dafür und nehmen sich oft vor, anders zu sein, sodass sie sich paradoxerweise am Ende die wohltätige Seite der Eltern zu eigen machen, aber die Sucht nach Anerkennung ablehnen und stattdessen versuchen, bescheiden und selbstlos zu wirken.

Ichbezogene, egozentrische Menschen sprechen viel von sich selbst und lenken das Gespräch immer wieder auf *ihre* Probleme und *ihre* Leistungen. Sie kennen ja den alten Witz: *Aber jetzt genug von mir. Wie finden* Sie *mich eigentlich?* Natürlich sind sich solche Menschen ihrer Ichbezogenheit nicht bewusst und würden sie vehement bestreiten, auch wenn sie von der gesamten Menschheit zum Narzissten des Jahres gewählt würden. Das heißt, wenn Sie sich selbst für egoistisch halten, sind Sie es wahrscheinlich nicht!

Manifest wider die Selbstlosigkeit

Gebote
- Verhalten Sie sich so, dass dadurch Selbstfürsorge und hohe Selbstachtung zum Ausdruck kommen.
- Versuchen Sie, »ungezogen« zu sein, um zu sehen, was passiert.
- Legen Sie die Gewohnheit ab, auf Ihre Kosten für andere da zu sein.

- Achten Sie darauf, dass Sie absolut rationale Überzeugungen in Bezug auf Egoismus haben.
- Achten Sie auf Menschen, die wirklich egoistisch sind, und erkennen Sie den Unterschied zwischen diesen Personen und Ihnen.
- Hören Sie auf, Lob von anderen zu erwarten, und geben Sie sich selbst Anerkennung.
- Definieren Sie selbst, was einen guten Menschen aus Ihnen macht, anstatt auf die Meinung anderer zu hören.
- Übernehmen Sie die Verantwortung für Ihre eigene Zufriedenheit, und überlassen Sie anderen Menschen die Verantwortung für ihre.
- Lassen Sie Ihre spontanen Stimmungen und Gefühle zu, und versuchen Sie nicht, fröhlich und optimistisch zu erscheinen, wenn Sie es nicht sind.
- Konzentrieren Sie sich mehr darauf, sich selbst zu akzeptieren, als nach der Anerkennung anderer Menschen zu streben.
- Experimentieren Sie damit, Nein zu sagen.
- Erlauben Sie sich, im Rahmen Ihrer Selbstfürsorge die Gefühle anderer Menschen zu verletzen.
- Widersprechen Sie Menschen, die Sie egoistisch nennen, oder ignorieren Sie sie.

Verbote
- Versuchen Sie nicht, es allen recht zu machen, nur um nicht als egoistisch zu gelten.
- Lassen Sie nicht zu, dass andere Menschen definieren,

was Sie zu einem guten, freundlichen und selbstlosen Menschen macht.
- Verwehren Sie sich nicht Auszeiten, weil Sie glauben, ständig produktiv und nützlich sein zu müssen.
- Reden Sie sich nicht ein, dass Sie Ihre Zuneigung zu anderen Menschen nur zeigen können, indem Sie ihre Probleme lösen oder ihnen helfen.
- Suchen Sie nicht die Gesellschaft wirklich egoistischer, narzisstischer Menschen.
- Verzichten Sie nicht auf Selbstfürsorge, weil Sie das Gefühl haben, egoistisch zu sein, wenn Sie sich selbst etwas Gutes tun.
- Verwechseln Sie Egoismus nicht mit wirkungsvoller Selbstfürsorge.
- Machen Sie sich nicht so viele Gedanken darüber, was andere von Ihnen halten.
- Lassen Sie nicht zu, dass andere Ihnen die Schuld an ihren Problemen geben.
- Haben Sie keine Angst davor, ein vollkommen egoistischer Mensch zu werden, denn das wird nie passieren.

Da Sie jetzt über die Gebote und Verbote im Hinblick auf Egoismus im Bilde sind, ist es an der Zeit, alles, was Sie gelernt haben, zusammenzuführen. Atmen Sie ein paar Mal tief durch, und machen Sie sich keine Sorgen, wenn Ihnen noch nicht bis ins Detail klar ist, was Sie tun müssen, um Ihr Nettsein zu überwinden. Sie sind nicht über Nacht nett geworden, und Sie werden nicht ohne harte Arbeit, Geduld, Mitgefühl, Humor, Selbstreflexion und unangenehme Gefühle ins Gleichgewicht kommen. Und denken Sie daran – Sie müssen nicht aufhören, nett zu sein, sondern nur, eine durch und durch nette Frau zu sein!

> **Hausaufgabe**
> Tun Sie etwas Egoistisches – lehnen Sie eine unvernünftige Forderung ab, nehmen Sie sich Zeit für sich selbst, obwohl jemand anders Sie braucht, oder machen Sie sich selbst eine Freude, obwohl jemand anders deswegen unzufrieden ist.

Porträt einer netten Frau

Miriam heute
Miriam ist ein 58-jähriges Energiebündel, das aus einer politisch engagierten Familie stammt. Sie ist lesbisch, was aber kein Problem für sie darstellt. Sie kam zur Therapie, weil sie Schlafstörungen hatte und fast zu erschöpft war, um ihren zahlreichen ehrenamtlichen Aktivitäten nachzugehen. Unter anderem ist sie aktives Mitglied einer Organisation, die Frauen in Bezug auf Familienplanung berät, und sitzt im Vorstand zweier weiterer gemeinnütziger Organisationen. Sie ist Rechtsanwältin und berät so ziemlich jeden, der es braucht (ob Einzelpersonen oder Organisationen), kostenlos in

Rechtsfragen. Während unseres ersten Gesprächs, bei dem es darum ging, festzustellen, ob wir als Klientin und Therapeutin zusammenpassen würden, fragte sie mich unter anderem, welchen ehrenamtlichen Aktivitäten ich nachginge. Glücklicherweise gab es ein paar, von denen ich berichten konnte.

Ihre juristischen Fähigkeiten kann sie sehr gut für eine Gewerkschaft einsetzen, für die sie als eine der Hauptverhandlungsführerinnen tätig ist. Ihre Arbeit bedeutet ihr sehr viel, und sie bewertet jeden Tag danach, was sie für andere getan hat. Es überrascht kaum, dass sie nicht verstehen kann, warum nicht alle so viel tun wie sie und ihrem Gemeinwesen nicht wenigstens in bescheidenem Rahmen etwas zurückgeben. Wenn sie von ihrer Arbeit spricht, wirkt sie nie müde oder erweckt den Eindruck, sich ausgenutzt zu fühlen, und die Arbeit scheint ihr wirklich Kraft zu geben.

Ich habe ihr allerdings deutlich gemacht, dass sie in ihrem Leben nur eine einzige, langgezogene Note spielt. Sie hat Freunde, aber wenn sie mit ihnen zusammen ist, sprechen sie meist über Politik oder über den beklagenswerten Zustand der Welt. Einige Male war sie kurz davor, »ihre Unabhängigkeit aufzugeben« (wie sie es nennt), aber letztlich hat sie immer die Beziehungen beendet. Sie wirkt nicht einsam, scheint sich aber nach irgendetwas zu sehnen, das ihr fehlt, was in ihrem unstillbaren Appetit zum Ausdruck kommt. Miriam kann riesige Mengen Essen innerhalb kurzer Zeit vertilgen, wobei es sich meist um kohlenhydratreiche Lebensmittel handelt. Sie bezeichnet sich selbst als »Weltmeisterin der Fressattacke«. Als sie noch jünger war, blieb sie durch all ihre Aktivitäten und durch das Volleyballspielen schlank, aber innerhalb der letzten zehn Jahre hat sie jedes Jahr ein paar Kilo zugenommen. Sie behauptet, keine Zeit für Sport zu haben, obwohl sich direkt neben ihrem Büro ein Fitnessstudio befindet.

Wenn ich ihre Schlaflosigkeit anspreche, wird deutlich, dass es sie aufregt, ein Problem zu haben, das sie nicht mit Energie und Intelligenz lösen kann. Sie weigert sich, Schlaftabletten zu nehmen, hat aber vor kurzem eingewilligt, ein paar pflanzliche Mittel auszuprobieren. Sie gesteht widerwillig, dass die Schlaflosigkeit etwa zu dem Zeitpunkt begann, als ihr bewusst wurde, dass sie bald 60 wird. Sie sagt, dass sie sich nicht alt fühlt, aber befürchtet, während ihrer verbleibenden Lebenszeit nicht mehr alles erledigen zu können, was sie sich vorgenommen hat.

Miriam als Kind
Sie wurde von Eltern aufgezogen, die sich als Sozialisten sahen, und der Kampf gegen gesellschaftliche Ungerechtigkeit war die Mission der Familie. Während ihrer Kindheit hatten beide Eltern Vollzeitjobs

als Fabrikarbeiter und fanden dennoch Zeit, ehrenamtlich tätig zu werden. Ein Großteil des ehrenamtlichen Engagements wurde von der gesamten Familie in einer Suppenküche ausgeübt. Ihre Mutter backte sehr gern Kuchen und verteilte ihn an alle Nachbarn. Ihr Vater, ein begabter Vermittler, beschwichtigte bei Streitigkeiten in der Gemeinde.

Miriam kennt keine andere Lebensweise, da sie nie etwas anderes gesehen hat, während sie heranwuchs. Alle ihre Geschwister sind Aktivisten oder Rechtsanwälte. Die Freunde und Verwandten ihrer Eltern teilten ihre Wertvorstellungen. Sie wurde nach dem Prinzip erzogen, dass man teilen und geben, sich für weniger Privilegierte einsetzen und der Hüter seines Bruders sein muss. Ihre Eltern leben heute in einer Einrichtung für betreutes Wohnen, wo sie im Bewohnerrat mitarbeiten.

Miriam lernt, nicht mehr nett zu sein
Miriam hat viele Stärken, darunter ein großes Interesse, verborgene Zusammenhänge zu erkennen. Sie findet es faszinierend, dass ihre Schlaflosigkeit und Fressattacken ihr möglicherweise etwas über sie selbst sagen wollen, und das ist der Ausgangspunkt für die Betrachtung ihres dem Engagement für andere gewidmeten Lebens. Sie braucht lange, um tief verschüttete Gefühle wieder wahrzunehmen. Schließlich erinnert sie sich

an einen Tag, an dem ihre Familie eine Aktivität in der Gemeinde geplant hatte, sie aber nicht daran teilnehmen wollte, weil sie sich auf die Geburtstagsfeier einer Freundin gefreut hatte. Sie musste damals nicht nur die Einladung ausschlagen, sondern wurde auch noch vor den Geschwistern ausgescholten und als egoistisch bezeichnet. Im Lauf der Zeit fallen ihr noch mehr Gelegenheiten ein, bei denen sie oder ihre Geschwister protestierten, und diese Erinnerungen sind schmerzlich, weil sie zu begreifen beginnt, dass die vergrabenen Erinnerungen eine Art Giftmüll darstellen, der zum Fundament ihres Lebens geworden ist.

Der innere Druck, gute Taten zu vollbringen, hat Miriams Leben so sehr geprägt, dass alle anderen Aspekte ihres Ichs in den Hintergrund gedrängt wurden. Wir sprechen über Hobbys und Interessen, und sie nimmt sich vor, neue Freizeitaktivitäten für sich zu finden. Nach einer Weile beschließt sie, wieder zum Volleyball zurückzukehren und ihre neu entdeckte Reiselust auszuleben. Ihre erste Tour ist eine Gruppenreise mit Freunden nach China. Interessanterweise kommt sie zehn Kilo leichter zurück, schläft wie ein Baby und verkündet, dass sie beschlossen habe, Veganerin zu werden und »noch etwas Spaß zu haben, bevor ich sterbe«. Sie sieht nicht nur körperlich leichter aus, sondern strahlt auch eine neue Unbekümmertheit aus.

So geht es weiter

Im nächsten Kapitel geht es um folgende Themen:
- Welche Einstellungen und Fähigkeiten erforderlich sind, um weniger nett zu anderen und netter zu sich selbst zu sein
- Wie Sie mit negativen Reaktionen auf Ihre Verhaltensänderungen umgehen
- Wie Sie durch mehr Selbstfürsorge Ihre Beziehung zum Essen verbessern und Ihr Leben lang ein gesundes Wohlfühlgewicht beibehalten können

Schaut her! ICH stehe an erster Stelle! – Selbstfürsorge statt Fressorgien

Da Sie nun beinahe am Ende dieses Buchs angelangt sind, ist der Augenblick gekommen, um darüber zu sprechen, was Sie tun müssen, um an erster statt an letzter Stelle zu stehen. Vor Ihnen liegen zwei wichtige Aufgaben: positive Selbstfürsorgehaltungen und -gewohnheiten zu entwickeln, die zur Stärkung Ihres Selbstwertgefühls beitragen, *und* die Verbindung zwischen Stress und Essen zu unterbrechen. Jede dieser Aufgaben erfordert für sich allein schon enorm viel Geduld und Durchhaltevermögen. Um beides zu erreichen, müssen Sie all Ihre Intelligenz, Ihren Mut, Ihre Motivation, Energie und Entschlossenheit einsetzen. Sie wissen schon – dieselben Eigenschaften, die Sie normalerweise einsetzen, um so extrem nett und fürsorglich zu sein. Ist das nicht toll? Jetzt können Sie sie zu Ihrem eigenen Vorteil und zur Entfaltung Ihres Potenzials anwenden.

Denken Sie an all die Gelegenheiten, bei denen Sie sich für andere verausgabt haben und Ihr Nettsein geradezu märtyrerhafte Züge angenommen hat. Bei all den Herkulesaufgaben, die Sie bei der Arbeit, für Angehörige und Freunde und als ehrenamtliche Helferin übernommen haben, konnten Sie Ihre Fähigkeiten immer wieder unter Beweis stellen. Gerade Sie wissen, wie man einen Zeitplan aufstellt und Dinge erledigt, wie man nicht nachlässt, bis die gesetzten Ziele erreicht sind – jedenfalls wenn es um den Einsatz für andere geht. Jetzt dürfen Sie diese herausragenden Fähigkeiten einsetzen, um mit Nettsein und Übergewicht Schluss zu machen und sich selbst etwas zurückzugeben.

Vielleicht fällt es Ihnen leichter, an Ihren Erfolg zu glauben, wenn ich die einzelnen Fähigkeiten auflistet, die Sie brauchen, um sich selbst an die erste Stelle zu setzen. Wahrscheinlich ist Ihnen nicht bewusst, wie viele davon Sie schon besitzen und ständig anwenden. Und was Sie noch nicht können, werden Sie lernen. Schließlich sind Sie nicht ohne Anpassungsfähigkeit und Einfallsreichtum so weit im Leben gekommen. Jetzt ist es Zeit, etwas von dieser Findigkeit für sich selbst einzusetzen!

Denkanstoß

Sind Sie zuversichtlich, dass Sie es schaffen werden, Ihr Nettsein über Bord zu werfen und zu lernen, besser für sich selbst zu sorgen? Glauben Sie, dass es Ihnen gelingen wird, die Verbindung zwischen Nettsein, Stress und Essen zu unterbrechen?

Kann ich nicht einfach den Anonymen Nettholikern beitreten?

Selbst wenn es eine solche Gruppe gäbe (und das ist eigentlich keine schlechte Idee), müssten Sie sich die Fähigkeit aneignen, die Sie brauchen, um eine Identität aufzugeben, an die Sie sich jahrzehntelang geklammert haben – keine einfache Aufgabe. Hier und da eine Verhaltensweise zu ändern ist ein Kinderspiel im Vergleich zur Veränderung des eigenen Selbstverständnisses, des Selbstbildes, der Identität – der Art und Weise, wie Sie von Ihren Mitmenschen wahrgenommen werden wollen. Manche Frauen können gar nicht oft genug hören, wie nett Sie sind, während andere als intelligent, kreativ, sexy, schön, begabt, mutig, genial, vielseitig, altruistisch, erfolgreich, gut angepasst, jeder Situation gewachsen oder alles zusammen gesehen werden wollen.

Denkanstoß

Welches Bild von sich möchten Sie nach außen projizieren? Überrascht es Sie, wie Sie gesehen werden möchten? Inwiefern steht dieses Image Ihrem Ziel im Weg, sich selbst an die erste Stelle zu setzen?

Eine Frau zu werden, die sich selbst an die erste Stelle setzt, und emotionale Gesundheit zu erzielen sind in vielerlei Hinsicht zwei bemerkenswert ähnliche Prozesse. Der Hauptunterschied besteht darin, dass Sie besonders auf Ihre Schwäche, als nett wahrgenommen werden zu wollen, achten müssen. Das wird auf lange Sicht (möglicherweise für immer) ihre Standardeinstellung sein, was aber nicht bedeutet, dass Sie nicht jedes Mal, wenn Sie in den Nettmodus rutschen, ein anderes Programm wählen können. Aber kommen wir jetzt zur Sache und sehen uns an, was Sie tun müssen, um sich ganz nach vorne durchzukämpfen.

Reflektieren Sie Ihr eigenes Verhalten

Über sich selbst zu reflektieren bedeutet, sich selbst im Auge zu behalten, während man agiert. Es ist, als ob man im Alltag einen Spiegel hochhalten und seine eigenen Gedanken, Gefühle und Verhaltensweisen bewerten würde. Ein Beispiel: Nehmen wir an, als Sie endlich Zeit gefunden haben, Ihre Steuererklärung zu erledigen (die nächste Woche fällig ist), ruft Ihre Freundin (zum dritten Mal in dieser Woche) an und bittet Sie, auf ihre Dreijährige aufzupassen, damit sie losziehen kann, um die tollen Pumps von Manolo Blahnik zu kaufen, die sie im Schlussverkauf gesehen hat. Ein reflektierender Mensch denkt über seine Reaktion auf eine solche Bitte nach, bevor er antwortet. Ob Sie letztlich Ja oder Nein sagen, ist in diesem Zusammenhang nicht von Bedeutung. Es kommt nur darauf an, dass Sie ständig analysieren, was Sie denken, fühlen und tun, und nicht automatisch handeln.

Reflexion ist mit einer rund um die Uhr laufenden Videokamera vergleichbar, von der Sie in Echtzeit Informationen über sich selbst erhalten. Natürlich werden Sie im Eifer des Gefechts manchmal keine Gelegenheit haben, sich das Video anzusehen oder auch nur daran zu denken, dass eine Aufnahme erstellt wird. Aber sobald Sie dann eine Minute Zeit haben, spulen Sie das Band einfach zurück, sehen es sich an und denken darüber nach. Wenn Sie im oben genannten Beispiel die Bitte Ihrer Freundin abgelehnt hätten, würden Sie möglicherweise feststellen, dass Sie sich stolz, aber schuldig fühlen. Wenn Sie Ja gesagt hätten, würde Ihnen möglicherweise bewusst, dass Sie sich über sich selbst oder über Ihre Freundin ärgern und hoffen, dass sie Ihre Hilfe wenigstens zu schätzen weiß. Höchstwahrscheinlich würden Sie gemischte Gefühle bei sich wahrnehmen.

Reflexion erfordert ein zweigleisiges Vorgehen – auf der einen Seite das Tun, Denken und Fühlen, auf der anderen Seite die Beobachtung dieser Aktivitäten. Es dauert eine Weile, sich daran zu gewöhnen, aber nach einiger Zeit fühlt es sich nicht mehr so unnatürlich an. Ziel ist es, sich nicht so sehr im Detail zu verlieren, dass durch die Beobachtung und Analyse die alltäglichen Abläufe in Ihrem Leben gestört werden (Soll ich zuerst meinen rechten oder meinen linken Schuh anziehen? Soll ich zuerst an die Bäckereitheke oder zur Tiefkühlkost gehen?), sondern fließende Übergänge zwischen Handeln, Fühlen, Denken *und* der Reflexion über diese Prozesse zu finden. Ohne Reflexion bleibt die Tür zur Veränderung verschlossen. Wie können Sie Ihr Verhalten ändern, wenn Ihnen gar nicht bewusst ist, *was* Sie eigentlich tun? Wie können Sie Gefühle verändern, wenn Sie nicht wissen, um welche Gefühle es sich handelt? Durch Reflexion erhalten Sie das objektive Feedback,

Denkanstoß

Wie würden Sie sich selbst im Hinblick auf Ihre Reflexionsfähigkeit bewerten? Denken Sie daran: Es geht nicht darum zu urteilen, sondern darum, objektiv zu beobachten und zu analysieren.

das Sie brauchen, um Fortschritte, Stagnation und Rückfälle in den Standardmodus »nett« zu erkennen. Sie ist eine wesentliche Voraussetzung für den Veränderungsprozess.

Zeigen Sie Mitgefühl mit sich selbst

Ja, in diesem Buch war schon öfter von Mitgefühl die Rede, aber ich kann diesen Punkt nicht oft genug ansprechen. Nette Frauen sind soooo streng mit sich selbst. Sie fließen über vor Mitgefühl und Anteilnahme für andere Menschen (und Tiere), können diese Haltung sich selbst gegenüber aber leider oft nicht einnehmen. Wenn es je ein Ungleichgewicht in Ihnen gab, dann in diesem Bereich. Wenn jemand anders einen Fauxpas begeht, beeilen Sie sich, dem Betreffenden zu versichern, dass jeder Fehler macht und dass Sie ihn wegen seiner Fehler nicht weniger schätzen. Aber wenn *Ihnen* derselbe Fauxpas unterläuft, sind Sie sofort bereit, sich selbst ans Kreuz zu nageln oder vom Dach zu stürzen. Andere Menschen dürfen Dinge vermasseln – aber Sie niemals!

Sie messen in Bezug auf sich selbst und auf andere mit zweierlei Maß. Die Situation wäre nicht so verzerrt, wenn Sie nicht zu anderen, die Fehler gemacht haben, so verdammt nett wären und Mitgefühl und Vergebung zur Kunstform erheben würden. Glauben Sie, dass Mitgefühl anderen Menschen hilft? Wenn es gut genug für Ihnen nahestehende Menschen (oder Fremde) ist, weshalb ist es dann nicht gut genug für Sie? Ist es sinnvoll, mit einer solchen Doppelmoral zu leben?

Wenn Sie sich selbst an die erste Stelle setzen wollen, müssen Sie endlich dieselbe Art von Mitgefühl nach innen richten. Ich kann Sie schon ausrufen hören: *Oh, nein, mir gegenüber gnädig sein? Das könnte ich nie! Wie könnte ich so viel bewältigen, wenn ich nicht ständig über meinem Kopf mit der Peitsche knallen würde? Was würden die Leute denken?* Legen Sie die Peitsche weg, bevor Sie sich verletzen, und schwingen Sie sich stattdessen lieber zu etwas Mitgefühl auf. Sie wissen schon, wie sich das anhören könnte – ich tue mein Bestes, ich darf Fehler machen, immerhin habe ich es versucht, es ist in Ordnung, auch wenn ich Mist gebaut habe. Glauben Sie mir, Mitgefühl gegenüber sich selbst ist viel besser für Sie als Selbstbestrafung.

Es ist schon paradox, dass Sie für andere so viel Mitgefühl aufbringen, es aber bei sich selber anzuwenden vergessen. Das heißt, eigentlich ist es keine Frage des Vergessens, sondern des Verweigerns, denn Sie glauben, es nicht verdient zu haben. Denken Sie einmal darüber nach: Sie sind davon überzeugt, dass Strafe bei Ihnen besser funktioniert, obwohl Sie sich seit Jahrzehnten für Ihre Fehltritte (insbesondere für den Missbrauch des Essens und das Übergewicht) bestrafen und trotzdem immer noch Ess- und Gewichtsprobleme haben.

Geben Sie dem Mitgefühl eine Chance. Im Zweifelsfall können Sie immer noch zur Selbstgeißelung zurückkehren. Sie werden bestimmt nicht vergessen, wie das funktioniert. Aber Sie werden niemals lernen, sich an die erste Stelle zu setzen oder sich nicht mit Essen zu verkorksen, wenn es Ihnen nicht gelingt, nachsichtiger mit sich selbst zu sein.

Das ist genauso wichtig wie zu lernen, Signale wie Hunger und Sättigung wahrzunehmen. Außerdem werden Sie kaum glauben, wie gut es sich anfühlt, nett zu sich selbst zu sein, und Sie werden entsetzt (hoffentlich nicht zu entsetzt) darüber sein, dass Sie so lange zu allen anderen, nur nicht zu sich selbst, nett waren.

> **Denkanstoß**
>
> Neigen Sie dazu, gegenüber sich selbst unnachsichtig zu sein? Was befürchten Sie, könnte passieren, wenn Sie sich selbst das Mitgefühl schenken, das Sie normalerweise nur anderen geben?

Seien Sie neugierig auf Ihre Einstellungen und Verhaltensweisen, statt sie zu verurteilen

Neben Mitgefühl für sich selbst brauchen Sie auch eine gehörige Portion Neugier. Verstehen Sie, wie Selbstreflexion, Mitgefühl und Neugier ineinandergreifen und so die Selbsterkenntnis fördern und Ihre Energien in Richtung Veränderung lenken? Als nette Frau fragen Sie gern andere über deren Befinden aus. Ich habe es selbst erlebt. Sie sind eine tolle Problemlöserin und nutzen Ihre natürliche Wissbegierde, um Antworten – für andere – zu erhalten. Sie interessieren sich für das Innenleben anderer, damit Sie ihnen helfen können. Was ist mit Ihnen?

Wenn Sie neugierig sind, ist Ihr Verstand offen für neue

Lösungen. Neugier ist so nützlich für nette Frauen, weil man nicht gleichzeitig neugierig sein und verurteilen kann! Neugier öffnet ein Fenster, damit neue Gedanken zirkulieren können, während eine verurteilende Haltung Fenster schließt, Informationen außen vor lässt und zur Stagnation führt. Wenn Sie den Nachtisch verspeist haben, den Sie eigentlich für Ihre Gäste aufbewahren wollten, und deswegen in letzter Minute noch losrennen müssen, um neuen zu kaufen, ist es dann produktiver, a) sich selbst zu verdammen und zu erwägen, sich vor einen Lkw zu werfen, oder b) sich zu fragen, was Sie so gestresst hat, dass Sie etwas getan haben, das langfristig von Nachteil für Sie war? Okay, das war nicht allzu schwer, aber ich hoffe, es hat gezeigt, dass Neugier die Trumpfkarte ist.

Wenn Sie lernen wollen, sich selbst an die erste Stelle zu setzen und »normal« zu essen, müssen Sie herausfinden, was Sie (auch unbewusst) attraktiv daran finden, ungesund zu essen und sich an die letzte Stelle zu setzen. Sie müssen tief graben und dann noch tiefer graben, bis Sie alle Antworten gefunden haben. Wenn Ihnen das gelingt, lassen sich Ihre Probleme leichter lösen. Neugier auf sich selbst

Denkanstoß

Neigen Sie eher dazu, Urteile über sich zu fällen oder sich selbst mit Neugier zu begegnen? Welche Haltung ist für Verhaltens- und Einstellungsänderungen förderlicher?

fördert die Selbstreflexion, und kontinuierliche Reflexion schafft den Raum, in dem Sie sich fragen können, was Sie im Innersten motiviert.

Rücken Sie sich selbst in den Fokus

Ist Ihnen aufgefallen, wie oft bei dem, was Sie zu tun haben, das Wort »selbst« vorkommt? Das ist durchaus kein Zufall. Sich selbst in den Fokus zu rücken heißt nicht, dass man nicht auch andere wahrnehmen kann. Ein gesunder, ausgeglichener Mensch ist zu beidem in der Lage. Aber während all der Zeit, in der Sie für andere gesorgt haben, haben Sie sich selbst aus dem Blick verloren. Ich fordere Sie nicht auf, egozentrisch, narzisstisch oder arrogant zu sein und damit sämtliche Sympathien (auch meine) zu verspielen. Es geht mir nur darum, dass Sie anfangen müssen, Ihren eigenen Bedürfnissen und Wünschen viel mehr Aufmerksamkeit zu schenken.

Sich selbst in den Fokus zu rücken setzt wiederum Reflexion über das eigene Innenleben und Neugier auf die eigenen Wünsche voraus. Sich selbst in den Fokus zu rücken bedeutet, sich selbst gründlich zu erforschen und durch Wahrnehmen der eigenen Lust- und Unlustgefühle und aller Nuancen dazwischen so weit wie möglich zu verstehen. Sich selbst in den Fokus zu rücken bedeutet, sich beispielsweise mit folgenden Dingen zu konfrontieren:

- Ich weiß, dass ich meinen Vater/Ehemann/Sohn/Nächsten lieben soll, aber ich schaffe es oft nicht.
- Ich bin erschöpft, obwohl ich heute noch nicht viel getan habe.
- Ich hasse Salat, und doch esse ich jeden Mittag einen Salatteller.
- Ich stecke in dem Dilemma, dass mir mein Job nicht gefällt, ich aber bis zur Rente die Sicherheit, die er mir bietet, nicht aufgeben möchte.
- Ich habe Angst davor, eine Bindung einzugehen, fühle mich aber manchmal schrecklich einsam.
- Ich werde nicht jünger, und es gibt so vieles, das ich bereue.
- Es ist Zeit, meine alten Träume loszulassen, die ich niemals werde realisieren können.
- Ich habe Angst davor, zu versagen, nicht gemocht zu werden und vor so vielen anderen Dingen.
- Ich bin depressiv, und zwar seit Jahrzehnten.
- Ich hatte eine traumatische Kindheit, die ich nie wirklich verarbeitet habe.
- Die meisten meiner Freunde mögen mich, weil ich so viel für sie tue.
- Mein Leben ist außer Kontrolle geraten.
- Ich würde gerne Risiken eingehen, befürchte aber, Fehler zu machen oder zu scheitern.
- Ich möchte mich scheiden lassen.
- Ich mag mich selbst nicht besonders.
- Ich würde mich gern verändern, weiß aber nicht, wie.
- Mein Leben ist ein Fiasko.

Ich habe nicht behauptet, dass es ein Spaziergang ist, sich selbst in den Fokus zu rücken. Das heißt, manchmal ist es einer und manchmal nicht. Es geht einfach darum, die Dinge, die uns widerfahren, zu analysieren und einen Weg zu finden, damit umzugehen. Wenn Sie eine tolle Eigenschaft an sich entdecken, feiern Sie dies. (Aber nicht mit Essen!) Wenn Sie etwas weniger Schmeichelhaftes finden, grübeln Sie nicht endlos darüber nach und machen Sie sich nicht selbst nieder, sondern ändern Sie etwas daran. Sich selbst in den Fokus zu rücken bedeutet, einen neuen Weg zu sich selbst zu finden, was nur möglich ist, wenn Sie Ihren Perfektionsanspruch aufgeben und Kompromisse eingehen. Ein Teil der Arbeit besteht darin, authentische Gefühle, durch Verleugnung und magisches Denken verdeckte Träume und Sehnsüchte sowie jede noch so geringe Hoffnung auf eine bessere Zukunft in sich zu erkennen. Was Sie entdecken werden, wird Sie manchmal ängstigen, aber oft auch begeistern.

Denkanstoß

Wie oft halten Sie inne und konzentrieren sich auf Ihre Sehnsüchte und Wünsche? Bereitet es Ihnen Unbehagen, sich selbst in den Fokus zu rücken? Weshalb?

Lernen Sie, sich zu vertrauen

Wir lernen, uns zu vertrauen, indem wir uns vertrauen. Das ist keine Pseudo-Weisheit. Ich will damit einfach nur sagen, dass Vertrauen aus der Erfahrung erwächst. Sie lernen aus allem, was Sie tun (oder nicht tun). Ob Sie es richtig oder falsch gemacht haben, ist egal, denn was immer geschehen ist, erweitert die Chronik dessen, was Sie über sich selbst und das Leben wissen. Natürlich müssen Sie sich auf Ihre inneren Vorgänge konzentrieren und über Ihr Verhalten nachdenken, um Erkenntnisse und Selbstvertrauen zu gewinnen. Sie können Ihr Radar nicht nur ab und zu einschalten, wenn Ihnen gerade der Sinn danach steht. Wie die erwähnte Videokamera muss es rund um die Uhr aktiviert sein. Wenn Sie mit Ihren Gefühlen (einschließlich Ihrer Sehnsüchte, Ängste und Reaktionen) in Verbindung bleiben, wissen Sie genau, wo Sie in bestimmten Situationen und Beziehungen stehen. Sie sind wie ein Computer, der ständig neue Informationen in vorhandene Software integriert, um auf dem neuesten Stand zu bleiben. Vertrauen resultiert aus fundierten Informationen (was wiederum Offenheit für neue Informationen – von innen oder von außen – voraussetzt), nicht aus einer Vogel-Strauß-Politik und sicherlich nicht aus Selbstheilungsversuchen mit Hilfe von Essen.

Vertrauen entsteht in erster Linie aus der Analyse von Handlungen und ihren Konsequenzen. Sie können nicht ständig andere Menschen fragen, ob Sie etwas gut gemacht oder sich richtig verhalten haben, und erwarten, dadurch

Vertrauen in sich selbst zu entwickeln. Wenn Klienten mich nach meiner Meinung fragen, erkläre ich ihnen oft, dass ich meine Persönlichkeit entwickle, indem ich Dinge analysiere, und dass sie ihre Persönlichkeit entwickeln, indem sie sich selbst analysieren. Nette Frauen sind oft sehr, sehr unsicher. Trifft das auch auf Sie zu? Da Sie dazu neigen, an Ihrem eigenen Urteil zu zweifeln, fragen Sie andere Menschen (die nicht genügend psychologische Kenntnisse besitzen, um die Frage an Sie zurückzugeben) nach ihrer Meinung, wodurch Sie bezüglich Ihrer eigenen Ansichten noch mehr verunsichert werden. Und so geht es weiter, bis Sie nicht mehr wissen, wo hinten und wo vorne ist.

Um Vertrauen in sich selbst zu entwickeln, müssen Sie eine Zeitlang aufhören, Menschen nach ihrer Meinung über Ihr Verhalten und Ihre Äußerungen zu fragen. Dass Sie eine Pause einlegen, heißt nicht, dass Sie nicht nach einer Weile wieder damit anfangen und die Meinungen anderer gegen Ihre eigene abwägen können. Aber Sie müssen auch lernen, Ihren eigenen Verstand zu nutzen, um zu erfahren, dass Sie Ihr Handeln selbst bewerten können. Manchmal werden Sie erfreut feststellen, dass Sie Dinge ganz gut im Griff haben, während Sie bei anderen Gelegenheiten von sich enttäuscht sein werden. In beiden Fällen können Sie etwas daraus lernen, und das kann Ihnen niemand mehr wegnehmen.

> **Denkanstoß**
>
> Verlassen Sie sich auf Ihr eigenes Urteil, wenn es darum geht, Ihr Verhalten zu bewerten, oder suchen Sie oft Bestätigung bei anderen? Wie sehr leiden Sie unter fehlendem Selbstvertrauen? Inwiefern tragen Selbstzweifel und Zweifel am eigenen Urteilsvermögen zu Ihrem übertriebenen Nettsein bei?

Gehen Sie Risiken ein

Es wird Sie wahrscheinlich nicht überraschen, dass nette Frauen ungern Risiken eingehen. Sie ziehen es vor, auf Nummer sicher zu gehen, das Leben ordentlich und überschaubar und unter Kontrolle zu halten. Sie fühlen sich oft zu Menschen (Freunden, Liebhabern, Ehepartnern) hingezogen, die das Gegenteil sind, die sich nicht viele Gedanken über Konsequenzen oder über die Meinung anderer Leute machen. Ein Teil von ihnen möchte mehr Risiken eingehen, während es den anderen Teil bei dem Gedanken, sich in eine derart prekäre Lage zu begeben, schaudert. Ich möchte Ihnen natürlich nicht nahelegen, Ihre gesamten Ersparnisse abzuheben und in Las Vegas in einen Spielautomaten zu schütten oder Bungeejumping zu Ihrem neuen Hobby zu erklären. Ich möchte Ihnen nur empfehlen, ein bisschen lockerer zu werden. Vielleicht machen Sie sich so viele Gedanken über mögliche Konsequenzen Ihres Handelns und über die Meinung anderer, dass Sie bei der Vorstellung, Ihre Rolle als nette Frau aufzugeben, wie gelähmt sind.

Um diese Geisteshaltung zu überwinden, müssen Sie anfangen, winzige Risiken einzugehen. Wenn das nächste Mal jemand unhöflich zu Ihnen ist, lächeln Sie nicht. Sie müssen ihm nicht gleich die Ohren abreißen, aber Sie sollten auch nicht reagieren, als ob er Ihnen einen Gefallen getan hat. Weigern Sie sich, etwas zu tun, das Sie bisher immer getan haben – Kaffee zu machen, Wäsche zu waschen, mit dem Hund spazieren zu gehen, die Spielsachen der Kinder aufzuräumen, Ihre Teenager auf den letzten Drücker irgendwohin zu fahren, obwohl Sie eigentlich andere Pläne hatten, Überstunden zu machen, jemanden im Auto mitzunehmen, obwohl Sie dafür einen großen Umweg machen müssen, ein Treffen zu planen, den in der Familie beliebten, aber äußerst aufwendigen Kuchen zu backen, sich die Klagen eines anderen anzuhören, das Haus von oben bis unten zu putzen, bevor Besuch kommt, oder für jemanden, den Sie nicht mögen, ein teures Geschenk zu kaufen. Die Liste ließe sich endlos fortsetzen. Es gibt so viele Dinge, die zu tun Sie sich weigern können, um sich selbst an die erste Stelle zu setzen.

Ich verstehe, dass es Ihnen Angst macht, Risiken einzugehen. Fangen Sie mit kleinen an, aber denken Sie auch über größere nach. Vielleicht sind Sie seit Jahrzehnten mit Ihrer Ehe unzufrieden. Es ist in Ordnung, darüber nachzudenken, die Gefühle Ihres Ehepartners zu verletzen und Ihre Kinder zu enttäuschen, einen Eheberater aufzusuchen oder eine Trennung zu erwägen. Vielleicht hassen Sie Ihren Job oder Ihren Beruf und haben die Hoffnung aufgegeben, jemals eine befriedigende Arbeit zu finden. Fangen Sie einfach an, sich auszumalen, womit Sie Ihren Lebensunterhalt verdienen *könnten*. Vielleicht wünschen Sie sich schon lange, woanders zu wohnen. Sie müssen ja nicht gleich die Haushaltsauflösung planen. Tagträumen Sie einfach. Verstehen Sie, was ich meine? Gehen Sie das Risiko in Gedanken ein, wo es keine realen Konsequenzen gibt, bis Sie bereit sind, die Dinge in die Tat umzusetzen.

> **Denkanstoß**
>
> Haben Sie Angst davor, Risiken einzugehen, weil Sie Fehler machen, scheitern, sich irren könnten? Inwiefern trägt das dazu bei, eine nette Frau zu bleiben?

Finden Sie ein Gleichgewicht

Das Leben ist nie vollkommen im Gleichgewicht. Vielleicht für eine Nanosekunde, aber nicht viel länger. Irgendetwas passiert immer, das uns wieder aus dem Gleichgewicht bringt, aber das macht nichts. Weil das Leben nicht statisch ist, ist es unsere Aufgabe, uns den Bewegungen, die es uns vorgibt, anzupassen. Wenn es uns ein wenig nach rechts trägt, müssen wir das durch eine kleine Gegenbewegung nach links ausgleichen – und umgekehrt. Es geht darum, nicht starr in der Mitte oder an einem der Extrempunkte zu verharren. Ein gesundes Leben hat viel mit einem Pendel gemeinsam. Wenn ein Pendel heftig angestoßen wird, schlägt es voll aus und durchläuft seine gesamte Bahn. Wird es sanft angestoßen, durchläuft es die Mitte in kleinen Bögen.

Stellen Sie sich vor, dass Sie sich selbst wie ein Pendel regulieren. An einem Tag fühlen Sie sich wie eine Schnecke, stehen morgens gar nicht erst auf und lesen einen Krimi nach dem anderen, während Sie am nächsten Tag von Sonnenaufgang bis Sonnenuntergang aktiv sind und abends angenehm erschöpft ins Bett fallen. Wenn Sie extreme Gegensätze nicht mögen, halten Sie den Ausschlag des Pendels kleiner, indem Sie jeden Tag einen Ausgleich zwischen Aktivitäten und Ruhezeiten schaffen. Lassen Sie sich in der Mitte ruhen, und schubsen Sie sich dann in die eine Richtung, indem Sie sich beispielsweise zweimal pro Woche mit Freunden zum Abendessen in einem Restaurant treffen, dann wieder in die andere, indem Sie zwei Abende hintereinander zu Hause bleiben.

Der Ausgleich muss nicht wöchentlich oder gar täglich stattfinden. Zu manchen Zeiten ist man einfach aktiver als zu anderen. Sie sollten danach streben, von innen heraus Harmonie mit sich selbst und Ihrer Umgebung zu erleben, das heißt, ein Gefühl der Befriedigung und des Gleichgewichts zu erreichen, das darauf beruht, dass Sie Ihr Leben in Phasen des Zusammenseins mit anderen (und der Fürsorge für andere) und Phasen der Beschäftigung mit sich selbst (und der Selbstfürsorge) einteilen. Um die Nuancen des Gleichgewichts zu finden, müssen Sie sich selbst in den Fokus rücken und über Ihr Leben reflektieren. Sie müssen sich selbst ermutigen, Risiken einzugehen, und Mitgefühl mit sich haben, wenn Sie zu viel oder zu wenig tun. Ist es nicht großartig, dass Sie durch das Erlernen einer Fähigkeit die Chance erhalten, an allen anderen zu arbeiten?

> **Denkanstoß**
>
> Wie leicht fällt es Ihnen, ein Gleichgewicht in Ihrem Leben zu finden? Was bringt Sie aus dem Gleichgewicht? Was müssen Sie tun, um ausgeglichener zu sein?

Lassen Sie sich auf unangenehme Gefühle ein

Paradoxerweise ist genau das, was eine unabdingbare Voraussetzung für Veränderungen darstellt, das Schwierigste an der Veränderung: das Zulassen unangenehmer Gefühle. Wenn Sie dazu nicht bereit sind (sich nicht wenigstens auf einen Versuch einlassen wollen), können Sie dieses Buch ebenso gut weglegen. Ich empfehle Ihnen, über Ihre Fähigkeit, schmerzliche Emotionen zu ertragen, nachzudenken, und anschließend entweder selbst an der Stärkung dieser Fähigkeit zu arbeiten oder therapeutische Hilfe in Anspruch zu nehmen. Wenn es in Ihrem Leben traumatische Erfahrungen gegeben hat, würde ich an Ihrer Stelle auf jeden Fall den therapeutischen Weg gehen. Wenn Sie kein Trauma erlebt haben, könnte es Ihnen gelingen, sich aus eigener Kraft weiterzuentwickeln und zunehmend intensivere unangenehme Gefühle aushalten zu lernen.

Um uns zu verändern, brauchen wir Bewusstheit und Unbehagen. Leider neigen wir dazu, Gefühle auszublenden, wenn sie zu stark werden. Oft nehmen wir dazu das Essen zu Hilfe. Es leuchtet Ihnen sicher ein, dass Sie sich die Möglichkeit eröffnen, Ihre Gefühle wahrzunehmen, wenn Sie darauf verzichten, aus emotionalen Gründen zu essen, und auch keine anderen Ablenkungsmanöver zulassen. Um emotionale Gesundheit zu erzielen (dazu gehört auch, zu wissen, wann Nettsein angebracht ist und wann nicht), müssen Sie sich Ihrer Gefühle bewusst sein. Das ist keine freiwillige Zusatzaufgabe, sondern ein Muss. Es wird Ihnen nicht über Nacht gelingen, aber mit Reflexion, Selbstwahrnehmung, Neugier und Mitgefühl mit sich selbst ist es im Lauf der Zeit sicherlich zu schaffen. Wenn Sie auf Ihre Fähigkeit vertrauen, sich selbst zu erkennen, entwickeln Sie Selbstvertrauen und sind mehr im Gleichgewicht. Es passt alles so, nun, irgendwie nett zusammen, nicht wahr?

Denkanstoß

Wie leicht fällt es Ihnen, unangenehme oder schmerzliche Gefühle zuzulassen? Welcher Zusammenhang besteht zwischen dieser Fähigkeit (oder Unfähigkeit) und Ihrem übertriebenen Nettsein sowie Ihren Ess- und Gewichtsproblemen?

Wenn ich weniger nett bin, ist dann auch insgesamt weniger von mir da?

Falls Ihre Frage darauf abzielt, ob ich Ihnen einen Abnehmplan anbiete, so ist die Antwort ein klares Nein. Übergewicht ist viel zu kompliziert, als dass Sie es in den Griff bekommen könnten, indem Sie die Hälfte Ihrer ehrenamtlichen Aktivitäten streichen und Ihren Mann anweisen, seine schmutzigen Socken selbst zur Wäsche zu geben. Das Körpergewicht wird durch eine Kombination aus mehreren Faktoren – Veranlagung, Lebensweise, Sozialisation, Stoffwechsel, Gewohnheiten und Ernährung – beeinflusst. Allerdings würde ich so weit gehen, Folgendes zu sagen: Wenn Sie es irgendwann schaffen, *automatisch* weniger nett zu sein, sorgen Sie besser für sich selbst, wodurch Ihr Stresspegel gesenkt wird und Ihre Neigung, Stressbewältigung mithilfe von Essen zu betreiben, zurückgeht. Wenn alle anderen Faktoren gleich bleiben, kann man mit einiger Sicherheit davon ausgehen, dass Sie abnehmen werden, wenn Sie die Zahl der hemmungslosen Fressanfälle reduzieren. Aber eine Garantie gibt es nicht.

Vor Ihnen liegen zwei wichtige Aufgaben: (1) durch Nettsein verursachten Stress zu reduzieren und (2) auftretenden Stress nicht mit Essen zu bekämpfen. Sie müssen andere Strategien zur Bewältigung von Aufregung, Überlastung, Enttäuschung, Gewissenskonflikten, Verletzungen und Ängsten entwickeln, wenn Sie vorhaben, dem Essen den richtigen Stellenwert – als Energie- und Lustspender – zuzuordnen. Wenn Sie ernsthaft abnehmen und, was noch wichtiger ist, nicht wieder zunehmen wollen, brauchen Sie ein Repertoire an bewährten Techniken und Gewohnheiten, die Ihnen helfen, mit Gefühlen umzugehen und wirkungsvoll auf die Höhen und Tiefen des Lebens zu reagieren. Ohne sie werden Sie auf holprigen Wegstrecken immer wieder zum Essen greifen – selbst wenn es Ihnen gelingen sollte, Ihr Nettsein auf ein akzeptables Maß zu reduzieren.

Bei der Entwicklung von Selbstfürsorgestrategien ist ein individueller Ansatz erforderlich. Man muss Dinge ausprobieren und herausfinden, was für einen selbst funktioniert. Ich lese beispielsweise gerne, aber wenn ich sehr nervös bin, lullt mich das Fernsehen besser ein, als es jedes Buch könnte. Ich treibe regelmäßig Sport, aber das ist keine Aktivität, auf die ich zurückgreifen würde, wenn ich mich über etwas aufrege. Im Allgemeinen bearbeite ich meine Probleme, indem ich meine Gefühle uneingeschränkt zulasse und mit Menschen, denen ich vertraue, darüber spreche. Und wenn ich nicht weiterkomme und mein Leben nicht in die Richtung lenken kann, die ich mir wünsche, habe ich keine Hemmungen, wieder therapeutische Hilfe in Anspruch zu nehmen. Das sind *meine* Strategien, die (meistens) bei mir funktionieren, aber sie müssen nicht auch für Sie funktionieren.

Eine gute Möglichkeit, herauszufinden, welche Art der Selbstfürsorge Sie brauchen, besteht darin, sich zunächst einmal zu fragen, ob Sie allein oder mit jemandem zusammen sein wollen. Manchmal ist eine schnelle Tasse Kaffee und ein vertrauliches Gespräch mit einer Freundin genau das Richtige. Zu anderen Zeiten würde Sie das von den Gefühlen ablenken, die Sie sich bewusst zu machen versuchen. Eine andere Methode besteht darin, zu entscheiden, ob Sie sich beruhigen müssen, weil Sie gerade wie ein aufgescheuchtes Huhn durch die Gegend rennen, oder eine Energiespritze brauchen könnten, weil Sie im Begriff sind, in Apathie und Trübsal zu versinken. In diesen Fällen würde Selbstfürsorge jeweils ganz unterschiedlich aussehen. Sie können sich nicht einfach nach Belieben für eine Strategie entscheiden und erwarten, dass sie immer funktioniert. Sie muss Ihren Bedürfnissen und Ihrer jeweiligen Stimmungslage entsprechen. Wenn Ihnen nach Weinen zumute ist, würden Sie durch das Ansehen einer Comedy-Sendung im Fernsehen das Unvermeidliche nur hinausschieben. Aber wenn Sie sich schon seit Tagen die Augen ausheulen, kann Ihnen etwas Heiterkeit vielleicht helfen, Ihr Stimmungstief zu überwinden.

Wenn Sie dafür sorgen, dass Essen die *letzte* Aktivität ist, der Sie sich bei Stress oder unangenehmen Gefühlen zuwenden, stehen Ihre Chancen gut, Ihre Beziehung zum Essen zu verbessern. Natürlich isst jeder irgendwann einmal aus emotionalen Gründen, also seien Sie bitte etwas nachsichtig mit sich. Aber Sie sollten genug Wege zur Stressbewältigung entwickeln, um nicht jedes Mal, wenn in Ihrem Leben etwas schiefläuft, schnurstracks zum Kühlschrank zu eilen. Wirkungsvolle Selbstfürsorge findet nur dann statt, wenn Sie einen Plan haben, der wirkungsvolle Möglichkeiten beinhaltet, und sich gewissenhaft an ihn halten.

Wie gesagt, ist eine verbesserte Selbstfürsorge eine der wichtigsten Aufgaben, die vor Ihnen liegen. Die zweite wichtige Aufgabe besteht darin, nicht zum Essen Zuflucht zu nehmen, sobald Sie gestresst sind oder unangenehme Gefühle haben. Durch Optimierung Ihrer Selbstfürsorgetechniken verringern Sie Ihren Stress, aber Sie müssen dennoch weiter an der Überwindung Ihrer Essprobleme arbeiten, wenn Sie ein zufriedenes, gesundes Leben führen wollen. Meine erste Empfehlung lautet: Hören Sie auf, Diät zu halten und sich zwanghaft mit Ihrem Gewicht zu beschäftigen, und lernen Sie stattdessen, »normal« zu essen.

Kurz gesagt: Sie müssen nicht nur lernen, Ihre Gefühle ohne Zuhilfenahme von Essen zu bewältigen, sondern auch, nur zu essen, wenn Sie hungrig sind, sättigende Nahrungsmittel auszuwählen, bewusst und genussvoll zu essen und aufzuhören, sobald Sie satt oder zufrieden sind. Das mag jemandem, der schon sein Leben lang mit Essen kämpft, möglicherweise zu viel verlangt erscheinen. Diäten sind keine langfristige Antwort. Die meisten Menschen, die Diäten einhalten, um abzunehmen, nehmen anschließend wieder zu – oft sogar mehr, als sie zuvor abgenommen haben. Außerdem wird Ihr Körper durch Diäten darauf trainiert, Kalorien zu speichern und Gewichtsverluste durch Essanfälle auszugleichen. Der einzige Weg aus dem Teufelskreis der Diäten und Fressanfälle besteht darin, zu lernen, die Nahrungsaufnahme mithilfe des Appetits zu regulieren. Der Prozess ist innerhalb eines Zeitraums von vielen Monaten bis einigen Jahren erlernbar. Es ist keine schnelle Lösung, funktioniert aber auf jeden Fall. Der nicht auf Diäten basierende Ansatz bezüglich des Abnehmens ist seit Ende der 1970er Jahre bekannt. Dabei handelt es sich um einen langsamen, aber stetigen Prozess, der Sie in Richtung auf

Ihr Ziel, ein gesundes Wohlfühlgewicht zu erreichen und lebenslang beizubehalten, voranbringt.

Ich habe vor einigen Jahrzehnten selbst gelernt, »normal« zu essen, und praktiziere es seitdem. Ich bin nicht perfekt darin, kann aber mit Stolz sagen, dass ich nicht mehr aus emotionalen Gründen esse. Mein Gewicht ist stabil, und ich beschäftige mich nicht zwanghaft mit Essen. Aber der größte Bonus besteht darin, dass ich mich auf dem Weg zur Gesundheit und Zufriedenheit jetzt von meinen Gefühlen leiten lassen kann.

> ### Denkanstoß
> Wie sehen Ihre Ziele in Bezug auf das Essen aus? (Bitte beachten Sie, dass ich nicht nach Ihren Zielen bezüglich Ihres Gewichts gefragt habe!) Was haben Sie bisher unternommen, um diese Ziele zu erreichen? Was sind Sie zu tun bereit, um »normal« essen zu lernen?

Werde ich noch gemocht, wenn ich mich selbst an die erste Stelle setze?

Ich verstehe Ihre Frage, aber sie ist immer noch typisch für das Denken netter Frauen. Es geht nicht darum, dass andere Sie mögen, sondern dass Sie sich mögen. Die Erfahrung zeigt, dass wahre Vertraute und Menschen, die das Beste für Sie wollen, hocherfreut sein werden, wenn Sie endlich Ihren rechtmäßigen Platz in der Welt einnehmen. Sie haben schon die ganze Zeit gehofft, dass es Ihnen gelingen wird, und Sie dazu gedrängt, mehr für sich selbst zu tun. Was die andere Sorte Menschen angeht – nun, einige werden schockiert sein und nicht wissen, wie sie mit Ihrem neu entdeckten Selbstvertrauen und Stolz umgehen sollen. Wenn sie den ersten Schock überwunden haben, werden sie hoffentlich erkennen, dass Ihre Veränderungen nicht nur für Sie selbst, sondern auch für andere von Vorteil sind. Manche Menschen sind so sehr auf sich selbst konzentriert, dass sie gar keine Veränderungen bei Ihnen bemerken werden. Es gibt da draußen wirklich Menschen, die im Gegensatz zu Ihnen kaum auf das achten, was andere tun und denken, niemanden verurteilen und sich in ihrer eigenen Welt wohler als beim Blick in Ihre Welt fühlen.

Dann gibt es da noch Menschen, deren Leben sich dramatisch verändern wird, wenn Sie sich das nehmen, was Ihnen zusteht, und Ihre eigenen Bedürfnisse zum Ausdruck bringen. Viele dieser Menschen werden unglücklich, verängstigt oder wütend darüber sein, dass Sie Ihre eigene Stimme gefunden haben. Manche werden Ihnen (immer wieder) sagen, was sie von Ihrem Egoismus halten. Sie werden gekränkt und enttäuscht sein, die Opfer spielen, um Sie dazu zu bewegen, sich wieder um sie zu kümmern, sich aufblasen und noch höhere Ansprüche an Sie stellen und alles versuchen, um Sie in Ihre Schranken zu weisen.

Muss ich Sie darauf hinweisen, dass diese Menschen nicht an Ihrem Wohlergehen interessiert sind? Verbringen Sie nach Möglichkeit nicht mehr viel Zeit mit ihnen, oder

Werde ich noch gemocht, wenn ich mich selbst an erste Stelle setze?

halten Sie sich (für den Augenblick) ganz von ihnen fern. Manche von ihnen werden nach einiger Zeit widerwillig Ihr neues Ich akzeptieren. Aber einigen wird das nie gelingen. Tun Sie ihnen gegenüber Ihre Pflicht, aber nicht mehr. Es ist mir egal, in welcher Beziehung Sie zu ihnen stehen. Wenn Sie sich in ihrer Nähe aufhalten müssen, seien Sie darauf gefasst, dass sie Ihre Grenzen austesten werden, und seien Sie bereit, standhaft zu bleiben. Üben Sie vorher, was Sie ihnen sagen werden, und gönnen Sie sich, nachdem Sie Ihre Pflichten erledigt haben, etwas Schönes. Sie haben es sich verdient!

> ### Denkanstoß
>
> Erstellen Sie eine Liste der Menschen, die bei Ihrem Unterfangen, sich selbst an die erste Stelle zu setzen, Ihre Verbündeten sein werden, derjenigen, die es gar nicht bemerken oder sich nicht darum scheren werden, und derjenigen, die Ihnen nach Kräften Steine in den Weg legen werden. Was gedenken Sie zu tun, um die Unterstützung Ihrer Verbündeten zu erhalten, um diejenigen, die eine eher neutrale Haltung einnehmen, auf Ihre Seite zu ziehen und um Ihre erbitterten Gegner zu entmachten?

Ich hoffe, dass Sie das alles genauso spannend finden wie ich! Natürlich haben Sie Angst und fühlen sich vielleicht ein bisschen überfordert. Sie wissen nicht, ob es Ihnen gelingen wird, die gewünschten Veränderungen in die Tat umzusetzen. Aber stellen Sie sich nur vor, was passieren wird, wenn es Ihnen gelingt! Sie werden eine ausgeglichenere Persönlichkeit haben, Ihr Stresspegel wird sinken, Sie werden mehr Zeit für sich selbst und Ihre Interessen haben, Sie werden sich glücklicher, leichter und zufriedener fühlen und stolz auf sich sein. Außerdem steigen Ihre Chancen, schlanker zu werden und zu bleiben, mehr denn je. Dafür lohnt es sich doch, das Nettsein (etwas) aufzugeben, oder nicht?

Gibt es kein »Manifest für Frauen, die sich selbst an die erste Stelle setzen wollen«?

Nein. Ich habe meine Aufgabe erfüllt, indem ich Ihnen gezeigt habe, wie das Nettsein dazu beiträgt, die Bedürfnisse anderer Menschen wichtiger als Ihre eigenen zu nehmen, und wie Sie das Nettsein überwinden und besser für sich selbst sorgen können. Sie besitzen jetzt die Kenntnisse, die Sie brauchen, um zur praktischen Anwendung zu schreiten, daher sollten Sie auch Ihr Manifest selbst schreiben. Denken Sie gründlich darüber nach. Ihr Manifest wird ganz individuell auf Sie – auf Ihre speziellen Fürsorglichkeitsexzesse, Ihre Gaben und Fähigkeiten und Ihre Einzigartigkeit – zugeschnitten sein. Viel Glück! Wir sehen uns vorne in der Reihe!

Hausaufgabe

Tun Sie etwas ganz Besonderes für sich, etwas, das Ihnen das Gefühl gibt, ein bisschen unverschämt zu sein!

Manifest wider das Nettsein für _____ (Name)

Gebote

- _____
- _____
- _____
- _____
- _____
- _____
- _____
- _____
- _____
- _____

Verbote

- _____
- _____
- _____
- _____
- _____
- _____
- _____
- _____
- _____
- _____

Porträt einer netten Frau

Samantha heute
Samantha ist 71 Jahre alt, und die Therapie war nach ihren eigenen Worten »ihr letzter Ausweg«. Sie ist mit einem Mann verheiratet, den sie oft mag, aber nie geliebt hat, und hat festgestellt, dass sie mit zunehmendem Alter immer zorniger wird – allerdings ohne den Grund dafür zu kennen. Sie beschreibt ihr Leben als weder schrecklich noch besonders gut. Nachdem sie in ihrem Leben bisher versucht hat, immer das Richtige zu tun, versteht sie nicht, was sie oft so wütend macht, dass sie am liebsten »jemandem den Kopf herunterreißen würde«. Wenn wir über ihre Unzufriedenheit in der Ehe sprechen und ich die Möglichkeit einer Scheidung erwähne, antwortet sie mit einem entschiedenen Nein. Sie räumt zwar ein, dass ihre Ehe alles andere als perfekt läuft, ist aber der Meinung, dass das Zusammenleben mit ihrem Mann jetzt, da sie beide im Rentenalter sind, besser und weniger stressig ist.

Samantha ist Ingenieurin, blieb aber zu Hause, um ihren Sohn zu betreuen. Sie wünschte, sie hätte weiter in ihrem Fachgebiet gearbeitet, ist sich aber im Klaren darüber, dass so etwas damals nicht üblich war. Außerdem sprach sich ihr Mann sehr deutlich dafür aus, dass sie sich auf ihre Rolle als Ehefrau und Mutter konzentrieren sollte. Als ihr Sohn erwachsen war, erwog sie, technische Fächer an einem örtlichen College zu unterrichten, aber die akademischen Hürden waren sehr hoch. Stattdessen nahm sie eine Stelle als Assistentin eines Bauunternehmers an und war mit ihrer Arbeit recht zufrieden.

Obwohl sie sich jahrelang ausschließlich ihrem Sohn gewidmet hat, haben sie keine besonders enge Beziehung zueinander, und sie wünschte, er würde in ihrer Nähe wohnen, damit sie ihre drei Enkelkinder kennenlernen könnte. Wegen der Flugangst ihres Mannes reisen die beiden wenig und sehen die Familie ihres Sohnes nur, wenn er einmal im Jahr zu Besuch kommt. Sie hat ihren Sohn gebeten, öfter zu kommen, aber er hat eine eigene Firma und behauptet, keine Zeit zu haben. Mit ihrer Schwiegertochter fühlt sie sich nicht vertraut genug, um sie zu einem Besuch ohne ihn einzuladen.

Samantha ist sich ihrer Gefühle bewusst, zumindest ihrer Wut, wenn auch nicht der darunter liegenden Verletzlichkeit. Sie berichtet, wie sie voll gehäufte Teller leert und dass sie gerne harte, knusprige Nahrungsmittel zerkaut. Sie hat sich vor kurzem einen Zahn abgebrochen, als sie von einem zu lange getoasteten Bagel abzubeißen versuchte. Da sie die meiste Zeit ihres Lebens schlank war, ist ihr nicht wohl dabei, dass sie im letzten Jahr etwa fünf Kilo zugenommen hat –

sowohl aus gesundheitlichen Gründen als auch, weil ihre Kleider nicht mehr passen. Wenn sie ihr Unbehagen ihrem Mann gegenüber erwähnt, zuckt er nur die Schultern und erklärt, dass es an ihr nichts zu beanstanden gebe.

Samantha als Kind
Sie wuchs in einer gestörten Familie auf. Ihre Mutter war sehr narzisstisch und schenkte ihrer Tochter nur Beachtung, um sie zu kritisieren. Sie widmete sich in erster Linie Samanthas hochbegabtem Bruder, der mit zwölf Jahren am College aufgenommen wurde. Für ihn war nur das Beste gut genug, und Samantha wuchs in seinem Schatten auf. Sie hatte zwar eine liebevolle Beziehung zu ihrem Vater, aber dieser war die meiste Zeit bei der Arbeit, und sie vermisste ihn oft. Samantha hatte ihren Bruder gern, ärgerte sich aber über die Aufmerksamkeit, die er von ihrer Mutter und allen anderen bekam.

Samantha war von Natur aus weder besonders selbstsicher noch daran interessiert, andere zu übertrumpfen. Sie tat, was ihr gesagt wurde, und akzeptierte ihr Schicksal. Ingenieurin wurde sie auf Anregung ihres Vaters, und sie betrachtet ihren Abschluss als die größte Leistung ihres Lebens (sie ist darauf stolzer als auf ihren Sohn). Sie war schon fast 30, als sie ihren Mann kennenlernte, und als er sie bat, ihn zu heiraten, willigte sie ein. »Das hat man als junge Frau damals gemacht«, erklärt sie seufzend, »Sie wissen schon, bevor es die Frauenbewegung gab.« Als der richtige Zeitpunkt gekommen schien, bekam sie ein Kind.

Samantha lernt, nicht mehr nett zu sein
Samantha macht zum ersten Mal eine Therapie, und sie arbeitet, als ob sie verlorene Zeit aufzuholen habe, was ja auch der Fall ist. Sie ist sehr daran interessiert, so viel wie möglich über sich zu erfahren, als ihr klar wird, dass vieles tief unter der Oberfläche verborgen ist. Als es uns gelingt, hinter ihren Zorn zu schauen, finden wir Ärger, Trauer, Enttäuschung, Reue und nochmals Reue. Samantha wird klar, dass es seit Jahrzehnten in ihr brodelt, aber sie hat ihre Wut unter Verschluss gehalten. Schließlich stoßen wir auf das, was ihre Wut freigesetzt hat: die Hochzeit der Tochter einer Freundin. Die Tochter hatte ebenfalls ein Ingenieurstudium absolviert und mit der Zustimmung ihres Mannes eine Stelle bei einer renommierten Firma angenommen. Samantha erinnert sich: »Das war der Auslöser. Sie traf die Entscheidung, die ich gern getroffen hätte. Ich weiß noch, dass ich an diesem Abend mein Dessert und anschließend auch noch das meines Mannes aß. Ich glaube, das war mein erster rebellischer Akt.«

Samantha bat ihren Mann, an einer Therapiesitzung teilzunehmen, aber er lehnte ab und meinte, sie müsse ihre Probleme allein lösen. Sie war darüber enttäuscht und sagte es ihm. Sie rief auch ihren Sohn an und sagte ihm, dass sie ihre Enkel besser kennenlernen wolle, bevor sie erwachsen seien. Obwohl er versprach, mit den Kindern zu Besuch zu kommen, wurde kein konkreter Termin vereinbart. Aber Samantha nahm sich vor, an der Sache dranzubleiben. Als sie nicht bekam, was sie von ihm wollte, nahm sie Kontakt zu ihrer Schwiegertochter auf, und zwischen den beiden ist eine enge, vertrauliche Beziehung entstanden, die ihr das Herz erwärmt und Tränen in ihre Augen treten lässt, sobald sie davon spricht.

Die größte Veränderung besteht darin, dass ihr Zorn verraucht ist. Sie hat die Kilos, die sie zugenommen hatte, wieder abgenommen und isst wieder »normal«. Sie weiß, dass es zu spät ist, um das Leben zu führen, das sie sich gewünscht hat, aber sie ist bereit, viel dafür zu tun, um aus der Lebenszeit, die ihr noch bleibt, das Beste zu machen. Sie findet es lustig, dass ich ein Buch geschrieben habe, das *Warum die nettesten Frauen am schnellsten dick werden* heißt, und scherzt, dass es ein Buch über sie sei.

Quellennachweise

1. Kolata, Gina, *Rethinking Thin: The New Science of Weight Loss – and the Myths and Realities of Dieting.* Farrar, Straus u. Giroux, 2007.
2. National Organization for Women, *Women Deserve Equal Pay,* abgerufen am 22.4.08, www.now.org.
3. Brownmiller, Susan, *Weiblichkeit.* Fischer Taschenbuchverlag, 1998.

Danksagungen

Ich habe das Glück, einen Großteil meiner Zeit zwei Aktivitäten widmen zu können, die mir viel Freude machen – der psychotherapeutischen Behandlung von Klienten und dem Schreiben. Daher gilt mein Dank zuallererst den vielen Klienten mit Essstörungen, die ich im Lauf der Jahre kennengelernt habe und mit denen ich arbeiten durfte. Wann immer mich (hoffentlich unbemerkt) Zweifel an der Wirksamkeit der therapeutischen Arbeit in Bezug auf Essstörungen überkamen, haben sie mir durch ihren Mut und ihre Fähigkeit zur Veränderung neue Kraft gegeben und mich wieder an den Sinn meiner Arbeit glauben lassen. Apropos Glauben – ebenfalls danken möchte ich meiner Agentin Janice M. Pieroni, die lange bevor mir selbst klar war, dass ich viele Ideen habe und die Fähigkeit besitze, einige davon in Bücher einfließen zu lassen, an mich geglaubt hat. Habe ich schon ihren Fleiß, ihren Humor, ihre Klugheit, ihre Fähigkeiten als Lektorin, ihre Besonnenheit und ihre Fürsorglichkeit erwähnt?

Meine Wertschätzung gilt Michelle Howry, Cheflektorin bei Touchstone/Fireside, deren Begeisterung, behutsame Korrekturen und ausgeprägte redaktionelle Fähigkeiten dieses Buch von einem Manuskript mit Potenzial zu einer ausgefeilten Arbeit werden ließen, auf die ich stolz sein kann. Wie immer bin ich meinem Mann unendlich dankbar dafür, dass er der Mensch ist, der er ist.

Über die Autorin

Karen R. Koenig, LCSW, M. Ed., praktiziert Kognitive Verhaltenstherapie, berät Menschen mit Essstörungen, schreibt Bücher und hält Vorträge. Sie ist Expertin auf dem Gebiet der Psychologie des Essens. Seit über 30 Jahren bringt sie »Diätsüchtigen« und Menschen, die aus emotionalen Gründen zu viel essen, die Fähigkeiten näher, die ein »normaler« Esser intuitiv einsetzt, um lebenslang ein gesundes Wohlfühlgewicht zu halten.

Koenig ist Autorin der Bücher *The Rules of »Normal« Eating: A Commonsense Approach for Dieters, Overeaters, Undereaters, Emotional Eaters, and Everyone in Between!*, *The Food and Feelings Workbook: A Full Course Meal on Emotional Health* und *What Every Therapist Needs to Know About Treating Eating and Weight Issues*. Ihre Artikel und Essays sind in *Social Work Focus*, *Social Work Today* und *Eating Disorders Today*, im Newsletter der *Society for Family Therapy and Research*, im *Boston Globe* und *Boston Herald* sowie in den Zeitschriften *Attitudes* und *Positive Change* erschienen. Sie ist Mitbegründerin der Greater Boston Collaborative for Body Image and Eating Disorders und war im beratenden Gremium der Eating Disorder Association of Massachusetts tätig.

Karen R. Koenig führt seit drei Jahrzehnten Workshops zu Themen rund ums Essen durch und hat Vorlesungen an der Simmons College School of Social Work, an der Boston University School of Social Work und der Massachusetts

School of Professional Psychology sowie bei der National Association of Social Work, der Massachusetts Dietetic Association, der National Organization for Women, der Massachusetts Eating Disorder Association und dem University of South Florida Social Work Department gehalten.

Ihre Ausbildung absolvierte sie an der Simmons College School of Social Work. Sie praktiziert und lehrt in Sarasota, Florida. Weitere Informationen über Karen R. Koenig finden Sie unter www.eatingnormal.com, www.nicegirlsfinishfat.com und www.squidoo.com/eatnormalnow. Ihre Blogs finden Sie unter www.eatingdisordersblogs.com. Unter folgender Adresse können Sie sich an ihrem Forum beteiligen: http://groups.yahoo.com/group/foodandfeelings.

Register

Abhängigkeit 27, 81, 83 ff., 92, 103, 137, 139, 154, 162, 261, 264, 306, 313
Abnehmen, s. Gewichtsverlust
Alkoholismus 38, 40, 57, 121, 124, 127, 169 f., 239, 286 ff.
Alleinsein 88, 94, 162, 169, 172, 197, 303, 320, 335
Anlagen, natürliche 115
Anpassungsfähigkeit 116, 176, 179, 209, 237, 264, 326 f.
Anspannung 50 f., 66, 194
Anspruch 29, 185 ff., 214, 247, 350
Antidepressiva 141, 286
Anziehungskraft 58, 145
Ärger 176, 194, 203 f., 218, 248, 251, 257, 280, 298, 311, 357
Aufbegehren 176 ff.
Aufmerksamkeit 14, 55, 114, 142, 154, 171, 174, 184, 193, 201, 211, 300, 334, 356
Ausgeglichenheit 58, 205, 280, 298
Ausnutzen 64, 159, 194, 320
Äußerungen 209, 224
 – freundliche, nette 204, 211 f.
 – unfreundliche 204 f.

Beistand leisten 56, 58 f.
Belastung 54 ff., 58 f., 67, 152, 184 f., 223 f.
Belästigung am Arbeitsplatz 186
Bescheidenheit 187 f.
Bezugsperson 56, 117
Blutdruck 105, 133, 183
Bösesein 28, 30 f., 203, 215

Botschaften
 – latente 118
 – manifeste 118

Cortisol 50 f.

Delegieren 92 f., 135, 182 f., 231
Denkmuster 101
Diät 9, 26, 37, 237, 249, 255, 286, 290, 348
Distanz 68, 82 f., 146, 176, 196, 203, 211, 219, 277, 301
Disziplin 139
Drogen, s. Suchterkrankungen
Dynamik, positive 90

Ehrlichkeit 16, 21, 103, 205, 212, 221, 223 ff., 269, 302
 – gegenüber anderen 33, 160, 219 ff., 272, 283
 – gegenüber sich selbst 33, 159, 306
Eigenschaften, positive 28, 67, 147
Einsamkeit, s. Alleinsein
Eltern
 – Abhängigkeit von den 261, 301
 – Egoismus der 265 f.
 – Erwartungen der 139 ff.
 – fürsorgliche Eltern 208 f.
 – als Vorbild 16, 30, 236 ff., 266, 270, 313
Entscheidung 14, 29, 33, 53, 79, 90, 114, 121, 129, 183, 195, 215, 222 f., 227, 256, 297, 304
Entschlossenheit 206, 325
Entschuldigung 13, 35, 241, 268, 287, 289

Register

Entspannen 61, 71, 94 f., 137, 141, 199, 224, 231, 249, 254
Erfahrung 31, 46 ff., 55, 60, 74, 78, 110, 127, 136, 175 f., 203, 299, 337, 343
Erfolg 9, 16, 34, 45, 188 f., 192, 234, 245, 247, 253, 257, 265, 291, 326 f.
Erkrankungen, psychische 236, 267, 276, 285, 287 f.
Ernährung, s. Nahrungsmittel
Ernährungsprobleme, s. Essstörung
Ernährungstagebuch 39, 171
Erschöpfung 47, 62, 84, 129, 184, 237, 250, 254, 267, 272, 319, 335, 342
Erwartung 16, 27, 71, 87, 89, 133, 153, 187, 193, 208, 237 f., 241 ff., 253 f., 273, 275
Erziehung 10, 12, 16, 30, 32, 113 ff., 206 ff., 236 ff., 265 f., 309, 313, 315
Essen
– als Belohnung 46, 52, 64 ff., 84, 90, 112, 128, 140, 158, 163, 165, 199, 224, 243, 249, 254, 280 f., 337
– als Selbstfürsorge 42 ff., 98, 344
– Beziehung zum 9, 13, 65, 77, 102, 112, 320 f.
– Ersatz, Zuflucht 44 f., 72 ff., 162, 345, 347
– gesund, normal 9, 40, 53
– Kontrolle über das 40
– Stellenwert 15, 43, 45, 62, 132, 186, 290, 345
– und Stress 40, 50, 52, 139, 183, 249, 311, 325 f., 345, 347 f.
Essstörung 226, 228 ff., 286, 312, 321 f.
Essverhalten ändern 37, 66, 77, 86, 92, 112, 167, 194, 348

Familie
– Gewalt in der 38 f., 124, 176, 239
– Problemfamilien 30, 121 ff., 188, 314, 356
Fehler 214, 254 f., 294, 330
– akzeptieren 192, 221, 245, 253, 283, 330 f.
– Angst vor 231, 295, 335, 341
– Lernen aus 75, 87, 188, 245, 252
Felt Sense 87 ff.
Fremdgehen 54, 64
Freundlichkeit 12, 16 f., 27, 34, 63 ff., 112, 199, 228, 235, 265 ff.
Frustration 76, 88, 106

Geduld, geduldig 14, 66, 88, 212, 325
Gefühle
– äußern 76 ff., 95 f., 164, 212, 216, 227, 229, 301 f.
– positive 27, 63 f., 99, 158, 184 f., 202, 208, 220 f., 279, 296, 306
– Unterdrücken 220, 223 ff., 226 f., 238
Gehirn 47 f., 50 f., 115 ff., 130, 208, 282
Geschmack 37, 47, 53
Geschlechterrolle, s. Verhalten, geschlechtsspezifisches
Geselligkeit 94, 150
Gewalt 69, 107, 124, 140, 301
Gewicht 53, 66, 163, 171, 200, 345
– Gewichtskontrolle 104, 107 f.
– normales 29, 257, 348
– Gewichtsverlust 9, 163, 169, 323, 345, 349, 352, 358
Gewichtsprobleme, s. Übergewicht
Gewohnheit 44, 53 f., 174, 205, 215, 346
Gleichberechtigung 29, 111, 269

Register

Gleichgewicht 17, 33, 46, 86, 88, 92, 94f., 135, 137, 155, 235, 250, 309, 313, 319, 341ff.
Gleichgültigkeit 97, 157, 170, 274, 294, 307ff.
Glück 42f., 265, 352
Grenzen 24, 27, 62, 64, 78ff., 89, 140, 156, 186, 194, 196, 295, 351
Großzügigkeit 13, 27, 34, 52, 63, 102, 112, 235, 263

Hilfe
– für andere 22f., 63, 83f., 93, 98, 112, 136, 251, 277, 293f., 299f., 310f., 328f.
– um Hilfe bitten 33, 54, 60, 83, 86, 92, 102, 128, 134ff., 182, 190, 192, 232, 246, 253
Hilfsbereitschaft 27, 83, 98, 142, 177, 184, 193, 246, 266
Heißhunger 13, 37, 40, 44, 48, 53, 66, 87, 92, 132, 190f., 194, 203, 213, 237, 256, 261, 332, 38

Identifikation, projektive 59
Identifizierung 31, 125
Intelligenz 16, 113, 321, 325, 327
Interaktion 133, 303, 315
Intimität 81ff., 158

Kalorien 52, 104, 108, 249, 348
Kaltherzigkeit 58
Karriere 10, 71, 232, 237
Kindheit
– Essen in der 46ff., 261f.
– Gefühle in der 55, 68, 106, 114f., 116, 261f.
– gestörte 125ff., 176, 298, 356
– Misshandlung 124, 176, 239
– Kindheitstrauma 10, 335
– Übergewicht 104, 108
– übermäßige Verantwortung in der 40, 126ff., 184
– Verlust der 126ff.

Kohlenhydrate 50ff., 68, 279f., 321
Kommunikation 77, 97f., 115, 146, 156, 164, 203ff., 209f., 218
Kompetenz 14, 35, 65f., 74f., 94f., 98, 101f., 129, 179, 183, 185f., 231, 276
– sprachliche 207
Kompromissbereitschaft 158, 336
Konditionierung 46
Konflikte vermeiden 24, 93, 179, 221f., 226, 283, 295
Konfrontation, s. Streit
Konsequenzen 33, 90, 176, 179, 195, 301, 304, 308, 337, 339, 341
Kontrolle, -zwang 106ff., 183, 239, 259, 267, 304, 335, 339
Körper, Beziehung zum 9, 11, 100, 106f., 163, 194, 237, 250, 255, 258
Krankheit 14, 147, 93, 138, 237, 244, 254, 267, 276, 298
Kummer 145, 170

Lachen 212, 228, 255, 264, 267f., 284, 295
Lebenskompetenz, s. Kompetenz
Lernen 115, 174, 180, 182, 188, 211, 218, 234, 283, 291, 313, 333, 337f., 343
Liebe, Bedürfnis nach 44, 63, 81, 97, 114, 171, 177, 184, 219f., 267, 269ff., 281, 283, 300, 318, 335
Liebenswürdigkeit, s. Freundlichkeit
Lügen, s. Unwahrheit

Männer 28, 34, 58, 122, 207, 208ff.
Meinung 28, 31, 160, 175, 177f., 196, 203ff., 213, 216ff., 220, 222ff., 228f., 270, 282, 312
Meinungsverschiedenheit, s. Streit
Missbrauch, sexueller 103f., 106ff., 124, 239
Misserfolg 23, 245ff., 252f., 294
Misshandlung 216, 223, 284

365

Register

Mitgefühl 27, 66f., 85, 96, 98, 102, 136, 252, 330
Mitteilungsbedürfnis 58, 209
Motivation 9, 37, 114, 118, 154, 271, 278f., 325
– Mangel an 39, 95, 272
Mut 34, 164, 178, 206, 325
Mutter
– alleinerziehende 120, 131, 147
– egoistische, egozentrische 26, 31, 57, 125
– fehlgeleitete 16, 47, 127f., 169ff., 267
– Vorbild 16, 266
Mutter Teresa 32, 173ff., 243

Nähe 82f., 148, 157
Nahrungsmittel 10, 37, 53, 66, 141, 194, 249f., 255, 321, 345, 348, 355
Narzissmus 125, 148, 314, 316, 318, 334, 356
Nettsein
– nette Frauen, Charakteristik 10, 99, 107, 266
– nette Frauen, Berufe 11
– weniger nett sein 39, 71f., 106, 113, 141f., 170ff., 176, 200ff., 229f., 258f., 289, 303f., 322f., 345f., 357f.
– Tipps zur Überwindung des 14, 34, 66f., 102f., 167, 195f., 291ff., 311f., 318, 326ff., 340ff., 349ff.
– und Essen 13, 53, 112, 162ff.
– übertriebenes 13, 16ff., 21ff., 30ff., 65ff., 73ff., 90f., 101, 173, 184, 191, 194ff., 292ff., 302ff., 325ff., 339
Neugier 66, 159, 332ff., 344
Neuropeptid Y 50f.
Neuroplastizität 115f.
Neurotransmitter 51

Offenheit 16, 27, 34, 63, 204, 219, 301, 337
Opferbereitschaft 27, 184, 233
Optimismus 24, 295, 317

Perfektionismus 13, 22ff., 122f., 165, 179, 186, 236ff., 245ff., 249, 255, 292ff., 304f.
– überwinden 33, 231ff., 244ff., 312, 336
Priorität 33, 309
Probleme
– anderer 25, 54, 93, 123, 166, 167, 270, 318
– eigene 59, 67, 158, 164, 316, 346
Projektion 59, 303
Pruning 115ff., 208

recht machen 112, 121, 163, 232f., 250, 252, 261ff., 265ff., 268ff., 276, 292, 317
Rechtfertigen 223
Reflexion 328f., 332, 334, 342
Regel 15, 29, 68, 70, 113, 206
Respekt 27, 196, 218, 220
Rollenverhalten 60f., 85, 119f., 125, 127, 129, 131, 166, 185
Rücksicht 16, 34, 47, 204, 265, 312f.
Ruhe (-pause) 46, 62, 191, 194, 272, 310, 342

Sättigung 47, 53, 86f., 194, 251, 332, 348
Scham 76f., 87, 96, 99, 107, 128, 189, 220, 234, 238ff., 245, 253
Schlaf 46, 193, 198, 202, 261, 276, 319, 321ff.
Schmerz 49, 242
– emotionaler 48, 51, 72, 78, 95f., 288
– körperlicher 48, 62
Schuldgefühle, s. Gefühle

Register

Schwäche 60, 84, 136, 233, 254, 256, 273, 283, 305, 327
Schweigen 205 ff., 210, 212, 214 f., 217, 225
Selbstachtung 137, 196, 218, 246, 290, 316
Selbständigkeit 16, 80, 116, 228
Selbstbehauptung 27, 102, 110 ff., 144 ff., 173 ff.
Selbstbewusstsein 17, 28, 176
Selbstbild 68, 107, 200, 243, 306, 315, 327
Selbstbezichtigung 57
Selbsteinschätzung 136, 281, 332, 344
Selbstfürsorge
– Strategien 14, 16, 74, 78, 91 ff., 346
Selbstkritik 235, 319
Selbstmitleid 26, 124, 201, 330 ff., 343 f.
Selbstregulation 87 ff., 251 f.
Selbstschutz 215
Selbstsicherheit 16, 28, 196, 229, 356
Selbstvertrauen 27, 196, 281, 307, 337, 339, 350
Selbstvorwürfe 209
Selbstwertgefühl 74, 94, 124, 137, 281, 305 ff., 312, 314 f., 325
Selbstzweifel 69, 99, 339
Serotonin 51
Sicherheit 44, 216, 220
Sorge 60, 90, 121, 140, 142, 256, 295
Sorgen
– um andere 60 f., 100 f., 158, 164, 235, 270, 298 f.
– um sich selbst 60 f., 100 f.
Sozialisation 12, 28, 176, 207, 247, 266, 310, 345
Sport 15, 73, 100, 234, 237, 321, 346
– Fitnessstudio 25, 61, 88, 104, 148, 151, 171, 199, 321

Sprechen 203 ff., 209 ff., 220, 224, 283, 304 f.
Stärke 34, 93, 95, 137, 171
Stolz 63, 188 f., 215, 220, 222, 285, 306, 350, 352
Streit 49, 63, 111, 120, 129, 137, 139 f., 174, 213, 219, 239, 267, 269 ff., 274, 288, 322
Stressbewältigung 46, 51, 92 f., 141, 249
Suchterkrankungen 127, 236, 267, 282, 285 ff.

Trauer 39 f., 64, 97, 108, 357
Traurigkeit 20, 80, 227
Triangulation 93
Trost 27, 43, 261
Tryptophan 46, 49

Überforderung 76, 92, 130, 184, 187, 190, 194, 249, 284, 351
Übergewicht 9 ff., 21, 36 f., 53, 65, 68, 73, 129, 138, 163, 169, 197, 255, 325, 331, 344 f.
Übertragung 229
Überzeugung 22 f., 25, 27, 55, 207, 215, 220, 238, 240, 292 ff., 296, 300, 304, 306, 309 ff., 317
Übung 14, 66, 88, 95, 235, 291 ff.
Unabhängigkeit 83 ff., 137, 157, 246, 264, 320
Unbehagen 61, 63, 77 f., 178, 189, 205, 243, 254, 261, 344
unglücklich 14, 194, 350
Unsicherheit 23, 76, 188, 281, 294, 306, 311
Unterstützung 13, 59 f., 85, 135, 163, 166, 190, 196, 211, 216, 219, 305, 351
Unvollkommenheit 33, 86 f., 128, 192, 221, 231 ff., 243, 245 f., 253, 272, 281, 294, 305, 311
Unwahrheit 212, 219, 222, 225, 274
Unzufriedenheit 152, 172, 319, 354

367

Unzulänglichkeit, s. Unvollkommenheit
Unzuverlässigkeit 157, 161

Vater 38, 48, 80f., 85, 107, 116, 118, 120ff., 169ff., 174, 199ff., 228, 267, 278, 356
Veränderung 67, 74f., 89, 167, 175, 192, 206, 296, 327ff., 344ff., 350
– Einstellung 291ff., 333
– Verhalten 14, 195f., 327, 333
Verdrängen, Verleugnen 85, 107f., 139, 170, 270, 336
Vergewaltigung, s. Missbrauch
Verhalten, geschlechtsspezifisches 12, 119, 122, 186, 207f.
Verhaltensmuster 52, 54, 73, 92, 171, 174, 263, 266, 289f.
Verhaltensweisen
– gesunde 66, 308
– ungesunde 15, 124, 173, 189, 232, 238ff., 282
Versagensängste 128, 201, 231, 245, 247, 335
Vertrauen 84ff., 90, 155, 158ff., 164, 196, 222, 283, 306, 337f., 346
Verzichten 122f.
Vorbild 34, 82, 136, 178, 184, 188, 235, 267

Wahrheit, s. Ehrlichkeit
Weinen 55, 59, 201, 226f., 261f., 264, 272, 289, 347, 358
Wertschätzung 63, 218, 248, 280, 303
Wohlbefinden 17, 46, 48ff., 100f., 166, 264, 289, 297
– körperliches 17, 34, 100, 262
Wunschdenken 33, 38, 77, 123, 164, 218, 220, 232, 261f., 266, 272, 336

Yoga 40

Zeitmangel 54, 61f., 88, 95, 164, 179, 231f., 291, 295, 312, 315, 352
Ziel 10, 34, 71, 75, 87, 89ff., 113f., 187, 232, 243, 251, 254, 296, 325, 327, 329, 349
Zuhören 24, 56ff., 159, 164, 205, 208ff.
Zurechtstutzen, s. Pruning
Zurückhaltung 207f., 217, 277
Zusammengehörigkeit 45, 71
Zuständigkeit 122f., 127
Zuwendung 46, 48, 54, 82, 209, 261, 267